Henry G. Tietze, geboren 1931 in Kiel, studierte nach mehrjähriger Reisen durch Asien und Amerika Betriebswirtschaft, Psychologie und Soziologie. Seit 1972 lebt er als freier Wirtschaftspublizist in München und hat unter anderem eine Reihe erfolgreicher psychologischer Bücher veröffentlicht. 1978 übernahm er die Leitung des Instituts für kooperative Psychologie in München.

Von Henry G. Tietze sind außerdem erschienen:

»Botschaften aus dem Mutterleib« (Band 3789)
»Die Lustkrise« (Band 3872)
»Imagination und Symboldeutung« (Band 4136)

W0069222

Alternativ Heilen

Herausgegeben von Gerhard Riemann

Vollständige Taschenbuchausgabe 1987
Droemersche Verlagsanstalt Th. Knaur Nachf., München
Lizenzausgabe mit freundlicher Genehmigung
des Ariston Verlags, Genf
© 1985 Ariston Verlag, Genf
Umschlagillustration Susannah zu Knyphausen
Druck und Bindung Ebner Ulm
Printed in Germany   5   4   3   2   1
ISBN 3-426-76023-1

Henry G. Tietze:
Entschlüsselte Organsprache

Krankheit als Ausdruck seelischen Leids

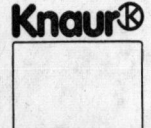

Inhaltsverzeichnis

Einführung

»Es handelt sich um eine psychosomatische Erkrankung, Ihr Leiden ist seelisch bedingt!«

Wer diese oder eine ähnliche Eröffnung von seinem Arzt zu hören bekommt, fühlt sich zutiefst betroffen, ist innerlich verwirrt und denkt bei sich: Ich habe doch körperliche Beschwerden, seit Wochen habe ich diese scheußlichen Magenschmerzen. Oder: Zum drittenmal habe ich schon eine Gallenkollik. Oder: Was kann ich dafür, daß ich beim Geschlechtsverkehr diese Scheidenkrämpfe bekomme? Ich bin so eng gebaut, bei mir stimmt eben etwas nicht.

In sehr vielen Fällen stimmt tatsächlich etwas nicht. Aber zu erkennen, was nicht stimmt, ist den meisten Menschen unmöglich. Schon immer war ja der Mensch der Auffassung, daß Erkrankungen notwendigerweise von außen kämen und schicksalhaft seien.

Wenn wir jedoch zu verstehen beginnen, daß jeder Mensch auf Lebensveränderungen, auf innere Konflikte, auf beruflich oder privat bedingten Streß gefühlsmäßig und körperlich reagiert, kann dies der Ausgangspunkt einer spannenden Entdeckungsreise sein. Wir sind gewohnt zu denken: Der Körper, das ist der Teil, den ich habe, und die Seele, das ist jener dunkle Teil in mir, der ich wohl bin, der mir jedoch immer ein wenig fremd geblieben ist. Wer aber beginnt, seine Aufmerksamkeit auf sich als Ganzes zu lenken, und zum Beispiel entdeckt, daß er auf einer Party Kopfschmerzen oder Magendrücken bekommt oder daß er jedesmal Atembeklemmung hat, sobald der Chef das Zimmer betritt, der wird merken, daß er an dem plötzlichen Unwohlsein selbst beteiligt ist. Die einen wollen sich auf der Party offensichtlich amüsieren, aber anscheinend fühlen sie sich unter den Gästen nicht wohl. Die anderen schieben die plötzliche Beklemmung vielleicht auf das Wetter.

In vielen Situationen gibt uns der Körper Signale; er stößt uns mit der Nase darauf, daß wir uns unbehaglich, ängstlich oder aufgeregt fühlen. Da aber das Leben weitergeht und es so vieles in der Außenwelt gibt, das unsere Aufmerksamkeit verdient, vergessen wir diese kleinen Symptome meist sehr schnell wieder. Auch wenn sich die Beschwerden häufen, schieben wir sie beiseite: Morgen geht es mir sicher wieder besser, heute fühle ich mich eben unwohl. Und gelegentlich kommt es dann vor, daß wir die Sprache, mit der uns Körper und Seele etwas mitteilen wollen, einfach verlernt haben. Und dann stecken wir plötzlich mitten in einer Krankheit, von der wir vielleicht sagen: Warum mußte gerade mir das passieren, habe ich es im Leben nicht ohnehin schon schwer genug gehabt?

Stimmt, wir alle – oder wenigstens die meisten von uns – haben es schwer gehabt, und die Seele hat laufend über den Körper ihre Alarmsignale gesandt.

Viele Menschen sind so taub gegenüber den Hinweisen, die ihnen die Seele über den Körper vermitteln will, daß sie wieder lernen müssen, diese Signale zu erkennen und mit Lebenssituationen, Konflikten und gefühlsmäßigen Reaktionen in Zusammenhang zu bringen.

So schwierig, wie es anfänglich aussieht, ist dieser Lernprozeß gar nicht. Meistens ist es relativ einfach, bestimmte Zusammenhänge zwischen leichten und manchmal auch ernsthaften Störungen des Wohlbefindens und kleinen oder größeren Lebensereignissen aufzufinden. Solche Zusammenhänge werden deutlich, wenn man sich fragt: Was habe ich eigentlich erlebt, bevor diese Störung auftrat? Hat sich etwas Wichtiges ereignet in meiner äußeren Lebenssituation?

Wenn man sich so fragt, dann scheint es relativ einfach zu sein, hinter die jeweilige Krankheitsursache zu kommen. Es ist aber in Wirklichkeit nicht so einfach, weil wir dazu neigen, nicht ehrlich mit uns umzugehen, weil wir Angst vor unseren Konflikten haben, weil wir uns letztlich fürchten, uns selbst zu begegnen. Hier und da hört man den Rat, man solle doch einen Psychotherapeuten konsultieren, der werde dann schon alles klären. Häufig stammen solche Ratschläge von Ärzten, die selbst nicht genau wissen, was eine Psychotherapie eigentlich ist. Eine Psychotherapie kann nämlich nur dort helfen, wo es gelingt, ein Individuum auf den Weg zur Eigenverantwortung zu führen.

Und trotzdem hat so mancher erleben müssen, daß ihm auch psychotherapeutisch nicht geholfen werden konnte. Warum ist das so?

Weil er jahrelang die Signale seines Körpers überhört hat und aus der ursprünglichen Erkrankung, die rein seelisch bedingt war, längst ein somatisches, also ein körperliches Leiden geworden ist. Und das Schlimme ist, daß eine rein somatische Behandlung die Symptome auch nur vorübergehend zu lindern vermag. Es gilt daher, in der Medizin wie auch in der Psychotherapie umzudenken. So soll dieses Buch dazu beitragen, die Zusammenhänge zwischen Psyche und Soma (= Leib) aufzuzeigen und Wege zu weisen, wie wir zu einer ganzheitlichen Auffassung von Gesundheit zurückfinden können.

Seinen Körper verleugnen heißt sich selbst verleugnen; dieser Grundsatz stammt von ALEXANDER LOWEN, dem Schüler WILHELM REICHS und Begründer der Bioenergetik. Kein

Mensch kann losgelöst von dem Körper existieren, in dem sein Leben sich vollzieht, durch den er sich ausdrückt, mit dem er mit seiner Umwelt in Kontakt tritt. Dieser Standpunkt ist kaum zu widerlegen, weil wir keinen Bestandteil des Menschen nennen können, der nicht zugleich auch Bestandteil seines Körpers wäre. Geist, Lebensgeist und Seele sind Teile und Manifestationen des lebenden Körpers. Ein toter Körper hat keinen Geist mehr, er hat seinen Lebensgeist verloren und seine Seele.

Für uns Menschen ist der Leib die Matrix, in die wir als Spuren einritzen, wie wir mit unserer Umwelt, mit den Mitmenschen, mit Vater und Mutter, Bruder und Schwester, Ehemann oder Ehefrau, Sohn oder Tochter, Chef, Kollegen und Nachbarn leben und, vor allem auch, wie wir das Gesetz des Menschseins erfüllen. Folglich äußert sich jede seelische Fehleinstellung auch in einer leiblichen Fehlhaltung. Unser Leib ist das Medium, in dem wir uns erleben und uns als »Person dar-leiben«, wie die Psychotherapeutin GISELA SCHOELLER sagt.

Krankheit ist immer eine Störung der Gesamtpersönlichkeit. Wir alle schätzen unseren Körper, besonders wenn er uns gut dient, wenn er uns das Gefühl gibt, daß wir gesund und am Leben sind. Und wir fürchten den Zeitpunkt, da unser Körper allmählich anfängt, schwächer zu werden, abzubauen, und die ersten »Zipperlein« sich einstellen, wenn es also langsam, aber stetig mit uns bergab geht.

Wir alle wissen um diese Tatsache, denn wir haben den Alterungsprozeß oft genug an anderen Menschen beobachten können. Dennoch hoffen wir, daß unser Körper möglichst lange attraktiv und funktionsfähig bleibt.

Doch auch wenn wir ihn noch so sehr beobachten, ihn pflegen, ihm Gutes tun, diesem Körper, der wir selbst sind, kann es dennoch passieren, daß wir uns einmal eine Zerrung zuziehen, eine Grippe bekommen, uns den Fuß verstauchen. All diese Symptome sind Signale unseres Körpers. Wir reagieren auf sie mit Gelassenheit, mit Wut, mit Ärger oder sonstwie. Der Körper hat uns etwas »angetan«, das wir nicht verdient haben. Der Körper?·

Wir können es nicht glauben, daß der Körper uns so etwas antut, gehen zum Hausarzt oder gleich zum Spezialisten, möglicherweise zum Naturheilarzt oder zum Heilpraktiker, mit dem Wunsch: Nun mach mich wieder gesund! Wollte nun der Arzt dieser berechtigten Bitte wirklich nachkommen, so müßte er Tabletten, Pillen, Tropfen und Injektionsampullen beiseite lassen, seine teuren Maschinen und Geräte abschalten und statt dessen mit uns viele Gespräche führen und wie ein Kriminalist versuchen, den Ursprüngen der gegenwärtigen Konflikte auf die Spur zu kommen; er müßte in unserer Seele die alten »Akten und Berichte« über unser Leben in der Kindheit ausgraben und die längst vergessene Sprache unserer Kindheitstage verstehen lernen. Gleichzeitig müßte er Leibesübungen, bioenergetische und Atemübungen mit uns machen, um unsere blockierten Energien wieder freizusetzen und sie an der richtigen Stelle in uns zum Schwingen zu bringen. Alte, längst vergessene, aber tief in uns eingewurzelte Gefühle müßten vor unser Bewußtsein gebracht, verarbeitet und »geläutert« werden.

Der enge Zusammenhang zwischen bestimmten Gefühlen und »entsprechenden« Organen ist geradezu sprichwörtlich. Die Alltagssprache sagt eine Menge über diese Beziehung aus: Da hat man »eine Wut im Bauch«, »das Herz ist einem schwer«, es »liegt einem etwas im Magen« oder »etwas geht einem an die Nieren«; manchmal müssen wir »den Buckel hinhalten«, wir sind »standfest« oder »knieweich«, »Sorgen sitzen uns im Genick«, oder uns »bleibt die Luft weg«.

Woher kommen nun jene unerledigten Konflikte, die immer wieder unsere Erlebnisfähigkeit von unserer gegenwärtigen Realität ablenken und zu einer vegetativen Dystonie oder einer psychosomatischen Erkrankung führen?

Zum größten Teil beruhen solche Störungen auf früher durchlebten Gefühlen, die zu ihrer Zeit nicht ausgedrückt werden durften und von den Eltern oder Erziehungspersonen tabuisiert wurden. Die Realität dieser Gefühle wurde daher als negativ erlebt, und als Folge davon wurden sie unterdrückt. Das Grundproblem, in dem Entwicklungsstörungen eines Kindes ihren Ursprung haben, besteht darin, daß ein solches Kind immer wieder die Erfahrung macht, mit seinen Gefühlen und Bedürfnissen den Erwartungen seiner Eltern nicht zu entsprechen. Es wird mehr oder weniger systematisch dazu angeleitet, sich gegen seine eigenen Empfindungen zu stellen, sie zu unterdrücken oder zu verbergen. Hier hat der Kampf des einzelnen gegen sich selbst seinen Ausgangspunkt.

Ablehnung, Strafe und Entzug der elterlichen Zuwendung können uns in der Kindheit in verschiedenen Formen begegnen. Sie alle führen jedoch zu der Erfahrung: Meine Gefühle sind schlecht, meine Bedürfnisse sind nicht gut, meine inneren Impulse sind nicht erwünscht. Der Beginn einer solchen Entfremdung vom eigenen Selbst kann durch verschiedene Verhaltensweisen der Eltern eingeleitet werden: körperliche Strafen, Ermahnungen, Vorschriften, Blicke und Gesten – alles, was dem Kind vermittelt: »Sei anders als du gerade bist!«, »Setz dich ordentlich an den Tisch!«, »Sei nicht so feige!« Sätze wie diese sind vielen Menschen aus der Kindheit bekannt. Doch nicht nur in der Kindheit werden wir mit solchen Zurechtweisungen konfrontiert. Dieser Prozeß setzt sich auch später fort: »Sei nicht so egoistisch!«, »Reiß dich zusammen!«, »Versuch, dich in den Griff zu bekommen!«, »Zeig doch ein bißchen Mitgefühl!«, »Ärgere dich doch nicht immer!«, »Nimm doch nicht alles so schwer!«

In all diesen Aufforderungen begegnen uns die Erwartungen unserer Umwelt. Es ist ihr gutes Recht, von uns alles mögliche zu erwarten – aber diese Erwartungen werden für uns zum Problem, wenn wir uns dagegen nicht mehr behaupten und zur Wehr setzen können. Wir machen sie uns zu eigen, sie werden ein Teil von uns, und in unserem weiteren Leben tragen wir dann »zwei Seelen« in unsrer Brust: einmal die Vorstellung, wie wir sein sollten, und dann die Erfahrung, wie wir wirklich sind. Wir verlieren unser inneres Gleichgewicht und versuchen, die innere Zerrissenheit abzubauen, indem wir uns immer weiter von unseren Gefühlen und Bedürfnissen entfernen und unsere inneren Impulse weitgehend aus unserem Bewußtsein verdrängen. Auf diese Weise spalten wir Teile unserer Persönlichkeit ab. Ziel einer im späteren Leben angestrebten Ganzwerdung ist es daher, die verlorengegangenen Persönlichkeitsanteile wieder einzugliedern, kurz gesagt, wieder fähig zu werden, Gefühle zu empfinden.

Um dieses Ziel zu erreichen, müssen wir jedoch unsere unerledigten Konflikte aufarbeiten und solche Gefühle, die wir früher nicht »fühlen« durften, noch einmal durchleben, das heißt Schmerz, den wir in der Kindheit gefühlt haben, aber nicht ausdrücken konnten, endlich zulassen; Tränen, die wir nicht weinen konnten; Angst, die wir nicht haben durften; Gefühle, die wir heruntergeschluckt haben.

ARTHUR JANOV schreibt über die Wirkung unerledigter frühkindlicher Gefühle: »Häufiger wird dieser Urschmerz hineingewoben in das Persönlichkeitssystem, so daß er nicht mehr gespürt wird und weitgehend unerkannt bleibt. Das krankmachende System agiert diesen Urschmerz dann aus. Das tut es automatisch, weil der Urschmerz eine Befreiung irgendeiner Art haben muß, ob er erkannt ist oder nicht. Die Befreiung mag in dem ständigen Lächeln bestehen, das da besagt: ›Sei nett zu mir!‹ oder in dem körperlichen Leiden, das verlangt: ›Sorge für mich!‹ oder in lautem, aufdringlichem Benehmen als Salonlöwe, um zu sagen: ›Schau mich an, Papi!‹ Welche Stellung ein Mensch auch im Leben errungen haben mag, wie nüchtern oder wie ›reif‹ seine Abwehr auch ist, wenn man etwas tiefer eindringt, findet man unter der Tünche ein verletztes Kind.«

Stellen wir uns einmal vor, unser Leben sei ein Theaterstück und wir selbst wären der Schauspieler, die Schauspielerin, der oder die in diesem Stück die Hauptrolle spielt. Unsere früheren Erfahrungen im Leben haben entscheidend mitbestimmt, welche Rolle wir gerade spielen. Ob die arme, hilflose Frau oder den harten, erfolgreichen Mann oder den ewigen Verlierer. Jede dieser Rollen hat entscheidenden Einfluß auf unser Lebensgefühl. Zwar sind wir durch alte Erfahrungen in unsere Rolle hineingewachsen, doch in der Gegenwart tragen wir selbst die Verantwortung dafür.

Unserer Psyche wohnt CARL GUSTAV JUNG zufolge ein entelechisches Prinzip inne, das gleichsam von einem höheren Standpunkt aus die gesamte Persönlichkeitsentwicklung zu einer unsichtbaren Ganzheit hinlenkt. Diesen Ganzheit bewirkenden Faktor bezeichnet MARIA HIPPIUS, eine Mitarbeiterin KARLFRIED GRAF DÜRCKHEIMS, als »Heil- und Heilsfaktor«, insofern er einerseits einem heilen Ursprung entstammt und andererseits gerade deshalb auch Heil bewirken kann. Unter diesem Aspekt betrachtet ergibt sich für jeden Menschen die grundsätzliche Aufgabe, jene uns zutiefst innewohnende Heilkraft aufzurufen und zu unterstützen. Ist unser Kern noch heil, so ist auch die Keimfähigkeit für ein neues Bewußtsein vorhanden. Heil werden heißt, die durch das Bewußtsein eingeengte oder unbewußt gebliebene Kern- und Ganzheitskraft eines Menschen wieder herzustellen und ihn neu in seinem innersten Wesensgrund zu verwurzeln.

Diese Kraft geht – religionsgeschichtlich betrachtet – auf einen ganzheitlichen Urzustand des Menschen zurück, aus dem er durch die »Sünde« herausfiel; zu diesem Urzustand auf einer höheren Ebene zurückzufinden wohnt ihm als Sehnsucht nach dem »Paradies« inne. Mit anderen Worten: Jeder einzelne muß wieder zu seinem Wesenskern vordringen, um *ganz* zu werden, um sich von allem zu befreien, was krankmacht.

Die meisten von uns halten sich für gesund, solange sie der »Schuh nirgends drückt«. Dieser Meinung schließen sich die Ärzte gewöhnlich an, wenn Testwerte und Laboruntersuchungen unsere Körperfunktionen als »normal« arbeitend ausweisen. Für viele Ärzte stellt sich gar nicht erst die Frage, ob wir verkrampft oder angespannt sind, ob wir uns niedergedrückt fühlen und unser Leben als völlig sinnlos empfinden.

In jüngster Zeit hat sich jedoch eine neue medizinische Betrachtungsweise unaufhaltsam ausgebreitet, die auch die geistig-seelische Haltung, die Lebensgewohnheiten und Umweltbedingungen eines Kranken in die Therapie miteinbezieht. Diese neue Generation von Ärzten und Psychotherapeuten geht davon aus, daß Gesundheit sehr viel mehr ist als die Abwesenheit von Krankheit – nämlich ein Zustand sowohl körperlichen als auch sozialen Wohlbefindens.

Die sich zur Zeit entwickelnde ganzheitliche Heilkunde bezieht auf vielfältige Art und Weise sowohl die Anregung alter Heilsysteme als auch neue wissenschaftliche und psychotherapeutische Erkenntnisse über Zusammenhänge zwischen

Körper und Bewußtseinsprozessen ein. Neuartig an dieser ganzheitlichen Auffassung von Gesundheit scheint mir vor allem der Aspekt der Selbstverantwortung zu sein. Das Heilen von Erkrankungen und damit die »Herstellung« von Gesundheit waren bisher eine Domäne der Experten und Institutionen. Im Banne der traditionellen Medizin haben wir als passive Patienten unser eigenes individuelles Wissen über uns selbst ignoriert und unsere Verantwortlichkeit verleugnet. Aus der Perspektive der ganzheitlichen Heilkunde hingegen erscheint das Leben als ein Prozeß kontinuierlicher Erfahrung, Krankheit und Krisen gelten dabei als Bestandteil dieser Erfahrung und können uns dazu anregen, unser Leben neu zu betrachten und Zusammenhänge zwischen gewissen Störungen und Verhaltensweisen und Einstellungen zu entdecken. So sind sie für uns eine Chance, ein qualitativ neues Verständnis für unser Sein und unseren Lebensweg zu gewinnen.

München, 9. Mai 1985   *Henry G. Tietze*

1
Plädoyer für ein ganzheitliches Gesundheitsverständnis

Gesundheit ist mehr als die Abwesenheit von Krankheit

Nach chinesischer Auffassung enthält der menschliche Körper ein System vielfältig gekoppelter Energielinien und -punkte. Die alte chinesische Medizin vertrat die Ansicht, daß in diesen Linien eine geheimnisvolle Lebensenergie fließe. Heute ist man der Meinung, daß unter dieser Lebensenergie sowohl das strömende Blut als auch der Ablauf der Körperfunktionen zu verstehen ist. Wenn die Organfunktionen normal arbeiten, wenn also im Sinne der traditionellen chinesischen Auffassung die Lebensenergie im Körper ungehindert fließt, fühlt sich der Mensch wohl. Kommt es jedoch zu einer Blockierung dieses Flusses oder, wie unsere westlichen Mediziner sagen würden, zu einer Funktionsstörung im Organismus, so entsteht eine Erkrankung.

Die meisten Menschen haben sich nie klargemacht, daß sich ihre Krankheiten in ihrem eigenen Körper entwickelt haben, daß sie also selbst der wichtigste Faktor für die Krankheitsentstehung sind und folglich auch den wichtigsten Beitrag zur Heilung leisten müssen. Derartige Ansichten mögen frustrierend klingen, treffen aber den Kern der Sache. Wenn jemand merkt, daß er Blut im Urin oder im Stuhl hat, so reagiert er verständlicherweise darauf zunächst mit Angst. Er hat ja keine Vorstellung davon, woher das kommen könnte, niemand hat ihm gesagt, was man in solchen Fällen vernünftigerweise tun muß. Also geht er zum nächsten Arzt und läßt sich ein Medikament verschreiben. Und da er nichts von der Sache versteht, ist er auch bereit, so ziemlich alles zu schlucken, was der Arzt ihm verordnet, und alles zu tun, was der Arzt von ihm verlangt.

Indem ein Kranker alles, was mit seiner Krankheit zusammenhängt, »höheren Instanzen« in die Schuhe zu schieben versucht, gibt er ein Stück ureigener Einflußnahme aus den Händen. Er überantwortet sich blindlings anonymen Kräften wie der computergesteuerten Diagnostik mittels eines computergesteuerten Röntgenapparats in einem computergesteuerten Labor. Der Patient dient in einer solchen medizinischen Umgebung nur noch als Lieferant von Flüssigkeiten und als Objekt röntgenologischer Durchleuchtung; als Person ist er überflüssig.

Es fällt ihm allerdings gar nicht mehr auf, daß er wie sein eigenes Auto behandelt wird: Er geht zum Check-up, zum Gesundheits-TÜV, bekommt am Schluß eine Riesentabelle, von der sein Arzt abließt, daß dieses oder jenes gemacht werden müsse – möglicherweise auch, daß der Patient gesund ist. Ob ein Individuum sich selbst dabei gesund fühlt, ist Nebensache. Der in der Welt des Westens lebende Mensch ist nun einmal zu einer Massenmedizin verurteilt, wobei die »Kunst« vieler Ärzte nur noch darin besteht, nach der Diagnose ein Medikament unter vielen auszusuchen.

Eine Ganzheitstherapie, in der es auch um das innere Gleichgewicht eines Menschen, um seine Lebenskraft und Vitalität geht, ist leider immer noch eine Ausnahme.

ALEXANDER LOWEN, der Begründer der Bioenergetik, sagt in diesem Zusammenhang: »Das Leben eines Menschen ist das Leben seines Körpers. Da der lebende Körper Geist, Lebensgeist und Seele einschließt, dient man diesem Geist, dem

Lebensgeist und der Seele, indem man das Leben des Körpers voll auslebt.«

Wenn auf einer dieser »Ebenen« etwas nicht stimmt, so liegt der Grund darin, daß wir nicht völlig in oder mit unserem Körper »sind«. Viele Menschen behandeln ihren Körper wie ein Werkzeug oder eine Maschine. Sie wissen zwar, daß sie aufgeschmissen sind, wenn diese Maschine einen Defekt hat, aber sie identifizieren sich nicht mit ihrem Körper, sie betrügen ihn sogar. Alle persönlichen Schwierigkeiten rühren von solchem Betrug her.

Krankheit und Gesundheit sind keine statischen Zustände, sondern sie zeigen sich als sich ergänzende Aspekte eines einheitlichen Prozesses. Heutzutage können wir Krankheit nicht mehr ausschließlich als Übel betrachten, sondern eher schon als ein Anzeichen für eine Störung des Gesamtgleichgewichts und zugleich als Versuch, die Harmonie des Systems wieder herzustellen. Entsprechend läßt sich Gesundheit nicht mehr als ein Zustand begreifen, in dem man sich zufrieden niederläßt, das heißt als eine wohlige Ruhe, die wir uns mittels einer garantiert »wirksamen Erfolgsmethode« verschaffen können. Gesundheit erscheint uns aus dieser Sicht vielmehr als ein Prozeß sich ständig entwickelnder Erfahrung, als lebendige Kontaktaufnahme des Menschen mit sich selbst und mit seiner Umwelt – als ein Prozeß also, den jeder Mensch letztlich selbst fördern oder behindern kann.

Diese Betrachtungsweise hat tiefgreifende Konsequenzen: Der Mensch ist mehr als nur ein körperliches System; er ist ein ganzheitliches Wesen mit körperlichen, seelisch-geistigen und sozialen Dimensionen, die ineinandergreifen und sich gegenseitig beeinflussen. Mit anderen Worten: Störungen im emotionalen Bereich, ungünstige Lebensbedingungen, als belastend empfundene soziale Umstände schwächen die Abwehrkräfte des Organismus und begünstigen somit körperliche Krankheiten.

Wenn körperliche Erkrankungen jedoch nur Reflexe von Störungen im geistig-seelischen Bereich sind, so genügt es nicht, allein die körperlichen Symptome beseitigen zu wollen. Wir müssen uns vielmehr einerseits auf die Suche machen nach den Ursachen, auf die unsere seelischen Störungen, unser Unbehagen und unsere Blockierungen zurückgehen, und andererseits die Faktoren fördern, die unsere Abwehr und Selbstheilungskräfte stützen und stärken.

Mit Hilfe der herkömmlichen medizinischen Therapie wird zwar heutzutage ein großer Teil körperlicher Symptome beseitigt, doch die Kranken entwickeln häufig nach der »erfolgreich« verlaufenen Therapie neue, oft sogar gravierende Störungen. So weiß man von Kranken, deren Magen teilweise operativ entfernt wurde, daß einige Zeit nach dem Eingriff andere Beschwerden auftraten; so beispielsweise Alkohol- und Tablettensucht, angespannte Erschöpfungszustände oder Depressionen.

Bei manchen von der Parkinsonschen Krankheit Geheilten treten nach der Wiederherstellung der vollen Bewegungsfähigkeit depressive Verstimmungen mit Selbstmordneigung auf. Diese Erscheinungen sind derart auffallend, daß man in einigen amerikanischen Krankenhäusern inzwischen dazu übergegangen ist, sich von den Patienten schriftlich bestätigen zu lassen, daß sie über die Risiken der medikamentösen Therapie informiert worden seien.

Womit hängt nun das Auftreten solcher Folgestörungen zusammen? Ein Erklärungsversuch geht von der Tatsache aus, daß die Patienten mit der Wiederherstellung ihrer Bewegungsfähigkeit vertraute Bezugspersonen verlieren, die sie in der Zeit ihres Leidens gepflegt haben. Der Gewinn der Bewegungsfreiheit ist für sie mit dem abrupten Verlust emotionaler Wärme und Zuwendung verbunden, auf den sie nicht angemessen vorbereitet sind. Diese Erwägungen zeigen deutlich, wie eng Körper und Seele miteinander verflochten sind. Die Wechselwirkung bezieht sich nicht nur auf die inneren Organe; sie ist sozusagen aus der gesamten Körperstruktur herauszulesen.

Wechselwirkungen zwischen Seele und Körper

Ein Mensch, der eine Phase der Furcht, des Kummers oder der Wut durchläuft, drückt das nur allzuoft durch eine Körperhaltung aus, die für seine Umgebung leicht als Ausdruck seines augenblicklichen emotionalen Zustandes erkennbar ist. Wenn er an dieser Haltung festhält oder sie fortwährend neu produziert, so entsteht daraus, was wir normalerweise als Verhaltensmuster bezeichnen. Das muskuläre Zusammenspiel verfestigt sich, das heißt, einige Muskelpartien verkürzen und verdicken sich, auf andere greift Bindegewebe über, wieder andere werden unbeweglich.

Wenn dies einmal geschehen ist, so sind bestimmte körperliche Merkmale und Reaktionen kaum mehr veränderbar; ihr Auftreten entzieht sich dem Willen. Sie lassen sich nicht mehr grundlegend durch Überlegungen oder selbst durch geistige Beeinflussung korrigieren. Diese Verfestigung körperlicher Reaktionen formt auch emotionale Muster. Wegen der daraus resultierenden Störungen des »freien Flusses« wird die subjektive Stimmung zunehmend beengter und hat die Tendenz, in dieser Beengung zu verbleiben. Was das Individuum dann empfindet, ist keine Emotion mehr, sondern nur noch ein mechanisch nach einem starren Muster ablaufendes Agieren und Reagieren.

Die angeführten Beispiele mögen verdeutlichen, daß einerseits die Psyche auf das Soma wirkt und andererseits, wenn die Emotionen sich jahrelang verfestigen, der körperliche Energiefluß gebremst wird, was wiederum die Psyche erneut belastet und einengt. Diese Tatsache ist auch ein Beleg dafür, daß Psychotherapie oder somatische Behandlung, jede für sich angewandt, nichts Grundlegendes verändern können. Krankheit erscheint uns gewöhnlich als etwas, das nicht in unser Leben paßt, als etwas, mit dem wir nichts zu tun haben wollen. Krankheit ist eine lästige Störung, die uns daran hindert, voll arbeitsfähig zu sein, die uns zwingt, auf körperliche Liebe zu verzichten, die uns unmutig und unzufrieden macht.

Krankheit als Chance

Eine Erkrankung kann ein wichtiger Zeitabschnitt im Leben eines Menschen sein. Die Erfahrung der Schwäche, des Schmerzes und des Leids kann der Beginn einer Neuorientierung sein und einen persönlichen Reifungsprozeß in Gang setzen. Es gibt immer wieder Situationen in unserem Leben, in denen wir die Erfahrung eines schmerzhaften Verlustes machen oder Erlebnisse haben, denen wir innerlich nicht gewachsen sind. In solchen Situationen kann es tatsächlich für uns erträglicher sein, diesen Schmerz körperlich ganz konkret »am eigenen Leibe« zu spüren und uns mit ihm in dieser Erscheinungsform auseinanderzusetzen, als daran seelisch zu zerbrechen.

Fast jeder von uns hat schon einmal erlebt, daß in Zeiten schwerer Erkrankungen die belastenden Forderungen des Alltags zurücktreten und scheinbar unwichtig werden. Das mit der physischen Schwäche und Hilflosigkeit verbundene

Geschehenlassen stellt eine Alternative zu unserem üblichen leistungsorientierten Aktivismus dar. Und aus dieser »erzwungenen« anderen Haltung können innere Erfahrungen und Formen seelischer Reifung erwachsen, die unter unseren gewohnten Lebensumständen nicht möglich wären.

So verstanden kann eine Erkrankung für einen Menschen auch einen Gewinn bedeuten, also einen Anstoß geben, sich dem eigenen Inneren zuzuwenden, um einen längst fälligen Entwicklungsprozeß in Gang zu setzen. Sie kann eine Chance sein, dem Leiden und der Unausweichlichkeit des Todes zu begegnen, und läßt erfahren, daß im Annehmen des bis dahin Unannehmbaren eine Möglichkeit liegen kann, zu einer anderen Wirklichkeit vorzudringen und im Kontakt mit ihr ein tieferes *Heilwerden* zu erfahren. Krankheit, Schmerz und Leid können Situationen herbeiführen, die uns zur Verzweiflung bringen. Sie können uns aber auch bewegen, das Leid zu ertragen und uns in einem schmerzhaften Ablösungsprozeß vom Bann alter Ziele, Ideale und Lebensweisen zu befreien, uns tiefgreifend zu wandeln, um zu einer neuen Sinngebung zu gelangen.

Für uns Menschen des Westens lesen sich fernöstliche Medizintexte wie Bücher mit sieben Siegeln. Da ist die Rede von Yin und Yang, von Feuer und Erde, von Wasser und Wind, von leerer Niere, aufsteigendem Leberfeuer und so fort.

Solche Bezeichnungen sind Chiffren für Phänomene, die auch die westliche Medizin kennt, aber mit anderen Termini benennt. Nehmen wir beispielsweise Yin und Yang. Mit diesem Prinzip wird in der fernöstlichen Medizin unter anderem das bezeichnet, was wir dem Parasympathikus und Sympathikus zuordnen, die den Rhythmus der Organfunktionen regeln: Arbeit und Ruhe, Schlafen und Wachen, Nahrungsaufnahme und Verdauung.

Auch in der praktischen Forschung westlicher Wissenschaft findet das dialektische Prinzip, das im Fernen Osten Yin und Yang heißt, weitgehend Anwendung. So wies der Physiker NIELS BOHR darauf hin, daß Begriffssysteme immer nur ein beschränktes, einseitiges Bild der Wirklichkeit vermitteln, also nur eine Sicht, und daß das Ganze erst durch entgegengesetzte Begriffssysteme ausgeschöpft wird.

Die beste und schärfste Prüfung einer wissenschaftlichen Theorie ergibt sich bekanntlich aus der Annahme ihres Gegenteils. Dies entspricht der Yin-Yang-Lehre. Ein vergleichbares Polaritätsdenken finden wir auch in der Psychotherapie, vor allem in der analytischen Psychologie CARL GUSTAV JUNGS, der sich nicht nur mit den positiven Seiten des Menschen auseinandersetzt, sondern auch mit dessen Schattenseiten. Ich werde an anderer Stelle noch ausführlicher auf diesen Aspekt eingehen.

Die »Funktion« der Neurose

In der fernöstlichen Heilkunde dient das Yin-Yang-Prinzip dazu, Bewegungsabläufe, Funktionen und Organstrukturen des menschlichen Organismus zu erfassen. Dabei steht der Gedanke im Vordergrund, daß wir, wenn wir eine Krankheit wirklich verstehen wollen, sie von allen Seiten durchleuchten müssen, um zu einem für den Kranken anwendbaren Ergebnis zu kommen.

Viele Schulen der Psychotherapie gehen davon aus, daß es durch das nochmalige Durchleben unterdrückter Gefühle zu einer Befreiung von neurotischen Symptomen kommt. Jede neurotische Störung oder Fehlentwicklung hat die Funktion, den Menschen vor Schmerzen zu bewahren, die er einmal als unerträglich erlebt hat. Ähnlich wie wir unsere Hand von einem heißen Ofen zurückziehen, wenn wir einen Schmerz an der Hand verspüren, entwickeln wir auch im seelischen Bereich Mechanismen, die uns vor seelischen Schmerzen bewahren sollen. Dabei richten wir unsere Persönlichkeit so ein, daß wir schmerzliche Gefühle wie Ungeliebtsein und Einsamkeit nicht zu spüren brauchen. Hauptziel unseres Verhaltens wird es dann, uns beliebt zu machen und uns geborgen zu fühlen; doch wir sind ständig getrieben von der Angst vor unserem tiefverwurzelten Schmerz.

Da das Fühlen ein Gesamtprozeß des Organismus ist, verhindern wir, indem wir den alten Schmerz in uns abschließen, daß wir *überhaupt* zu fühlen vermögen. Die Erfahrungen der frühen Kindheit sind das Reservoir, aus dem wir schöpfen. Unsere jeweilige Krankheit ist der Deckel dieses Behälters. Sie dient dazu, fast alle unsere Gefühle zu unterdrücken, Freude ebenso wie Schmerz.

Jedes Kind hat einmal seelische Schmerzen erlebt, die so stark waren, daß es sie einfach nicht ertragen konnte und daher verdrängen mußte. Durch welche Ereignisse diese Schmerzen hervorgerufen wurden, ist im Einzelfall verschieden. Aber solche Empfindungen verschwinden nicht einfach, lösen sich nicht in Luft auf, sie existieren und leben in uns weiter. Sie werden sozusagen in den Organismus »geschoben« und leben dort als Krankheit und physischer Schmerz weiter.

Wir nehmen gewisse Beschränkungen unseres Lebens häufig einfach hin, stellen sie nicht in Frage und betrügen uns damit selbst. So zerstören nicht wenige von uns die natürlichen Lebensbedingungen, von denen das Wohlbefinden unseres Körpers abhängt. Genau wie wir unsere Gefühle einst verdrängten, sind wir uns später als »Körpermensch« nicht mehr darüber im klaren, daß wir mit körperlichen Handikaps leben,

die uns zur zweiten Natur geworden sind und ganz selbstverständlich zu unserem täglichen Dasein gehören. So gehen viele
Menschen – ohne daß dies eigentlich nötig wäre – mit einem
begrenzten Energie- und Gefühlshaushalt durchs Leben.

Körpertherapie und Psyche

Wie es das Ziel aller Psychotherapie ist, den leidenden Menschen mit sich selbst zu versöhnen und ihm seine Einheit
wiederzugeben, so stellen sich auch die Körpertherapeuten die
Aufgabe, dem kranken Menschen wieder physisch zu seiner
ersten Natur, seiner *Primärnatur,* zu verhelfen, also zu Freiheit, Anmut und Schönheit, soweit das noch möglich ist.
Freiheit, Anmut und Schönheit sind die natürlichen Merkmale
jedes lebenden Organismus. Freiheit ist Hingabe an den Fluß
der Gefühle, Anmut ist der Ausdruck dieses Flusses in der
Bewegung, und Schönheit ist schließlich die Äußerung der
inneren Harmonie, die jener Fluß erzeugt.

Wenn man das Recht eines Menschen auf Selbstausdruck
beschneidet, beschneidet man auch seine Chancen, Lust zu
empfinden und kreativ zu leben. Entsprechend verhält es sich,
wenn die Fähigkeit eines Menschen, sein Selbst, seine Ideen
und Gefühle auszudrücken, durch innere Kräfte wie Hemmungen oder durch chronische Muskelverspannungen eingeschränkt wird: seine Lustkapazität schrumpft. In so einem Fall
wird der Betreffende seine Energieaufnahme unbewußt vermindern, damit die Energiebalance seines Körpers ausgeglichen bleibt.

Man kann den Energiespiegel eines Menschen nicht einfach
heben, indem man ihn besser atmen läßt. Atemtherapie kann
sehr hilfreich sein, sie will jedoch mehr als ein bewußtes

Atmen, wie ich noch an anderer Stelle dartun werde. Die Wege zum Selbstausdruck durch Bewegung, Stimme und Atmung müssen erst einmal schrittweise erschlossen werden, um derart neue Möglichkeiten der Energieentwicklung zu schaffen.

Richtige Atemtherapie ist ein subtiles Medium, das tiefgreifende Veränderungen bewirken kann. Es gibt bestimmte Stellungen, die die Atmung eines Menschen tiefer werden lassen, ohne daß man ihn zum tieferen Atmen auffordern müßte. Dabei kommt es vor, daß er plötzlich zu weinen beginnt, ohne eigentlich zu wissen warum. Mittels der Atmung hat sich in einem solchen Fall eine innere Sperre, eine Blockade gelöst, die nicht bewußt war.

Das tiefere Atmen öffnet die Kehle eines derart verspannten Menschen, es lädt seinen Körper auf und aktiviert verdrängte Emotionen. Das Resultat: Ein Gefühl der Traurigkeit bricht sich Bahn und fließt buchstäblich aus ihm heraus. Manchmal bricht auch Zorn durch. In vielen Fällen geschieht jedoch nichts, weil der Betreffende Angst davor hat, sich zu öffnen und seinen Regungen freien Lauf zu lassen.

Der Erfolg einer Atemtherapie oder der personalen Leibtherapie nach KARLFRIED GRAF DÜRCKHEIM ist nicht eine Frage von Tagen oder Wochen. Genau wie in einer guten Psychotherapie der Psyche Zeit gelassen wird zu reifen, muß auch eine gute Körpertherapie dem kranken Menschen Zeit lassen, damit er allmählich lernt, in einem größeren, freieren inneren Raum zu leben. Ein Individuum braucht Jahre, um in seine psychischen wie physischen Fehlhaltungen hineinzuwachsen. Wie sollte es da verwundern, daß es auch einige Zeit dauert, solche Fehlentwicklungen zu korrigieren.

Was ist das eigentlich – Streß?

Viele Krankheiten sind ein Resultat von Streß, wobei wir mit dem Wort Streß einen Zustand der Verspannung und Verhärtung umschreiben.

Was geschieht in unserem Körper, wenn uns etwas streßt? Stellen Sie sich beispielsweise einmal vor, Sie haben einen wichtigen Termin und lassen das Auto daheim stehen, weil sie glauben, mit der U-Bahn schneller ans Ziel zu kommen. Plötzlich bricht aus irgendeinem Grunde die Elektrizität zusammen. Sie stecken in einem vollbesetzten U-Bahn-Wagen, um Sie herum abgehetzte Gesichter, ein schreiendes Kind, das nervöse Kreischen der Mutter.

Eine solche Situation führt automatisch zu einer körperlichen Reaktion, eben der Streßreaktion. Diese Körperreaktion wird häufig als Kampf- und Fluchtreaktion bezeichnet, und zwar weil der Körper sich in dieser Weise verhält, wenn eine Gefahr droht, die nur durch Kampf oder Flucht beseitigt werden kann. Es kommt dabei in unserem Körper zu einer Umschaltung auf Alarm: Alle erhaltenden Funktionen des Körpers wie Verdauung, Zellaufbau und -reinigung werden gedrosselt und die aktivierenden und mobilisierenden Prozesse gesteigert. Die Körpertemperatur steigt an, wir atmen schneller, der Grundumsatz erhöht sich, das Blut fließt schneller, das Herz klopft stärker, und der Blutdruck steigt. Auch der Hormonhaushalt stellt sich auf die Situation ein, wobei ihm die Hauptregulierungsfunktion für die Kampf- und Fluchtreaktionen zukommt.

Der Physiologe WALTER B. CANNON bezeichnet dieses Reaktionsbündel als »Angriffs- oder Fluchtmuster«. Cannon beschäftigte sich schon 1914 an der Harvard-Universität mit den Bewegungen des Magens. Er mischte in die Nahrung einer

Katze Salze des Elementes Barium, so daß sich die Magenbewegungen des Tieres mit Hilfe von Röntgenstrahlen genau verfolgen ließen. Solange sich das Tier ruhig und zufrieden fühlte, ließen sich wellenförmige Verdauungsbewegungen des Magens beobachten; einmal glich er einer weichen, geschmeidigen Wurst, dann wieder einem Stundenglas, das an zwei oder drei Stellen abgeschnürt war.

Wurde die Katze jedoch durch etwas erregt oder erschreckt, so kamen diese gleichmäßigen Bewegungen zu einem jähen Halt. Der Magen behielt dann eine Stunde lang oder noch länger wie gelähmt die Form, die er im Moment des Erschreckens aufgewiesen hatte. Selbst nachdem die Gefahr beseitigt war und die Katze es sich wieder bequem gemacht hatte, hielt dieser Zustand noch an.

Zur Erklärung dieser Beobachtung entwickelte Cannon seine »Notstandstheorie«. Sie besagt, daß in Augenblicken äußerster Gefahr der Organismus durch einen Adrenalinstoß auf Angriff oder Flucht programmiert wird. Nicht überlebenswichtige Funktionen wie die Verdauung werden in einem solchen Fall gestoppt, um alle physischen Reserven ausschließlich für Angriff oder Flucht freizumachen.

Anpassungsprozesse dieser Art sind von elementaren Empfindungen wie Schmerz, Furcht und Wut begleitet. Die beschriebenen physiologischen Reaktionen, die in Gefahrensituationen auch beim Menschen auftreten, stammen noch aus jener Zeit, da der Urmensch mit wilden Tieren zu kämpfen hatte – oder vor ihnen davonlief. »Diese Feststellungen bekommen sofort ihre besondere Bedeutung, wenn man sie im Zusammenhang mit dem Kampf ums Überleben sieht«, schrieb Cannon. »Würden Furcht und Angst den Organismus lediglich lähmen, so würde das die Gefahr der Vernichtung mit sich bringen. Doch Furcht und aggressive Regungen sind – als antizipatorische Reaktionen auf kritische Situationen – die Auslöser für Abwehrmaßnahmen, und ihnen kommt folglich zentrale Bedeutung im Kampf ums Dasein zu.«

Eine Streßreaktion verläuft beim Menschen nicht anders als beim Säugetier und soll bei Gefahr alle möglichen Kräfte mobilisieren. So schlägt das Herz in Streßsituationen schneller, und rascheres Atmen versorgt den Körper mit mehr Sauerstoff. Die Blutverteilung im Körper verändert sich: Haut und Eingeweide werden schwächer durchblutet, und das Blut strömt vermehrt in die Muskeln; dabei erhöht sich der Muskeltonus. Zusätzliche Energiereserven in Form von Zucker treten in das Blut ein. Die Aufmerksamkeit wird geschärft, wie beispielsweise an den erweiterten Pupillen eines sich in Gefahr befindlichen Menschen zu sehen ist.

Werden wir nun häufig gestreßt, sei es durch äußere Gefahr oder innere Erregung, so laufen wir in ständiger Angespanntheit und Alarmbereitschaft umher, haben jedoch im allgemeinen keine Möglichkeit, unsere Erregung durch motorisches Handeln wie Angriff oder Flucht abzureagieren. Dabei geraten der Hormonhaushalt und die gesamte Körperchemie durcheinander, und diese ständige innere Übererregung führt dann entweder zur Schädigung der inneren Organe oder sucht sich ab und zu verzweifelten Durchbruch nach außen in Form von Wutanfällen oder scheinbar sinnlosen Aggressionen. Das sind jene Situationen, in denen wir schon aus geringem Anlaß »überschäumen«.

Wir können daher mit Fug und Recht die alten, aus der Kindheit stammenden, mit Angst verbundenen und deshalb unterdrückten Gefühle »alte Streßfaktoren« nennen. Diese führen immer wieder dazu, daß infolge gegenwärtiger Belastungen das »Alte« reaktiviert wird und deshalb der gegenwärtige Streß sich erhöht. Jede neue Erfahrung verbindet sich mit einer Urerfahrung, die nie richtig verarbeitet worden ist und daher als latenter Sprengstoff in uns weiterwirkt. Unter Dauerstreß gerät die Körperchemie aus dem Gleichgewicht, was unser Wohlbefinden beträchtlich einengt und auf Dauer eben in die Krankheit führt.

Wir neigen, wie schon an anderer Stelle gesagt wurde, dazu, einige Aspekte unserer Persönlichkeit als physisch, andere hingegen als psychisch zu empfinden. Doch in Wirklichkeit stellen Körper, Geist und Seele eine unteilbare Einheit unserer Gesamtpersönlichkeit dar. Es ist daher völlig unmöglich, daß in einem Bereich Veränderungen geschehen, ohne daß dies nicht auch Auswirkungen auf den anderen hätte. Jede von uns registrierte Emotion ist zugleich auch ein physischer oder physiologischer Prozeß. Man kann es nicht häufig genug wiederholen, daß an jedem Gefühl der Körper immer auch mitbeteiligt ist. Jede starke emotionale Reaktion wird von Hormonausschüttungen begleitet, die unsere Körperchemie verändern. Je stärker Gefühle und Empfindungen sind, desto heftiger verlaufen auch die entsprechenden physiologischen Prozesse. Emotionen können nicht nur das endokrine Gleichgewicht, die Blutversorgung und den Blutdruck verändern, sondern, wie wir gesehen haben, auch die Verdauung blockieren sowie die Atmung und Hauttemperatur beeinflussen. Eine längere Phase emotionaler Spannungen kann daher körperliche Veränderungen bewirken, die schließlich in die Krankheit führen. So kann beispielsweise die Psyche eine Überausschüttung bestimmter Hormone auslösen, die die Entstehung eines Leidens begünstigt.

Unser Körper versucht ständig, in einem Zustand des Gleichgewichts zu bleiben; dabei muß er dauernd eine äußerst labile Balance zwischen einem Zuviel und einem Zuwenig an bestimmten Substanzen aufrechterhalten. Wird diese Balance durch Streß oder andere emotionale Faktoren beeinträchtigt, so versucht sich der Körper dem neuen Zustand durch biochemische Veränderungen anzupassen. Doch diese Veränderungen können in anderen Bereichen schädliche Folgen haben.

Im Grunde genommen haben alle Krankheiten emotionale Komponenten. Doch von der Diskussion psychosomatischer Zusammenhänge werden zumeist die Leiden ausgenommen, die ausschließlich auf Vererbung beruhen, und ebenso Krankheiten, die eindeutig durch Umwelteinflüsse wie falsche Ernährung, Unfälle oder Umweltschadstoffe entstanden sind.

Die Steuerungsfunktion der Hormone

Die übergeordnete Steuerung der inneren Körperchemie erfolgt über den Hypothalamus und über Zentren im Rückenmark. Der Hypothalamus liegt in der Mitte des Gehirns und ist vor allem verantwortlich für die Aufrechterhaltung der Homöostase, also des Gleichgewichts der inneren Prozesse, wie etwa der Körpertemperatur und der Ionen- beziehungsweise Blutzuckerkonzentration. Er ist aber auch verantwortlich für Verhaltensmuster wie Eß- und Trinkgewohnheiten, des weiteren dafür, ob wir angreifen oder flüchten, und vor allem auch dafür, wie aktiv oder passiv wir uns in sexueller Hinsicht verhalten. Darüber hinaus kontrolliert der Hypothalamus die Tätigkeit der Hypophyse, einer Drüse, die die Hormonproduktion aller Körperdrüsen steuert.

Mit der Bedeutung der Hypophyse oder Hirnanhangdrüse wollen wir uns im folgenden etwas näher befassen. Sie ist ein etwas erbsengroßes rosa Gebilde und hängt wie eine Kirsche mit einem dünnen Stiel an der Unterseite unseres Gehirns. Sie wiegt ungefähr ein halbes Gramm und besteht zu fünfundachtzig Prozent aus Wasser. Aber sie ist wahrscheinlich nach dem Gehirn das komplizierteste Organ in unserem Körper. Die Hypophyse spielt so ziemlich in allem, was wir sind oder tun, eine Schlüsselrolle. Die überaus wichtigen Hormone, die sie absondert, können wahre Wundertaten vollbringen oder auch furchtbares Unheil anrichten. Sie kann uns ein sehr »normales« Leben führen lassen oder uns mit allen möglichen Krankheiten »schlagen«, und sie kann uns sogar töten.

Es war eines ihrer Hormone, das uns zum ersten Schritt ins Leben verhalf: das Oxytocin löst bei der Mutter die Zusammenziehung der Gebärmutter aus. Die Hypophyse ist es, die darüber entscheidet, ob wir zu normaler Größe heranwachsen – nicht zu einem Einmeterzwerg, aber auch nicht zu einem Riesen von zweieinhalb Metern. Sie kann unsere Geschlechtsorgane schrumpfen lassen oder unseren Alterungsprozeß derart beschleunigen, daß wir innerhalb weniger Monate ein alter Mensch sind.

Die Hypophyse ist unsere Hauptdrüse, der Dirigent unseres innersekretorischen Orchesters. Ihre Befehle empfängt sie vom Hypothalamus, diesem pflaumengroßen Steuerungszentrum in unserem Zwischenhirn, an dem sie hängt. Ihre Aufgabe besteht darin, über die Funktion der anderen Drüsen zu wachen und dafür zu sorgen, daß diese ihre Hormone in der richtigen Dosierung ausschütten. Man könnte die Hypophyse auch den Oberchemiker in unserem Körper nennen und würde nicht übertreiben, wenn man sie als die kompakteste und raffinierteste chemische Fabrik der Welt bezeichnete.

Die Hypophyse ist in zwei Lappen unterteilt. Ihr kleinerer – der hintere – Lappen speichert zwei Hormone, die der Hypothalamus erzeugt. Ihr viel größerer vorderer Lappen produziert hingegen etwa zehn Hormone – so genau weiß das noch niemand. Diese Hormone gehören zu den kompliziertesten

Substanzen, die der Mensch kennt. Von diesen Hormonen produziert die Hypophyse pro Tag weniger als ein millionstel Gramm.

Eines der Hormone der Hypophyse steuert die Funktion der Schilddrüse in unserem Hals. Gäbe sie von diesem sogenannten Thyreotropin zuviel ab, was eine Überfunktion der Schilddrüse zur Folge hätte, so würden wir im wahrsten Sinne des Wortes ausbrennen. Wir würden ständig unter einem Wolfshunger leiden und dennoch dünn wie ein Strich sein. Wenn die Hypophyse von diesem Hormon aber zuwenig abgibt, so werden wir träge, fett und begriffsstutzig. Zum Glück gibt es eine Art Rückkoppelungsmechanismus, der das eine wie das andere Extrem normalerweise verhindert.

Die Hypophyse erzeugt ebenfalls zwei Hormone, die auf die männlichen Hoden einwirken – das eine, indem es die Produktion von Samenzellen und männlichen Hormonen anregt, das andere, indem es das Wachstum der Samenleiter fördert. Bei Frauen sind die gleichen Hormone für die Entwicklung der Eierstöcke und das Reifen der Eizellen zuständig. So hängen Fruchtbarkeit und Leben von der Hypophyse ab. Bei Frauen erzeugt die Hypophyse normalerweise von diesen beiden Hormonen soviel, daß jeden Monat ein Ei heranwächst.

Wenn die Hypophyse einer Frau zuviel von diesen Hormonen produziert, so können in einem Monat gleich fünf oder mehr Eizellen reifen. Daraus erhellt, daß eine Frau, die Fünflinge bekommt, ihre Hormone ebensowenig ausbalanciert hat wie eine Frau, die gar keine Kinder bekommt. Mit den Hoden ist es nicht anders. Eine Unterproduktion der beiden Hormone macht einen Mann verdrießlich, wehleidig und sexuell apathisch; eine Überproduktion hingegen läßt ihn zum Amokläufer in Sachen Sexualität werden.

Von den Produkten de Hypophyse ist das Wachstumshormon das vielseitigste. Seine bedeutendste Rolle spielt es in unserer Jugend, indem es dafür sorgt, daß wir uns normal entwickeln, bis schließlich unsere Knochenenden zuwachsen und damit das Längenwachstum abgeschlossen ist. Aber unser Wachstumshormon kann noch eine Menge mehr für uns tun, auch wenn wir schon älter sind. Wenn wir uns zum Beispiel einen Knochen brechen, so forciert es vermutlich die Bildung von neuem Knochengewebe, oder wenn sich ein Mann beim Rasieren schneidet, beschleunigt es den Heilungsprozeß. Es kann sogar das Wachstum neuer Zellen als Ersatz für verbrauchtes Gewebe anregen. Sollte irgendein Ereignis die Hypophyse dazu veranlassen, übermäßig viel Wachstumshormon zu produzieren – wozu sie durchaus imstande ist –, so würden unsere Hände, Füße und Gesichtsknochen wieder zu wachsen beginnen. Wir bekämen eine gewaltige Kinnlade; unsere Nase würde sich zu einer dicken Knolle ausbilden, Hände und Füße würden riesengroß.

Möglicherweise wird dieses Hormon eines Tages bei der Krebsbehandlung eine wichtige Rolle spielen. Krebs ist ja unter anderem ein zu rasches Zellwachstum und daher vielleicht von dem Wachstumshormon beeinflußt. Versuchstiere, die mit gewissen krebsfördernden Substanzen behandelt werden, erkranken normalerweise an Krebs. Wenn man jedoch zuvor ihre Hirnanhangdrüse entfernt, so kommt es zu keiner Ausbreitung der Krankheit.

Ein weiteres Hypophysenhormon – es wurde bislang nur bei Tieren gefunden – eröffnet faszinierende Möglichkeiten zur Eindämmung von Krankheiten. Es ist das Lipotropin, ein Hormon, das die Fettablagerungen im Körper überwacht. Es hat die erstaunliche Fähigkeit, festes Fett zur Leber zu transportieren, wo es in Energie umgewandelt wird. In der richtigen

Dosierung könnte Lipotropin durchaus eine wirkungsvolles Mittel gegen Dickleibigkeit sein.

Da die Hypophyse mitten im Kopf in einer Knochenwiege ruht, ist sie nahezu vollkommen gegen Verletzungen geschützt. Wird sie jedoch infolge einer Kopfverletzung trotzdem in Mitleidenschaft gezogen, so kann das zum Beispiel dazu führen, daß die Produktion des antidiuretischen Hormons Vasopressin, einer Art von Nierenbremse, gedrosselt wird. Die Nieren würden in einem solchen Fall eimerweise Urin erzeugen. Um am Leben zu bleiben, müßten wir Unmengen von Flüssigkeit zu uns nehmen – was uns allerdings nicht schwerfallen würde, denn unser Zustand wäre von einem anhaltenden Durst begleitet.

Während äußere Verletzungen der Hypophyse selten vorkommen, sind Tumore schon häufiger. Nehmen wir einmal an, wir produzierten wegen eines Tumors zuviel ACTH, ein Hormon, das die Funktionen unserer Nebennieren steuert, so würden wir an Bauch, Nacken und Rücken Fett ansetzen, unsere Beine hingegen wären lächerlich dünn. Der Blutdruck würde in die Höhe schnellen, der Geschlechtstrieb verschwinden. Aus unseren Knochen würde sich das Kalzium lösen; daher bestünde die Gefahr, daß unsere Rückenwirbel zusammenbrechen. Und in diesem Wrack von einem Körper müßte unser Herz immer schwerere Arbeit leisten und schließlich aufgeben.

Die Hypophyse ist die Nahtstelle zwischen Körper, Seele und Geist. Wenn wir von einem psychosomatischen Geschehen sprechen, reden wir immer zugleich auch über die Hypophyse. Ihre Befehle erhält sie vom Hypothalamus, dem Regler des vegetativen Nervensystems.

Dem Hypothalamus wiederum übergeordnet ist das limbische System. Es erhält seine Informationen aus den verschiedenen sensorischen Arealen des Neokortex – also Informationen, die über die Sinnesorgane aus der Außenwelt aufgenommen werden – und bewirkt die affektive Bewertung solcher Informationen. Neueste Untersuchungen deuten darauf hin, daß im limbischen System neuroelektrische Aktivitätsmuster verankert sind, die mit Empfindungen wie Traurigkeit, Liebe, Aufregung, Angst, Hilflosigkeit oder Wut verbunden sind.

Die Gesamtwirkung der Hormone zu erfassen ist fast unmöglich, da jedes von ihnen mehrere Reaktionen auslösen kann. So reagiert der Organismus normalerweise auf eine Hypoglykämie durch massive Adrenalinausschüttung. Das bedeutet aber, daß ein unter einem zu niedrigen Blutzuckerspiegel leidender Mensch zusätzlich auch noch die Folgen eines starken Adrenalinstoßes ertragen muß. Sein Herz schlägt übermäßig schnell, Angstgefühle treten auf, der Erkrankte schwitzt, wird blaß, sein Blutdruck steigt. Und jedes dieser Symptome kann zu weiteren Komplikationen führen.

Der Psychiater THOMAS H. HOLMES von der University of Washington School of Medicine erklärt, daß jede Häufung von Ereignissen, die einen Menschen vor beträchtliche persönliche Anpassungsprobleme stellt, Streß verursacht, wobei es keine Rolle spielt, ob diese Ereignisse freudiger oder trauriger Art sind. Und dieser Streß kann, so fährt Holmes fort, die verschiedensten Krankheiten auslösen.

Der Wissenschaftler legte rund vierhundert Versuchspersonen eine Liste mit dreiundvierzig der potentiell bedeutendsten Lebensereignisse vor, also beispielsweise Eheschließung, persönliche Erfolge, das Verlassen des elterlichen Hauses durch Jugendliche, eine Scheidung und so fort. Die vierhundert Testpersonen wurden dann aufgefordert, diese Ereignisse nach dem Grad der durch sie verursachten persönlichen Anpassungsschwierigkeiten zu ordnen. Als die zehn am meisten belastenden Lebensereignisse zeigten sich dabei: Tod des Ehepartners, Scheidung, vorübergehende Trennung vom Ehepartner, Gefängnisstrafe, ein Todesfall in der Familie, Eheschließung, Kündigung am Arbeitsplatz, Pensionierung, Familienzuwachs, Wohnungswechsel. Es stellte sich heraus, daß den Jahren, in denen das betreffende Ereignis stattgefunden hatte, im allgemeinen ein Jahr mit ernsthaften Erkrankungen gefolgt war.

Die Ausführungen dieses ersten Kapitels sollten zeigen, wie eng Körper, Seele und Geist zusammenhängen. Ich habe im Ansatz die verschiedenen Möglichkeiten einer Erkrankung und auch die das Entstehen einer Krankheit begünstigenden Bedingungen umrissen. Hinter Erkrankungen stehen aber nicht nur die Hormone unserer Drüsen, vornehmlich der Hirnanhangdrüse, sondern auch ein Konflikt, den es zu bewältigen gilt. Welche Konflikte zu welchen Erkrankungen führen, wird in den folgenden Kapiteln aufgezeigt werden.

Die Menschen kommen mit verschiedenen Beschwerden zu einem Psychotherapeuten: Depressionen, Angstzuständen, Gefühlen der Unzulänglichkeit, des Versagens und anderen Problemen. Ganz generell gesprochen leiden sie jedoch unter der Tatsache, daß ihnen das Leben nicht genug Freude und Befriedigung verschafft.

Man redet heute gern von Selbstverwirklichung und vom Ausschöpfen des menschlichen Potentials, aber derartige Redensarten bleiben Leerformeln, wenn man nicht zugleich fragt: Potential – wofür? Wenn jemand ein erfülltes und reiches Leben führen möchte, müßte er sein Herz zuerst dem Leben und der Liebe öffnen. Ohne Liebe – zu sich selbst, zum Mitmenschen, zur Natur und zum Kosmos – ist ein Mensch kalt, isoliert, ja unmenschlich. Die Wärme, die uns mit der Welt vereint, in der wir leben, fließt aus unserem Herzen. Das

Gefühl der Liebe ist nichts anderes als diese Wärme. Jede Therapie versucht, dem Menschen bei der Entwicklung einer ganz bestimmten Fähigkeit zu helfen, der Fähigkeit, Liebe zu geben und zu empfangen. Die Behandlung soll das Herz erweitern, nicht nur den Geist. Da wir Gefühle über den Körper wahrnehmen, müssen Psychotherapie und leiborientierte Therapie, also Medizin, zusammen eingesetzt werden, damit der Mensch zu einem Ganzen werden kann.

2
Konflikt und Organzuweisung

Krankheit als Symbol

Einer der ersten und wohl auch bekanntesten Psychosomatiker, FRANZ ALEXANDER, hat herausgefunden, daß die Menschen auf die gleichen Reize verschieden reagieren. Gefühle von Aggression, Feindseligkeit und Rivalität können durchaus gleichzeitig mit unterschwellig vorhandenen Bedürfnissen nach Schutz, Rückzug, Hilfe und dem Wunsch, wieder ein Kind zu sein, das von der Mutter und dem Vater umsorgt wird, auftreten.

Alexander ging davon aus, daß, wenn wir wütend, ärgerlich oder zornig sind und diesen Zorn nicht in die Tat umsetzen (was wir nicht immer können, weil wir nicht mehr in freier Wildbahn leben), die Verdrängung dieser Emotionen Krankheiten zur Folge haben kann. Er beobachtete weiter, daß die chronische Hemmung der aggressiven Kampfbereitschaft – die Unterdrückung und das mangelnde Ausleben der feindseligen Regungen – den Organismus in einen Spannungszustand versetzt, der in einem Zusammenhang mit der Entstehung von Migräne, Bluthochdruck, Hyperthyreose, Arthritis und Diabetes steht, während die chronische Hemmung hilfesuchender Strebungen – das Nichtausleben der Sehnsucht nach Schutz und Geborgenheit – mit Kolitis, Erschöpfung, Asthma, Magengeschwüren und Verstopfung verbunden ist.

Wenn wir den Zusammenhang zwischen der Art einer Erkrankung und der jeweiligen inneren Blockierung verstehen wollen, dann müssen wir zuvor die Konfliktursachen genauer durchleuchten. Wir können davon ausgehen, daß sich Feindseligkeit auf verschiedene Art und Weise ausdrücken kann. Das läßt sich häufig an Kleinkindern beobachten, die derartige Feindseligkeiten noch nicht abgedrängt haben, sondern offen ausleben. Kinder können sich besudeln und sich gegenseitig anspeien, sie schimpfen und haben gelegentlich ganz explizite Vernichtungsphantasien. Würde ein Erwachsener in der geschilderten Weise reagieren, käme es zum Ausleben der Emotion und nicht zu einer Erkrankung.

Bei einem regressiven Rückzug aus der Welt kann der unbewußte Wunsch, umhegt und versorgt zu werden, unterschiedlich in Erscheinung treten: als Wunsch, gefüttert, gestreichelt, umhergetragen, gehegt und ermutigt zu werden. In dem jeweiligen Rollenverhalten eines Erwachsenen kommen diese Bedürfnisse mehr oder weniger deutlich zum Vorschein. Werden sie jedoch ebenso wie die aggressiven Impulse verdrängt, kann es leicht zu einer somatischen Erkrankung kommen.

Um Erkrankung und unbewußte psychische Notsituation in Verbindung zu bringen, müssen wir zunächst die Art des Leidens und das seelische »Hinterland« eruieren. Dabei läßt sich eine körperliche Erkrankung als eine Reaktion verstehen, in der sich die innere Haltung gegenüber einer bestimmten Belastung ausdrückt. Der Begriff »Haltung« bezeichnet in diesem Zusammenhang die Art und Weise, *wie* jemand erlebt, was ihm zustößt, und wie er damit umgeht.

Wir können sagen, daß die körperliche Reaktion im Medium der Organsprache direkt die innere Haltung gegenüber der als belastend empfundenen Situation ausdrückt. Die Organreaktion ist also eine durchaus sinnvolle und verstehbare Antwort auf eine empfundene Belastung. Wir müssen uns nur langsam an diese »Sprache« gewöhnen und ihren inneren Gehalt verstehen lernen, um derart ein neues Verhältnis zu uns zu gewinnen.

Psychosomatiker haben herausgefunden, daß Menschen, die an Durchfall leiden, eine Situation beenden oder jemanden oder etwas loswerden möchten. »Ich wollte einfach mit Marion Schluß machen, ich ertrug sie nicht mehr«, erzählte mir in diesem Zusammenhang ein junger Mann, der unter Durchfall und Angst vor Nähe litt.

Die körperliche Ausscheidung ist ein Weg, den Organismus von Substanzen zu befreien, die für ihn nicht länger nützlich sind. Analog zeigt die Diarrhö auf symbolischer Ebene den Wunsch nach Befreiung von seelischem Druck an. Bei Verstopfung hingegen besteht die Ursache häufig in dem unumstößlichen Wunsch, auch dann noch durchzuhalten, wenn ein Problem fast unlösbar erscheint. »Ich werde trotzdem durchhalten«, heißt es dann. Das ist die typische Situation des Zähnezusammenbeißens, des »Arschbacken-Zusammenkneifens«, also des Oben-und-unten-Dichtmachens. Wir verkrampfen uns dabei total und wollen nichts hergeben, weder Liebe, noch den Verdauungsabfall; wir machen dicht und mauern uns ein.

Der Körper als »Speicher« der Gefühle

Der *ursächliche* Zusammenhang zwischen bestimmten seelischen Konflikten und entsprechenden körperlichen Symptomen wird auch beim »Rolfing« deutlich. KEN DYCHTWALD schreibt in seinem Buch *Körperbewußtsein:*

»Während ich Zeuge bin, wie mehr und mehr Gruppenmitglieder gerolft, das heißt einer speziellen Tiefengewebsmassage unterzogen werden, und ich an ihren Emotionen teilhabe, stelle ich fest, daß bei den verschiedenen Behandelten viele sich ähnelnde Erinnerungen in das Bewußtsein zurückgeholt und abreagiert werden. Merkwürdig ist jedoch die Reaktion verschiedener Patienten auf die Behandlung gleicher Körperteile. Das Gefühl und die Erinnerung, alleine gelassen zu werden, taucht zum Beispiel häufig auf, wenn die Brust des Patienten gerolft wird. Die Muskelbehandlung der oberen Rückenpartie löst oft Wut und Raserei aus. Die Massage der Kieferpartie setzt Trauer frei, die der Hüften sexuelle Reaktionen, das Rolfing der Schulterpartie ist von Erinnerungen an Sorgen und Streß erzeugende Verantwortung begleitet. Man gewinnt den Eindruck, daß der Körper einer großen Schalttafel gleicht: Wenn bestimmte Schalter an den gleichen Körperteilen verschiedener Menschen betätigt werden, kommen ähnliche Erinnerungen und Empfindungen auf.«

Auf den ersten Blick erscheint ein solcher Zusammenhang unmöglich. Es fällt schwer zu glauben, daß Emotionen im Körper gespeichert sind, einmal ganz abgesehen davon, daß diese Speicherung auch noch einer systematischen Anordnung unterliegen soll. Die Vorstellung, daß der Körper ein Speicher für Emotionen und Lebenseinstellungen ist, hat etwas Faszinierendes und Geheimnisvolles an sich, und dennoch ist es so. Unser Körper formt sich ganz wesentlich entsprechend unseren Emotionen, die ihn mit Leben erfüllen, und diese wiederum werden zu gewohnheitsmäßigen Haltungen und Einstellungen, die sich im Körpergewebe »inkarnieren«. Körperbewußtsein ist also nichts anderes als das sich immer wieder regenerierende Produkt aus Emotionen, psychischen Aktivitäten und psychosomatischen Präferenzen, wie sie sich während des Lebensprozesses manifestieren.

Bei vielen Naturvölkern ist der Gedanke, daß Krankheit und Seele zusammenhängen, Alltagsgut. So lebt bei den Andenindios die Überzeugung, daß Krankheit keine »natürliche« Ursache hat, sondern von der Aktivität eines böswilligen Prinzips herrührt und von einer magischen »Kausalität« ausgelöst wird. Auf eine vergleichbare magische Kausalität stoßen wir auch in der Archetypenlehre CARL GUSTAV JUNGS und in seiner wissenschaftlichen Auseinandersetzung mit den inneren bösen Kräften des Menschen, nämlich den Verdrängungen. Die bösen Mächte, auf die sich die Andenindios berufen, werden durch Streitigkeiten in Familie und Nachbarschaft, durch Liebesrivalitäten, schlicht alles, was als Verstoß gegen die göttliche Ordnung gilt, geweckt. Es handelt sich also durchaus um Lebenszusammenhänge, wie sie auch für unsere Gesellschaft typisch sind. Neid, Stolz, Haß, Verblendung und Triebhaftigkeit sehen diese Indios als weitere Krankheitsursachen an.

Persönlichkeitsstruktur und Krankheit

Eine sehr ähnliche Auffassung finden wir auch im Buddhismus, wo die genannten Emotionen als krankmachende Gifte betrachtet werden. Im Zusammenhang eines am Chicago Institute for Psychoanalysis durchgeführten Experiments befragte Dr. JIM JONAS den Arthritispatienten ALAN OWEN nach dessen Lebensumständen und Charaktereigenschaften. In dem Experiment sollte geklärt werden, ob sich eine Anzahl weitverbreiteter organischer Störungen ohne medizinische Untersuchung diagnostizieren ließe, wobei man sich ausschließlich auf Persönlichkeitsmerkmale des Patienten stützen wollte. Bei den Erkrankungen handelte es sich um Bronchialasthma, Hypertonie, Neurodermitis, peptische Magengeschwüre, Gelenkrheumatismus und Kolitis (Dickdarmentzündung). Das Protokoll, das JIM JONAS von dem Gespräch anfertigte, wurde einem Internisten übersandt, der alle eindeutigen medizinischen Hinweise ausmerzen sollte. »Darauf bekam ich einen Hautausschlag« wurde demgemäß aus dem Protokoll gestrichen, denn damit wäre ein Hinweis auf eine Dermatitis gegeben worden. Auch Anspielungen wie »Ich mußte die ganze Zeit in der Nähe der Toilette bleiben« wurden entfernt, da sonst das Problem des Patienten zu eindeutig umschrieben gewesen wäre. Selbst eine Bemerkung wie »Gott sei Dank brauchte ich nicht operiert zu werden« wurde gestrichen.

Kopien dieses bereinigten Gesundheitsprotokolls gingen dann an Psychoanalytiker, die über den Patienten nicht mehr wußten als im Protokoll konstatiert wurde. Aus Dutzenden von Hinweisen auf die Persönlichkeitsstruktur, die sich den Interviews entnehmen ließen, erarbeiteten die Psychoanalytiker im Fall dieses Patienten die folgende Charakterisierung:

»Es handelt sich um eine ihren Impulsen folgende Person, was sich früher in leichtsinnigen Streichen zeigte, später dann im Umgang mit seiner Frau, die er durch rücksichtslose Unterwerfung unter seinen Willen langsam zermürbte.« Die Analytiker stellten weiter fest, daß der Mann sehr starrköpfig sein müsse, sich selbst gut im Griff habe und anderen seinen Willen aufzuzwingen versuche. Auf der anderen Seite zeige er ein starkes Verantwortungsgefühl, verbunden mit dem Wunsch, anderen zu helfen.

Diese Kombination von Persönlichkeitsmerkmalen entsprach den Charakteristika, die man zuvor schon an Patienten mit Gelenkrheumatismus festgestellt hatte. Die an dem Experiment mitwirkenden Psychoanalytiker zogen aus ihren Erkenntnissen den Schluß, daß der Mann an Gelenkrheumatismus leide. Sie tippten richtig. Er hatte tatsächlich zwei Jahre zuvor – nach dem Scheitern seiner zweiten Ehe – eine Arthritis entwickelt.

Der Volksmund hat in vielen Redewendungen solche Zusammenhänge aufgezeigt und die symbolische Aussage der Organsprache oft treffend dechiffriert; so zum Beispiel, wenn es von einem Menschen heißt, er habe etwas nicht »schlucken« können, oder man habe ihn »auf Herz und Nieren geprüft«, ihm sei vor Ärger die »Galle übergelaufen«, oder die »Angst sitze ihm im Nacken«. Es gibt viele solche sehr bezeichnenden Redensarten.

Aufgrund der psychotherapeutischen Arbeit beginnt der Kranke zu verstehen, daß die körperliche Störung nicht, wie es ihm zunächst schien, ein äußerer Feind ist, sondern daß die Erkrankung etwas mit seinem Leben zu tun hat. Er erkennt, daß es nicht darum geht, sie »wegzumachen«; vielmehr gilt es zu verstehen, was sie sagen will. Dieser Erkenntnis folgen dann verschiedene Versuche, mit der Störung als Ausdruck der eigenen Persönlichkeit Kontakt aufzunehmen und zu begreifen, mit welchen inneren und äußeren Haltungen sie zusammenhängt. Das ist häufig ein schmerzlicher und langwährender Prozeß, in dem der leidende Mensch Zugang zu seinen ignorierten Gefühlen und Lebenserfahrungen findet. In diesem Prozeß wird dann schließlich ein neues und umfassenderes Verständnis seiner selbst und der Umwelt erreicht. Das ermöglicht ihm die Veränderung seiner Einstellungen und Lebensgewohnheiten. Ist diese Umorientierung erfolgt und somit eine angemessenere Befriedigung der wirklichen inneren Bedürfnisse möglich geworden, so vermindert sich zumeist auch die Störung.

Bei dem Versuch, eine somatische Störung umfassend zu verstehen, helfen das uns vertraute logische Denken und bloßes Wissen meist nicht viel weiter. Vielmehr muß eine andere Form des Verstehens erreicht werden. Entspannungs- und Visualisierungsverfahren, wie sie in unserem Institut für kooperative Psychologie in München durchgeführt werden (ich werde an anderer Stelle noch ausführlich darüber berichten), können hierbei eine sehr wertvolle Hilfe sein.

Entspannung und bildhafte Vorstellung hängen mit dem sogenannten rechtshemisphärischen Wahrnehmungsmodus zusammen. Erst in den letzten zwei bis drei Jahrzehnten ist es den Neurophysiologen gelungen, wenigstens in Umrissen ein Bild von den unterschiedlichen Aktivitäten unserer Großhirnrinde zu zeichnen. Hier nur soviel: Ein tiefes bildhaftes Verständnis für körperliche Erkrankungen stellt sich bei vielen Menschen sehr schnell ein, wenn sie sich entspannen, die Augen schließen und ihre Aufmerksamkeit nach innen und von innen heraus auf körperliche Störungen richten. Die dabei auftauchenden Wahrnehmungen und Bilder sind oft mit ganz bestimmten Gefühlen, Erinnerungen und Einstellungen verbunden. Mit dem Zulassen innerer Bilder werden wesentliche Lebenserfahrungen auch gefühlsmäßig wieder präsent.

Häufig sind solche inneren Bilder mit Unbehagen und bedrohlichen Empfindungen verbunden, so daß sie meist schnell wieder beiseite gedrängt werden. Eine geduldige und verständnisvolle Begleitung, die zur Erkundung auch unangenehmer Visualisierungen ermutigt, kann in solchen Fällen hilfreich sein.

Ein etwa vierzigjähriger Mann, den ich behandelte, litt unter Nierenbeschwerden, die, wie wir noch sehen werden, mit Partnerschaftsproblemen und Trennungsängsten zusammenhängen können. Der Mann sah seine Ehe gefährdet und erlebte folgende Visualisierung:

»Ich gehe über eine Wiese. Gelbe und blaue Blumen sind da. Da ist auch ein Brunnen, ich schaue hinein, er ist sehr tief. Ich werfe einen Stein hinunter und höre, wie er ganz tief unten aufschlägt. Innen führt eine Treppe hinunter. Es ist kühl darinnen. Unten ist ein Gang, der in einen großen Raum führt. Der Raum ist leer, ich gehe durch eine Tür und komme in einen anderen Raum. Von dort führt eine Wendeltreppe nach unten. Ich habe in der rechten Hand eine Fackel. Nun komme ich in einen Raum, in dem sich sehr viele Menschen befinden. Sie unterhalten sich und essen und trinken zwischendurch. Sie werden von Lakaien bedient. Die Menschen beachten mich kaum. Ich habe das Gefühl, das spielt sich ab, ohne daß ich etwas dazutun kann. Es ist das Gefühl, als sei ich unsichtbar und das alles sei in Wirklichkeit weit weg.

Ich sehe jetzt eine Frau in einem langen Kleid; sie scheint die Gastgeberin zu sein. Sie kommt auf mich zu, und ich sage ihr verwundert, daß die anderen ja gar keine Gesichter haben. Ich frage sie, warum die anderen mich nicht sehen. Sie nimmt mich bei der Hand und führt mich über einen langen Gang in einen anderen Raum. Sie läßt mich allein und geht zu den Gästen zurück. In diesem Raum befinden sich ein offener Kamin, wuchtige Sessel, ein kleiner Tisch; ich bin allein. Nun öffnet sich die Tür, und ein Mädchen oder besser eine blutjunge Frau kommt herein. Ich frage sie, was sie wolle. Sie sagt, wir befänden uns in einem unterirdischen Raum, wo es keine Zeit gebe. Sie sei von der Gastgeberin beauftragt, sich um mich zu kümmern. Ich frage sie, warum sie ein Gesicht habe, die anderen aber nicht. Sie geht nicht direkt darauf ein, sondern antwortet, daß es weder Zeit noch Raum gebe und wir uns also in Ruhe über meine Probleme unterhalten könnten. Wir könnten viel reden, und wenn wir fertig seien, würde ich erkennen, daß auch die anderen Gesichter hätten. Sie setzt sich zu mir, und ich lege meinen Arm um ihre Schultern. Das gibt mir ein gutes Gefühl. Ich erzähle ihr von meiner Ehe, von meiner Kindheit. Von einzelnen Dingen, an die ich mich erinnere, von den Träumen, die ich gehabt habe. Es tut mir sehr gut zu sprechen. Das macht mich so entspannt, so schwerelos, so ruhig. Ich rede und rede, und sie hört mir zu. Sie sagt, wenn ich nicht mehr das Gefühl hätte, reden zu müssen, wenn ich alles gesagt hätte, würden alle Menschen wieder Gesichter haben. Als ich mit meiner Lebensbeichte fertig bin, frage ich sie, ob sie meine Frau werden wolle. Sie sagt, ja, das wolle sie sehr gerne. Wir würden immer glücklich sein, immer lachen, und es werde zukünftig keinerlei Probleme mehr geben.

Da weiche ich vor ihr zurück. Ich wußte plötzlich, daß ich das nicht wollte; mir wurde klar, das wäre ein langweiliges Leben.«

In solchen Visualisierungen lösen sich viele Probleme des Lebens, und der Betreffende bekommt einen neuen Bezug zur Umwelt, aber auch zu sich selbst. Im Zusammenhang mit solchen seelischen Veränderungen können sich häufig inner-sekretorische Umstellungen ergeben, und die blockierte Energie kann abfließen. Wenn wir also einer Krankheitsursache auf die Spur kommen wollen, und das möchte schließlich jeder leidende Mensch, dann können wir lernen, in unseren Körper hineinzuhorchen und uns mit seinen Signalen auseinanderzusetzen.

Selbstreflexion – der erste Schritt zur Heilung

Wer häufig unter körperlichen Verspannungen, Appetitlosigkeit, Magendruck, Kopfschmerzen, Verdauungsstörungen oder anderen Anzeichen von Streß und Krise leidet, für den lohnt es sich, einige Wochen lang die psychosomatischen

Zusammenhänge zu beobachten und möglicherweise darüber Tagebuch zu führen.

Es genügt schon, wenn man sich täglich eine Viertelstunde lang Gedanken über den eigenen Zustand macht und das Ergebnis schriftlich fixiert. Reflexionen über Tagesereignisse und Gespräche, vielleicht auch über Streitgespräche, können ebenfalls weiterhelfen. In wessen Nähe haben Sie sich unwohl gefühlt? Wer hat etwas gesagt, das Sie innerlich unangenehm berührt hat? Gab es an diesem Tag belastende Situationen? All das sollte man zu Papier bringen.

Wenn wir anfangen, über solche Fragen nachzudenken und auch noch Tagebuch über diesen Prozeß der Selbstwahrnehmung zu führen, so entdecken wir immer mehr, wer wir eigentlich wirklich sind, was wir wollen, welche Sehnsüchte in uns schlummern. Denn solange wir uns nicht für uns selbst interessieren, können wir dieses Interesse nicht von anderen Menschen erwarten. Indem wir also beginnen, in uns hineinzuhorchen, locken wir die »schlafenden Hunde« hervor und können sie besänftigen, bevor sie eines Tages mit Gewalt losbrechen.

Legen Sie sich in Ihrem Tagebuch auch Rechenschaft darüber ab, was Sie in unangenehmen Situationen gefühlt und gedacht und wie Sie sich verhalten haben. Gerade wenn Sie an einer körperlichen Störung oder Erkrankung leiden, können Tagebuchaufzeichnungen äußerst hilfreich sein.

Einer meiner Bekannten litt in der Nacht regelmäßig an sehr starken und schmerzhaften Blähungen. Die Schmerzen waren so stark, daß er es im Bett nicht aushielt, auch war jede Bewegung sehr schmerzhaft. Er litt unter derartigen Schmerzen, daß er eine unendliche Wut in sich verspürte, die ihn nächtelang nicht schlafen ließ. Ich riet ihm, über sich selbst und seine Situation nachzudenken und sich einem Tagebuch anzuvertrauen. Da erkannte er eines Tages, daß er nicht wütend war, weil er Schmerzen hatte, sondern Schmerzen bekam, weil eine ungewöhnliche Wut in ihm rumorte.

Also begann er, sich künftig nicht mehr mit seinen Schmerzen und den körperlichen Symptomen auseinanderzusetzen, sondern er akzeptierte, daß er eine Wut hatte und daß dies eine Wut war, die er bereits seit frühester Kindheit mit sich herumschleppte. Sie wurde nur regelmäßig durch bestimmte gegenwärtige Umstände aktiviert. Weil er sich mit seiner Wut auseinandersetzte, spürte er eines Tages, daß nicht allein Wut für seinen Zustand verantwortlich war, bisweilen zeigte sich hinter der Wut Traurigkeit, und der Traurigkeit lag ein uralter kindlicher Schmerz zugrunde.

Eines Tages ging ihm auf, daß er erst seit der Geburt seines Sohnes unter seinen Schmerzanfällen litt. Der Konflikt zeigte sich ihm deutlich: er liebte dieses Kind und lehnte es dennoch zugleich ab. Neid steckte dahinter! Schon während der Schwangerschaft seiner Frau war er auf dieses Kind neidisch gewesen. Irgendeine infantile Seite wurde in ihm mächtig: er wollte selbst im Mutterleib sein, sich selbst dort geborgen fühlen. Das klingt absurd für einen erwachsenen Mann. Aber es trat dann noch ein tieferer Grund zutage. Als seine Mutter mit seiner Schwester schwanger gewesen war – er war damals gerade vier Jahre alt gewesen –, da war diese Eifersucht zum erstenmal aufgetreten, da hatte er sich von der Mutter abgelehnt gefühlt, da hätte er wieder in ihrem Bauch sein wollen. Und da das nicht ging, spaltete er diesen Wunsch ab, verdrängte ihn, und hatte permanent eine gewaltige »Wut im Bauch«, die er jedoch niemandem zeigen konnte.

Als seine Frau mit seinem Sohn schwanger war, da wiederholte sich die ganze Geschichte auf unbewußter Ebene. Wieder war diese Wut da. Da er aber nicht zugeben konnte, daß er neidisch auf seinen Sohn war, daß er viel lieber an seiner Stelle im Mutterleib gewesen wäre, verwandelte sich seine Wut in Magenschmerzen. Diese Vorgänge waren ihm anfangs natürlich nicht bewußt gewesen. Nachdem er jedoch gelernt hatte, sich mit sich selbst auseinanderzusetzen, fand er schließlich die Ursache seines Leidens heraus.

Die Frage, die wir uns zu stellen haben, wenn plötzlich Symptome von Unbehagen oder Krankheit auftreten, ist: Was habe ich heute erlebt, gedacht, getan? Die Auseinandersetzung mit dieser Frage in der Form eines Tagebuches kann wesentlich zur Erhellung der Zusammenhänge beitragen und somit Erleichterung verschaffen. Auf diesem Weg kann man sich auch Klarheit über neue Verhaltensmöglichkeiten verschaffen, die zu einer Verminderung der Beschwerden beitragen können, manchmal sogar zu ihrer Beseitigung.

Menschen mit körperlichen Störungen distanzieren sich im allgemeinen von »negativen« Gefühlen wie Trauer, Schmerz, Angst und Wut, die sie oftmals als »Schwäche« empfinden. Sie befürchten, die Kontrolle über sich, über ihre Beziehungen zu anderen und über mögliche Bedrohungen zu verlieren, wenn sie sich nicht rational »im Griff« haben. So wird in therapeutischen Gesprächen auch der Körper oft als etwas Fremdes oder Feindliches benannt und Erbitterung geäußert, weil er sich nicht »in den Griff« bekommen läßt, nicht funktioniert, sondern Störungen und Erkrankungen produziert.

Diese Beobachtungen deuten darauf hin, daß Menschen mit psychosomatischen Störungen dazu neigen, bestimmte Erfahrungen und Wahrnehmungen zu ignorieren beziehungsweise sie nicht zu entschlüsseln oder auszudrücken vermögen.

Wenn ein Individuum seine Gefühle verleugnet, so scheint häufig der Körper diese Erfahrungen in seiner Sprache zum Ausdruck zu bringen, und zwar mit Hilfe von Körperhaltung,

Mimik, bioelektrischen Veränderungen oder gestörten Funktionsabläufen.

Schwierigkeiten einer psychosomatisch orientierten Medizin

Etwa jeder dritte Patient, der heute einen Arzt aufsucht, leidet an psychoreaktiven Störungen, das heißt an Krankheiten oder Funktionsstörungen, die im wesentlichen seelisch bedingt oder zumindest beträchtlich psychisch »überlagert« sind. Dabei wächst die Zahl dieser psychoreaktiv Erkrankten infolge der heutigen Lebensbedingungen ständig.

Die Wartezimmer der Allgemeinärzte werden in hohem Maße frequentiert von psychosomatisch erkrankten oder gestörten Menschen. Es warten dort auf Hilfe vegetativ Gestörte, Schlafgestörte, Depressive, Migränekranke, Asthmatiker, Herzneurotiker neben Impotenten, Ulkus- und Kolitispatienten und viele auch an anderen Krankheiten leidende Menschen. Da die Psychosomatik leider noch immer ein Stiefkind der Medizin ist, warten viele dieser Kranken vergeblich auf Hilfe, also auf eine Behandlung, die seelische Störungen ins Kalkül zieht.

Es wäre auf der anderen Seite jedoch eine Überforderung des durchschnittlichen Arztes, wenn wir von ihm erwarteten, er solle gleichzeitig auch noch ein guter Psychotherapeut sein. Ihm fehlt die dazu notwendige Zusatzausbildung. Im übrigen ist es in der Bundesrepublik Deutschland im allgemeinen Sache der Landesärztekammern, die für die psychotherapeutische Ausbildung der Ärzte maßgeblichen Vorschriften zu erlassen, was dazu führt, daß Verfahren gelehrt werden, die den wirklichen Bedürfnissen der kranken Menschen in keiner Weise entsprechen. So gilt beispielsweise das autogene Training als Pflichtfach. So gut dieses für andere Zwecke ist, für die Krankenbehandlung bringt es kaum etwas. Hinzu kommt noch, daß frei praktizierende Ärzte überhaupt nicht die Zeit erübrigen können, um eine zusätzliche Ausbildung durchzumachen, in der sie genügend Erfahrungen darüber sammeln können, was in ihren Patienten vorgeht.

Nur der Psychoanalytiker bringt diese Erfahrung mit. Aber gerade eine Psychoanalyse erweist sich als zeitraubend und ist häufig wenig erfolgversprechend. Solange jedoch die Ärztekammern und auch die Krankenkassen bestimmen, welche Verfahren zugelassen werden, dreht sich das ganze System im Kreis. Die besseren Therapien sind meist von den Kassen nicht zugelassen.

Ein anderer problematischer Faktor ist der Patient selbst. Solange er sich darauf verläßt, daß es einen Fachmann gibt, der die Sache schon bereinigen wird, kann er auch keine echte Hilfe finden; denn weder der Arzt noch der Psychotherapeut ist die Instanz, die im eigentlichen Sinne einen Menschen gesundzumachen vermag.

Der Therapeut sollte den Patienten nicht als einen Erkrankten, sondern als ein Individuum betrachten, das eine Entwicklungsstörung mitmacht. Diese Entwicklungsblockierung muß aufgehoben, ein unterbrochener Reifungsprozeß wieder in Gang gesetzt werden, um die Integrität der Persönlichkeit herzustellen. Es findet also keine Wiederherstellung im Sinn der Schulmedizin statt, sondern ein Prozeß, der *heil-* und das heißt ganzmacht. Auf diesem Weg kann der Therapeut aber nur »Lotse« sein, also derjenige, der den Patienten an dessen wunde Punkte heranführt. Die Verantwortung aber trägt der Patient selbst, und die eigentliche Arbeit muß er ebenfalls selbst tun, und gerade davor scheuen viele Menschen zurück und begeben sich ihrer Eigenverantwortung, indem sie sie einem »Fachmann« aufbürden.

Psychotherapie als Lernprozeß

Eine gelungene Psychotherapie bedeutet auf jeden Fall einen Lernprozeß. Auf der einen Seite steht der Therapeut, der aufgrund seiner Ausbildung, aber auch seiner persönlichen Erfahrungen die Tiefen der menschlichen Seele kennt, der weiß, wohin er das Lebensschiff des Patienten lenken muß, damit dieser wieder in freies Fahrwasser kommt. Der Patient hat dabei die Aufgabe zu lernen, wie er gefahrvolle Klippen umschiffen kann, um selbst das Ruder wieder in die Hand zu nehmen. Er als Kapitän muß wissen, was auf seinem Schiff los ist, wann die Maschinen mit halber Kraft arbeiten sollen und wann er das Signal »Freie Fahrt« geben darf. Wenn der Kapitän auf seinem Schiff einen Maschinenschaden entdeckt, dann gibt es für ihn zwei Überlegungen: Ist der Schaden durch Abnut-zung entstanden, durch unsachgemäße Behandlung, oder hat die Maschine vorher schon »gestottert«, und er hat dies zuvor einfach überhört. Auf keinen Fall wird er diesen Maschinen-schaden als einen feindlichen Akt ansehen. So sehen aber viele Menschen eine Erkrankung. Sie betrachten sie als einen feind-seligen Akt, der ihnen von der Außenwelt, vom »lieben Gott« oder von bösen Menschen aufgezwungen wurde.

Wenn wir aber den Signal- und Ausdruckscharakter einer körperlichen Störung verstehen wollen, so müssen wir uns davon lösen, die Störung als etwas Feindliches zu betrachten. Voraussetzung für eine Heilung ist die Bereitschaft, die kör-perliche Erkrankung als etwas Freundliches zu erkennen. Diese Vorstellung mag zunächst befremden, aber bei näherer

Betrachtung können wir erkennen, daß dies genau die richtige
Einstellung ist. Dieses »Freundliche« besteht darin, daß es uns
Auskunft geben kann über etwas, das wir vorher nicht verste-
hen oder verwirklichen konnten. Ein Krankheitssymptom will
uns eine Botschaft übermitteln, die wir bisher überhört haben.
Es ist sozusagen die letzte Mahnung, bevor der Gerichtsvoll-
zieher kommt und uns als Pfand unseren letzten Rest an
Gesundheit oder gar das Leben abverlangt.

Wozu uns ein Symptom zwingt oder woran es uns hindert,
läßt sich meist verstehen, wenn man das körperliche Geschehen »naiv« betrachtet und mit Hilfe eigener Einfälle und der
Hinweise, die sich aus der umgangssprachlichen Interpretation
der Symptomatik ergeben, durchleuchtet.

Von unserem Verdauungssystem beispielsweise wissen wir,
daß es der Aufnahme und Verarbeitung von Nahrung, der
Assimilation von Stoffen, die uns zuträglich sind, und der
Ausscheidung von Unverdaulichem dient. Wenn wir die
umgangssprachlichen Redewendungen in unsere Betrachtung
einbeziehen, so wird deutlich, daß sich in der Funktion des
Verdauungssystems auch das Verhältnis des einzelnen zur
Aufnahme und Assimilation von geistig-seelischer Nahrung
widerspiegelt: Mit unseren Zähnen ergreifen wir die Nahrung,
zerbeißen und zerkleinern sie. Auch an Lebenserfahrungen
haben wir manchmal »schwer zu kauen«; gelegentlich müssen
wir uns »hart durchbeißen«. Und nicht immer haben wir
genügend Vitalität, um kraftvoll »zuzubeißen«.

Störungen im Vollzug dieser vitalen Funktionen lassen sich
auch an unserer Mimik ablesen. Wir spannen das Kinn an,
mahlen mit den Zähnen, pressen Lippen und Kiefer zusammen. Dieser unbewußte mimische Ausdruck kann von der
Unterdrückung emotionaler Äußerungen wie Schreien und
Schimpfen begleitet sein, das heißt, es werden Formen des

Ärgers und der Wut, die wir als »verboten« ansehen, blockiert. Begnügen wir uns an dieser Stelle mit den vorstehenden Ausführungen; ich werde später noch ausführlicher auf das Verdauungssystem eingehen.

Seelische Spannungen werden jedenfalls über das vegetative Nervensystem in den organischen Bereich übertragen. Welche Organe und Organsysteme werden nun vom Unbewußten »ausgewählt«, um zum Ausdruck zu bringen, daß wir in unserem Innersten leiden? Worin besteht der innere Zusammenhang zwischen bestimmten Organen und den ihnen »entsprechenden« seelischen Konflikten? Die Antwort läßt sich nicht mit wenigen Worten geben. Aber wir werden in den folgenden Kapiteln sehen, daß die »Organwahl« nicht zufällig ist; denn hinter jedem Krankheitssymptom steht ein ganz bestimmter Konflikt.

3
Es geht um Kopf und Hals

Kopfschmerzen und Migräne

Die meisten unerledigten seelischen Konflikte beruhen auf Gefühlen, die in der Kindheit gegenüber den Eltern nicht zum Ausdruck gebracht werden konnten. Erst die Reaktivierung und Verarbeitung dieser »alten« Gefühle in der therapeutischen Situation machen deutlich, wie stark wir durch solche in der Kindheit gemachten Erfahrungen auch als Erwachsene noch geprägt sind.

Wenn ein kleines Mädchen daran gehindert wird, gegenüber seinem Vater Enttäuschung und Wut wegen dessen mangelnder Zuwendung auszudrücken, so kann daraus die Unfähigkeit resultieren, im späteren Leben als Ehefrau dem Partner gegenüber Gefühle des Ärgers und der Enttäuschung auszudrücken. Aber auch wenn solche Emotionen nicht bewußt, sondern verdrängt sind, so haben sie dennoch ihre »untergründigen« Wirkungen. Sie können sich auf verschiedene Weise äußern, sich in körperlichen Symptomen ausdrücken oder unterschwellig im Verhalten mitschwingen.

Die Ehefrau beispielsweise, die ihren Ärger gegenüber ihrem Mann nicht bewußt abreagieren kann, wird ihn vielleicht deswegen bei nichtigen Anlässen kritisieren und an ihm herumnörgeln. Möglicherweise signalisiert aber auch in gewissen Situationen ihre Stimme – für sie kaum bemerkbar – unbewußt ihren Ärger, oder sie bekommt plötzlich einen Migräneanfall, wenn ihr Ehemann etwas mit ihr unternehmen möchte.

Kopfschmerzen können durch die chronische Verspannung der Nacken und Kopf verbindenden Muskulatur verursacht sein. Es gibt eine Reihe von organischen Ursachen für Kopfschmerzen, beispielsweise die Verengung der Kopfhaut und der das Gesicht mit Blut versorgenden Arterien; dazu kommt es immer dann, wenn sich die Blutgefäße zusammenziehen, die unsere Muskulatur mit Sauerstoff versorgen. Obwohl Kopfschmerzen im allgemeinen auf emotionale Ursachen zurückgehen, müssen wir dennoch berücksichtigen, daß auch organische Erkrankungen dahinterstecken können. Daher sind Kopfschmerzen gelegentlich auch ein Hinweis auf Leber- und Nierenleiden, auf eine Störung der Gallenblase oder auch auf einen Gehirntumor.

Die Migräne ist mehr als ein starker Kopfschmerz. Häufig beginnt ein Anfall mit Flimmern vor den Augen, Benommenheit und Sprechschwierigkeiten. Das Leiden tritt meist einseitig auf und wird nicht selten von Brechreiz, Erbrechen, Frösteln und Abgespanntheit begleitet. Nach dem Abklingen eines Anfalls durchlebt das Opfer häufig eine Periode des Wohlbefindens. Körperlich hat der Migräneschmerz seine Ursache in einer abnormen Ausdehnung der zum Cranium (Schädel) führenden großen Kopfarterien.

Einer vor zehn Menschen leidet an Migräne. Im allgemeinen treten die ersten Anfälle unmittelbar nach der Pubertät oder im frühen Erwachsenenalter auf. Die häufigste Form der Migräne, die gemeinhin als »schweres Kopfweh« bezeichnet wird, kann einige Stunden oder mehrere Tage andauern. Ein zweiter Typus von Migräneschmerzen wird häufig von Sehstörungen und pochendem Kopfschmerz begleitet; ein solcher Anfall hält meist vier bis sechs Stunden an.

Psychosomatiker wissen, daß die meisten Migränekranken aus Familien stammen, in denen es tabu ist, den Gefühlen

Ausdruck zu geben, und folglich Aggressionen verdrängt
werden müssen. Solche Familien unterwerfen ihre Mitglieder
starren Normen und setzen sie einem hohen Leistungsdruck
aus; von jedem einzelnen Familienangehörigen wird erwartet,
daß er sich in Schule und Beruf besonders anstrengt und
möglichst viel Geld verdient. Auch ist verboten, berechtigter
Kritik oder auch nur Ärger gegenüber den Eltern Ausdruck zu
geben.

Die folgenden Aussagen sind typisch für das verdrängte
Gefühlsleben des Migränekranken: »Ich stehe unter einem
fürchterlichen Druck.« »Ich bin unzufrieden mit meiner
Lebenssituation.« »Ich brauche Anerkennung.« »Ich habe
nichts anderes gelernt, als über Leistung Anerkennung zu
bekommen, möchte aber um meiner selbst willen geliebt
werden.« »Wenn nicht alles so gemacht wird, wie ich es sage,
dann könnte ich aus der Haut fahren.« »Kritik vertrage ich
nicht.« Solche Menschen geraten immer wieder in den Teufels-
kreis von Angst, die zu Flucht und Verspannung, die zu
Kopfschmerz führt.

Die Augen als Fenster zum inneren Menschen

Die Augen sind Fenster zum inneren Menschen. Doch Fenster
sind häufig zugezogen, sind mit Jalousien oder Vorhängen
undurchsichtig gemacht. Wenn die Vorhänge jedoch geöffnet
sind, kann man in die »Wohnung« schauen, das heißt das
Wesen des jeweiligen Menschen erkennen.

Manchmal sind Augen leer. Sie vermitteln den Eindruck:
»In diesem Haus ist niemand da.« Ein abwesender Blick zeigt,
daß jemand weit fort ist oder daß in diesem »Haus« kein Licht
brennt; es ist niemand da, der das Haus hell erstrahlen läßt.

Die Augen haben eine doppelte Funktion: sie dienen nicht nur als Sehorgane, sondern schaffen auch den Kontakt zwischen zwei Menschen, zwischen Mensch, Tier und Pflanze, kurz zwischen Mensch und Umwelt. Mit den Augen ist jemand da oder nicht da. Augen können hart, ängstlich, scheu, zärtlich, liebevoll, böse, traurig oder voller Freude sein. Der Augenkontakt gehört zu den stärksten und intimsten Begegnungen. So können Augen strafend blicken, und sie können tödlichen Haß ausstrahlen.

Die Augen sind der Spiegel der Seele, weil sie die Energieprozesse des Körpers unmittelbar und unverzüglich reflektieren. Wenn ein Mensch energetisch aufgeladen ist, dann glänzen seine Augen – ein Zeichen für seine Gesundheit. Sobald sich der Energiespiegel jedoch senkt, wird der Glanz der Augen schwächer. Nach Eintritt des Todes werden die Augen glasig.

ALEXANDER LOWEN sagt in diesem Zusammenhang: »Der Grad der Energieladung in den Augen ist ein Maßstab für die Stärke des Ich. Ein Mensch mit einem starken Ich besitzt die Fähigkeit, einem anderen Menschen gerade in die Augen zu sehen. Es fällt ihm leicht, weil er seiner selbst sicher ist. Einem anderen Menschen in die Augen sehen ist ein Akt der Selbstdurchsetzung – wie das Blicken als solches eine Form des Selbstausdrucks ist. Instinktiv sind wir uns dieser Tatsache alle bewußt. Um so erstaunlicher ist es jedoch, daß man den Augen in den meisten Persönlichkeitsstudien so wenig Bedeutung beimißt.«

Nach Lowens Ansicht sind Augenkrankheiten Folge einer Störung des Energiefeldes im Menschen. So ist zum Beispiel Kurzsichtigkeit eine Funktionsstörung der Augen, die sich als Verzerrung des Augapfels körperlich strukturiert hat. Sie unterscheidet sich demnach nicht von anderen körperlichen

Verzerrungen, die durch chronische Muskelverspannungen entstehen.

ALEXANDER LOWEN führt über die Kurzsichtigkeit weiter aus: »Der Blick aus weitgeöffneten Augen und die oft etwas vorstehenden (glotzenden) Augäpfel, die für stark kurzsichtige Menschen typisch sind, stellen einen Ausdruck der Furcht dar. Große Furcht kann diesen Blick sogar bei Menschen hervorrufen, die nicht an Kurzsichtigkeit leiden. Der Kurzsichtige spürt jedoch keine Furcht und ist sich auch nicht über irgendeinen Zuammmenhang zwischen seinen Augen und seinen Gefühlen klar. Der Grund? Seine Augen befinden sich in einem partiellen Schockzustand, und deshalb können sich keine Emotionen in ihnen abzeichnen.«

Die Furcht, von der in dem Zitat die Rede ist, ist unschwer zu erklären. Wenn ein Kind einen zornigen oder haßerfüllten Blick seiner Mutter auffängt, bekommt sein Körper einen Schock, der sich besonders in den Augen bemerkbar macht. Derartige Blicke seitens des Vaters oder der Mutter sind förmlich »ein Schlag ins Gesicht«, und man weiß heute, daß sie die Seele eines Kindes bleibend schädigen können. Wenn Erwachsene vom »bösen Blick« reden und an Okkultismus glauben, an Dämonen und Geister, dann verwirklicht sich in diesen Überzeugungen nur, was sie als Kinder von seiten der Eltern bereits erfahren haben.

Alle Regungen der Furcht und Angst lösen einen momentanen Schock im Organismus aus. Durch Weinen und Schreien lösen Kinder solche Schocks wieder auf, doch wenn sie sich nicht getrauen, die festgefahrenen Gefühle auszudrücken, dann bleibt dieser Schockzustand ein Leben lang im Körper »kleben«.

Wenn ein Kind vom Vater, der Mutter oder anderen Bezugspersonen häufig mit dem »bösen Blick« gestraft wird, dann tendiert es im allgemeinen dazu, ständig mit vor Furcht geweiteten Augen zu leben. Weitgeöffnete Augen vergrößern zwar das periphere Gesichtsfeld, verkleinern jedoch das zentrale. Um scharf zu sehen, muß ein solches Kind die Augen bewußt verengen, wodurch sie belastet und verkrampft werden. Wenn die feindselige oder abweisende Haltung der Eltern einen noch größeren Schock beim Kind auslöst, dann wirkt sich das nicht nur auf die Augen, sondern auf den gesamten Körper aus. Es entwickelt sich eine seelische Lähmung, die alles Fühlen auf einer sehr niedrigen Stufe der Persönlichkeitsentwicklung stagnieren läßt und alle Formen des Selbstausdrucks hemmt.

Zusammenfassend läßt sich konstatieren, daß Angst den energetischen Zustand der Augen negativ beeinflußt. FRAUKE TEEGEN, Dozentin für klinische Psychologie an der Universität Hamburg, berichtet über den Versuch des Patienten DAVIN KOVEN, seine Augenerkrankung zu heilen: »Ihm wurde 1975 nach einer Routineuntersuchung mitgeteilt, daß sich bei ihm ein grüner Star entwickle. Die Diagnose wurde ihm von einem Spezialisten bestätigt, und er bekam Tropfen verschrieben. Über den grünen Star ist wenig bekannt. Es handelt sich um eine krankhafte Steigerung des Augeninnendrucks, die zu schweren Schädigungen des Sehnervs und der Netzhaut und schließlich zur Erblindung führen kann. Die Erkrankung wird eher durch ihre Symptome als durch ihre Entstehungsursachen erklärt.

So half die Lektüre medizinischer Werke Koven nicht wesentlich weiter, als er sich bemühte, seine Erkrankung zu verstehen. Da er sich aber seit mehreren Jahren mit der Arbeit Wilhelm Reichs und bioenergetischen Konzepten beschäftigt hatte, begann er nach einiger Zeit, sich mit der Vorstellung vertraut zu machen, daß er selbst den grünen Star verursacht hatte, daß die Erkrankung eine Reaktion auf den Druck war, den er sich in seinem Leben schuf. Er schöpfte Hoffnung: Wenn diese Interpretation zutraf, war es dann nicht auch möglich, den Prozeß umzukehren, indem er seine innere Haltung und sein Leben änderte. Wenn der grüne Star durch Druck und Anspannung entstanden war, so folgerte er, dann bestünde doch auch die Möglichkeit, eine Umkehrung dieses Prozesses durch tiefe Entspannung einzuleiten.«

Der Mann schaffte es, den Prozeß nicht nur aufzuhalten, sondern sogar eine Besserung zu erzielen.

Kurzsichtige haben im allgemeinen Schwierigkeiten, sich selbst nach außen darzustellen. Ihr Blick konzentriert sich gewissermaßen mehr auf »nahe« als auf »ferne« Aktivitäten. Es handelt sich daher oft um Menschen, die nach innen gerichtet leben und schüchtern sind. Wie ich schon im Zusammenhang mit dem »bösen Blick« dargetan habe, gibt es meist irgendwo in der Kindheit ein Schockerlebnis, das diese Menschen gewissermaßen gezwungen hat, ihren Blick zurückzunehmen.

Die gegenteilige Erkrankung, also die Weitsichtigkeit, entspricht auf psychologischer Ebene der Unfähigkeit, das Naheliegende wahrzunehmen. Daher ist es für einen Weitsichtigen angenehmer, sich Aktivitäten hinzugeben, die seine Aufmerksamkeit von ihm weglenken und nach außen richten. Während der Kurzsichtige, um Sicherheit zu finden, sich in sich selbst zurückzieht, breitet der Weitsichtige sich in Tätigkeiten, Beziehungen und zukunftsorientiertem Denken aus, um auf diesem Weg zu vermeiden, daß sein inneres Selbst an seinen Handlungen beteiligt ist und sich entwickelt.

Während also der Kurzsichtige lernen muß, seine Welt auf angenehme Weise zu erweitern, tut ein Weitsichtiger gut daran, sich ein wenig aus der Welt zurückzuziehen und mehr Zeit auf die Auseinandersetzung mit seinem Innenleben zu verwenden, um die besondere Schwäche des Körperbewußtseins auszugleichen, die sein Augenzustand anzeigt.

Stimme und Persönlichkeit

Die Persönlichkeit eines Menschen klingt ebenfalls in seiner Stimme und ihrem Tonfall wider. Zu einer belebten Stimme gehört die Vibration eines lebendigen Organismus. Eine vollklingende oder »reiche« Stimme ist ein gutes Medium des Selbstausdrucks und weist auf ein reiches Innenleben hin. Jeder Mensch fühlt das, zum Beispiel wenn er telefoniert, den Partner am anderen Ende der Leitung gar nicht kennt und doch von dessen warmer Stimme angenehm »berührt« wird. Verantwortlich für die Wirkung einer Stimme sind ihre Resonanz und die Ausdrucksskala. Ein Mensch mit monotoner Stimme verfügt nur über eine begrenzte Ausdrucksskala und kann daher andere Menschen nicht für sich »einnehmen«, er errichtet durch seine Stimme eine »Mauer«. Eine Stimme kann flach und ohne Tiefe oder Resonanz sein, sie kann leise sein, als fehle es ihr an Energie, und sie kann dünn und substanzlos wirken. Jede dieser Stimmqualitäten hängt irgendwie mit der Persönlichkeit des betreffenden Menschen zusammen. Ein Mensch, dessen Stimme nicht vibriert, steht unter Streß oder hält sich zurück, was seine Stimme oder seinen Körper betrifft. Ein Vibrationsmangel der Stimme führt zu einem Verlust an Resonanz.

Um zu verstehen, inwieweit Verspannungen die Erzeugung von Tönen behindern, müssen wir die drei Faktoren betrachten, die beim Hervorbringen von Tönen eine Rolle spielen. Es handelt sich dabei erstens um die Luft, die unter Druck auf die Stimmbänder geleitet wird und diese zum Schwingen bringt, zweitens um die Stimmbänder, die wie Saiteninstrumente arbeiten, und drittens um die Resonanzräume, die den Ton verstärken. Verspannungen, die unsere Atmung behindern, besonders Verspannungen in der Zwerchfellgegend, führen dazu, daß die Töne irgendwie verzerrt klingen. Bei schweren Angstzuständen beginnt das Zwerchfell beispielsweise zu flattern, und dann »flattert« auch die Stimme, das heißt, sie wird zittrig. Im allgemeinen sind die Stimmbänder frei von Spannungen, doch wenn sie akut belastet werden, büßen sie an Flexibilität ein.

Eine freie Stimme streichelt unseren Körper sozusagen von innen. Durch geeignete Übungen kann man erreichen, daß der Atem sich vertieft, und spüren, daß dieser Atem mittels der Stimme vertieft wird. Bestimmte Laute stimulieren ganz bestimmte Körperpartien.

Wenn Sie zum Beispiel ein breites I, also »iii«, sprechen, dann werden Sie spüren, daß dieser Laut »im Kopf« bleibt. Der breitgezogene Laut I findet sich in Worten wie nie, niemand, nieder. Bei sehr »verkopften« Menschen hat man manchmal das Gefühl, das Repertoire der Laute, deren sie sich bedienen, bestünde nur aus »iii«. Das breitgezogene E stimuliert den Brustbereich. Wenn Sie den Mund breitmachen und aus voller Brust »eee« hervorbringen, so können Sie spüren, wie der gesamte Brustraum zu vibrieren beginnt. Mit einem breitgezogenen O-Laut stimulieren Sie hingegen den Bauchraum. Ganz unten »im Keller« sitzt das U, es läßt unsere Beckengegend vibrieren.

Weinselige Zecher, die das Lied *Im tiefen Keller sitz ich hier* intonieren, bemühen sich zwar redlich darum, sehr tief hinunterzukommen, haben dabei jedoch meist Schwierigkeiten, weil zu viele breite I- und E-Laute vorkommen; um »in den Keller« zu gelangen, müßten sie eigentlich mit breitem O und U arbeiten. Sprachliche und musikalische Gestaltung des Textes stehen also im Widerspruch zueinander.

Die Qualität einer Stimme ist eng mit dem Charakter der in einem Individuum dominierenden Gefühle verbunden, und die Befreiung der Stimme führt folglich zur Mobilisierung bis dahin unterdrückter Gefühle. Furcht und Schrecken äußern sich in einem Aufschrei, Zorn in einer lauten, abgehackten Sprechweise, Kummer in einer tiefen, schluchzenden oder brechenden Stimme, Lust und Liebe in weichen, einschmeichelnden Modulationen.

Eine hohe Stimme deutet auf eine Blockierung jener tiefen Töne hin, die Trauer oder Kummer ausdrücken; eine tiefe Stimme hingegen läßt erkennen, daß der betreffende Mensch seine Angst verleugnet und Hemmungen hat, ihr durch einen Schrei Ausdruck zu geben. Eine scheinbar ausbalancierte Stimme kann aber auch auf übermäßige Selbstkontrolle hindeuten.

Was wir so alles am Halse haben

Wenn jemand nicht schlucken kann, so beruht das auf einem Kardiospasmus, das heißt einer Störung des Schluckreflexes, die darin besteht, daß die untere Hälfte der Speiseröhre sich zusammenzieht. Übelkeit und Erbrechen sind häufig eine symbolische Reaktion auf Ablehnung und Zurückweisung. Häufig sind Erbrechen und beziehungsweise oder schwerwiegende Schluckbeschwerden aber auch Folge belastender Situationen, die unter anderem von sexuellen Schuldgefühlen ausgelöst sein können.

Ein Mann noch in den »besten Jahren« war seit langem unfähig gewesen zu essen; er war total abgemagert und ernährte sich nur noch von dünnflüssigen Suppen und Bier. Seine Speiseröhre war zu. Die Therapie ergab, daß er seine Speiseröhre quasi stellvertretend für ein anderes Organ »zugemacht« hatte. Eigentlich hatte er schon lange keine Lust mehr, mit seiner Frau, die sechs Jahre älter war als er, zu schlafen: er wollte seinen Penis zumachen, verschloß aber statt dessen die Speiseröhre.

Etwas nicht schlucken zu können bedeutet umgangssprachlich auch, eine Situation nicht zu ertragen. Leider zwingt man Kinder oft, etwas zu »schlucken«, das sie aus eigenen Stücken zurückweisen würden und verletzt so ihre seelische Integrität. Es macht dabei keinen großen Unterschied, ob sich dieser Zwang auf Speisen und Medikamente oder auf Bemerkungen und Verhaltenszwänge bezieht. Die symbolische Bedeutung des Schluckens wird in vielen Redewendungen der Alltagssprache deutlich. Man spricht beispielsweise von einem »armen Schlucker«, von »täglich einem Schluck Ärger« oder daß sich jemand »daran verschluckt« habe. Sehr häufig will das Unbewußte mit Schluckbeschwerden ausdrücken: »Ich bin der Situation nicht gewachsen, warum hilft mir denn niemand?« oder auch: »Ich habe Angst vor der Sexualität.«

Gerade der Hals gibt nicht selten Aufschluß über verdrängte Sexualität. Ein steifer Hals kann beispielsweise bei jungen Männern eine verbotene Erektion symbolisieren. Er ist dann symbolischer Ausdruck für verdrängte Triebwünsche.

Die Bedeutung der Schilddrüse für das Wohlbefinden

Die Schilddrüse bietet ein gutes Beispiel dafür, auf welche Weise Emotionen Funktionsstörungen von Drüsen auslösen und somit Krankheiten verursachen können. Sie besteht aus zwei relativ großen Lappen links und rechts der Luftröhre. Diese Lappen sind durch einen Isthmus miteinander verbunden, so daß die Drüse einem großen H gleicht.

Das von ihr produzierte Thyroxin spielt für das Wachstum eine entscheidende Rolle. Ihre Sekrete steuern nicht nur das Wachstum der Sexualorgane, sondern auch die Entwicklung des Gehirns und der Knochen. Das Thyroxin beeinflußt darüber hinaus aber auch die Stoffwechselvorgänge, also jene chemischen Prozesse, die für die Umwandlung der Nahrung in Brennstoff und neue Gewebe verantwortlich sind. Ist die Funktion der Schilddrüse beim Fetus unterentwickelt, so kommt es zum Kretinismus. Ein solches Kind bleibt für immer ein ungestalteter Zwerg mit gekrümmten Beinen und einem dicken Bauch und ist auch geistig und sexuell behindert.

Eine Unterfunktion der Schilddrüse beim Erwachsenen, wie sie vor allem infolge Jodmangels eintreten kann, führt normalerweise nicht zum Kretinismus, sondern zu einem sogenannten Myxödem, einem Leiden, das den daran Erkrankten uninteressiert, unaufmerksam und stumpfsinnig macht. An dieser Krankheit Leidende sehen außerdem aufgedunsen und schwammig aus.

Die Hyperthyreose, die Überfunktion der Schilddrüse, kommt viel häufiger vor, als man gemeinhin annimmt. Der Einfluß des Seelischen auf die Drüsenfunktionen ist allgemein bekannt. So führt jede Streßsituation zur Flucht- und Alarmbereitschaft des Körpers; die Schilddrüse trägt in solchen Situationen durch entsprechende Hormonausschüttungen bei. Wer langandauernden seelischen Belastungen und »inneren Kämpfen« ausgesetzt ist, lebt ständig in einem vegetativen Alarmzustand mit Schilddrüsenbeteiligung.

Patienten mit Schilddrüsenüberfunktion wirken häufig nach außen hin kühl und sachlich, aber innerlich laufen sie auf

»Hochtouren«. Man findet bei ihnen gelegentlich den zwang-
haften Wunsch, für andere zu sorgen und sie zu bemuttern.
Diese Krankheit tritt überwiegend bei Frauen mit starker
Mutterbindung auf und äußert sich in übertriebenem Verant-
wortungsbewußtsein in Verbindung mit einem sehr starken
Leistungswillen, wobei die Betroffenen ihre Ängste unterdrücken.

In der Alltagssprache bezeichnet man einen Menschen, der
von dieser Erkrankung befallen ist, als »völlig überdreht«.
Subjektiv äußert sich die Krankheit in Gefühlen wie: »Ich habe
Angst, aber ich bin zu schwach, mich zu verteidigen.« Gelegentlich kommt auch das Gefühl auf: »Ich kann nicht anders,
ich muß immer für andere sorgen, obwohl ich innerlich
koche.« Oder: »Ich muß meine Aggressionen unterdrücken,
weil ich sie nicht ausdrücken kann.« Der Hyperthyreose-
patient strebt äußerlich unaufhörlich nach Unabhängigkeit,
dabei möchte er in Wirklichkeit am liebsten bemuttert werden.

4
Der Brustraum, Zufluchtsort der »zarten« Gefühle

Wenn das Herz verrückt spielt

In alten Zeiten vermutete man das Herz als Sitz der Seele. Wir brauchen nur in die Sprache hineinzuhorchen; immer wieder treffen wir auf das Wort »Herz«, wenn es darum geht, Eigenschaften der Seele und des Gemüts auszudrücken. Es gibt eine Unzahl von metaphorischen Wendungen, die sich um das »Herz« ranken: herzlich, herzhaft, hartherzig, warm- und kaltherzig, barmherzig, sich ein Herz nehmen, ein Herz haben für andere oder Herz zeigen.

Das Wort »Herz« begegnet uns allenthalben im Lied und in der Dichtung. Auch die religiöse Symbolik spiegelt die zentrale Bedeutung des Herzens für die menschliche Existenz wider.

Bereits im siebzehnten Jahrhundert entdeckte der Arzt und Anatom WILLIAM HARVEY, der schon zuvor erkannt hatte, daß das Blut durch den Körper zirkuliert, die Beeinflußbarkeit der Herztätigkeit durch die Emotionen: »Jede Affektion des Geistes, die von Schmerz oder Freude, Hoffnung oder Furcht begleitet wird, ist die Ursache einer Erregung, deren Einfluß sich auf das Herz auswirkt«, konstatierte er.

Populäre Redewendungen weisen ebenfalls auf die enge Beziehung zwischen emotionalen Regungen und Herztätigkeit. Wenn ein Mensch eine schwere Enttäuschung erfährt, so »bricht ihm das Herz«. Das Glück läßt hingegen »das Herz vor

Freude springen«, doch kann es auch »vor Angst stehenblei-
ben«. In einer Gefahr schlägt uns manchmal »das Herz bis zum
Halse«.

Kommen mehrere belastende Situationen zusammen, dann
können sich daraus tiefgreifende Auswirkungen auf die Herztätigkeit ergeben. Ungesunde Ernährung, Rauchen, mangelnde körperliche Betätigung und andere schädliche Lebensgewohnheiten sind von internationalen Experten als wichtigste
Risikofaktoren für die Entstehung von Koronarerkrankungen
ausgemacht worden. Es gibt jedoch noch einen anderen Risikofaktor: auch mangelnde menschliche Nähe kann das Leben
eines Menschen verkürzen. Diese These ist außerordentlich
bedeutsam für die Erforschung der Herzkrankheiten.

Der Mangel an menschlicher Nähe ist einer der wichtigsten
Faktoren für die Entstehung von Herzkrankheiten. Das soll
nicht heißen, daß alle Herzerkrankungen ausschließlich auf
den Mangel an liebevoller menschlicher Zuwendung zurück-
gingen; eine solche Verallgemeinerung wäre absurd. Das Herz
ist unter anderem auch eine »Pumpe« und kann, wie alle
Pumpen, infolge simpler mechanischer Defekte in Mitleidenschaft gezogen werden. Aber es ist eine sehr komplizierte
Pumpe, die durch die subtilsten menschlichen Gefühle und
sozialen Situationen beeinflußt wird. Menschliche Nähe
bewirkt nicht etwa prinzipiell, daß keine Herzerkrankungen
entstehen, ebensowenig wie die Tatsache der Einsamkeit schon
automatisch zu einer Herzkrankheit führt. Wenn der Zusammenhang so eindeutig wäre, so hätte man ihn schon vor langer
Zeit erkannt.

Da wir alle einmal sterben müssen, liegt es auf der Hand, daß
grundsätzlich weder menschliche Nähe noch Liebe das Leben
verlängern können. Die Frage lautet daher nicht, ob menschliche Nähe oder Liebe Herzkrankheiten verhindern kann; viel-

mehr ist die Frage zu stellen, ob nicht ein Mangel an menschlicher Nähe und Liebe, der plötzliche Verlust der Nähe und Liebe eines Menschen oder ständige Einsamkeit vorzeitige Herzerkrankungen begünstigt.

Eines läßt sich mit Sicherheit sagen: Menschliche Nähe, liebevolle Zuwendung und das Offensein unter Partnern füreinander tragen gewiß dazu bei, daß wir länger leben. Umgekehrt hat der Verlust eines geliebten Menschen oder die Trennung von einer nahestehenden Person Depressionsgefühle und Krankheit zur Folge.

Ich will es mir mit der Darlegung der Ursachen des Herzinfarkts nicht zu leicht machen, denn es handelt sich schließlich um eine Erkrankung, die wohl eines der größten Übel unserer Zeit ist. Immerhin kann man sagen, daß erst die Kombination mehrerer Faktoren einen Herzinfarkt auslöst. Das haben psychosomatisch orientierte Wissenschaftler eindeutig nachgewiesen.

Es gibt unterschiedliche Lehrmeinungen über die Entstehung eines Herzinfarktes. Die Schulmedizin sieht die Ursache in den auf eine ungesunde Lebensweise zurückzuführenden Risikofaktoren. Die Psychosomatiker leugnen zwar die Bedeutung dieses Aspektes keineswegs, sind jedoch bemüht zu untersuchen, ob nicht auch andere Faktoren das Infarktrisiko erhöhen.

Eine in Göteborg durchgeführte, allerdings noch nicht abgeschlossene Untersuchung deutet beispielsweise ziemlich eindeutig darauf hin, daß neben dem Risikofaktor Rauchen noch andere Faktoren ursächlich für einen Herzinfarkt sein müssen. Die für die Entstehung eines Infarkts entscheidenden Variablen sind dieser Untersuchung zufolge die Persönlichkeitsstruktur, die Arbeitssituation und die Art und Weise, wie ein Mensch auf Streß reagiert.

Eine Gruppe holländischer Internisten konnte nachweisen, daß es einen durch pränatale und frühkindliche Erfahrungen und die spätere Entwicklung geprägten Persönlichkeitstypus gibt, der auf zwischenmenschliche Konflikte in einer Weise reagiert, daß sich daraus ganz bestimmte Konstellationen ergeben, die ihrerseits zum Infarkt führen. Nach Ansicht dieser Internisten ist der »typische« Infarktpatient ein Mensch, der in hohem Grade den in unsrer Gesellschaft vorherrschenden Lebensstil repräsentiert: er »übertreibt« lediglich das »normale«, an äußerer Aktivität orientierte Verhalten, das in hohem Ansehen steht und allgemein üblich ist.

Zu arbeiten und in der Arbeit den Lebensinhalt zu sehen – diese Haltung hat für viele infarktgefährdete Menschen lebenslang eine zentrale Bedeutung. Sie schonen sich in keiner Weise, machen ständig Überstunden, nehmen mehr Aufträge an, als sie erledigen können, engagieren sich im öffentlichen Leben und stehen ständig unter dem Zwang, sich selbst und den anderen beweisen zu müssen, wozu sie taugen. Sie begnügen sich daher nicht damit, ihre Arbeit zufriedenstellend auszuführen, sondern wollen besser sein als die anderen. Sie möchten die soziale Stufenleiter soweit wie möglich hinaufklettern und Erfolg haben. Ihren sozialen Status nach außen hin zu zeigen, ist ihnen ein wichtiges Bedürfnis.

Auch ihre Freizeitaktivitäten sind nach außen gerichtet. Doch haben sie Schwierigkeiten, sich wirklich zu entspannen. Zwar betreiben sie alle möglichen Sportarten, aber nicht spielerisch, nicht um dieser selbst willen, sondern um zu konkurrieren, um zu gewinnen. Auch zu Hause nehmen sie oft eine beherrschende Rolle ein.

Das alles ist in unserer Zivilisation recht normal. Es ist jedoch die Übertreibung dieses »normalen« Verhaltens, die diese Menschen kennzeichnet: ihr krankhafter Arbeitseifer, ihre Rekordsucht, ihre ruhelose Jagd nach Erfolg, Prestige und Anerkennung.

Die den Infarkt auslösenden Konflikte entstehen, wenn sich diesem übertrieben aktiven Verhalten plötzlich Hindernisse in den Weg stellen: beruflicher Mißerfolg, die Ehefrau, die von Scheidung spricht, finanzielle Schwierigkeiten. Das auslösende Moment braucht nicht einmal dramatisch zu sein. Es genügt schon, daß ein solcher Mensch sich in seinem Gleichgewicht bedroht *fühlt*, daß er das Gefühl hat, doch noch nicht so groß und mächtig zu sein, wie er es gerne wäre, um den tiefverwurzelten Wunsch in Schach zu halten, noch einmal klein sein zu dürfen und geborgen und beschützt zu sein.

Die Antwort auf diese Bedrohung des Selbstbewußtseins ist ein noch intensiveres Arbeitsengagement. Die Machtposition, die zur Festigung des eigenen Sicherheitsgefühls aufgebaut worden ist, muß nun mit allen Mitteln gegen die Gefährdung durch infantile Wünsche abgesichert werden. Das Gefühl der Macht soll für die Liebe entschädigen, die man nicht erhält, nicht entgegenzunehmen vermag und auch selbst nicht geben kann. Daher besteht die Antwort auf den Konflikt in Arbeit und noch mehr Arbeit. Dabei verbirgt der seelische Schmerz sich permanent hinter einer Maske des »Keep smiling«.

Unsere Gesellschaft verlangt von uns ein immer höheres Maß an Selbstkontrolle. Man darf nicht zeigen, daß man einsam ist; man darf nicht zeigen, daß man unglücklich ist; man darf niemals zeigen, daß man besiegt ist. Infarktgefährdete benehmen sich immer so, als ginge es ihnen blendend. Schwäche und Niedergeschlagenheit in einer Situation zuzugeben, ist für diese Menschen besonders schwer; denn dann ist man klein, unbedeutend und wertlos, was in schroffem Kontrast zu den Allmachtsphantasien des »Erfolgsmenschen« steht.

Das »typische« Infarktopfer ist unfähig, sich von anderen helfen zu lassen, selbst wenn es unter der selbst auferlegten Last zusammenzubrechen droht. Es neigt dazu, in der Familie, am Arbeitsplatz und generell in der Gesellschaft eine dominierende Rolle zu spielen. Nie wird es einen Fehler, Versäumnisse oder gar persönliche Schwächen zugeben.

Psychosomatiker erleben immer wieder, daß bestimmte Menschen zu einem Zeitpunkt einen Herzinfarkt erleiden, da auf der einen Seite ihr Dominanzbedürfnis frustriert wird, während sie gleichzeitig von der Umwelt nicht die gewünschte Zuneigung und Anerkennung bekommen. Die Frustration scheint am größten zu sein, wenn gerade diejenige Person, von der der Betreffende Unterwerfung erhofft, ihn zu dominieren beginnt oder ihn in eine Position versetzt, in der er sich unterwerfen muß. Dazu zählt beispielsweise eine dauernd nörgelnde und alles besser wissende Frau, ein aufsässiger, sich emanzipierender Sohn oder ein aggressiver Geschäftspartner.

Der infarktgefährdete Mensch reagiert in solchen Situationen meistens nicht mit offenem Ärger oder direkter Aggressivität, sondern er wendet diese Impulse gegen sich, als ob er zu sich selbst sagen würde: »Trotz all meiner Anstrengungen und Leistungen finde ich keine Anerkennung und Liebe, ich könnte genausogut tot umfallen!« Doch natürlich gibt es auch Fälle, in denen das Opfer nach einem heftigen Wutanfall tatsächlich tot umfällt.

Viele normalerweise nicht unbedingt fatale Erkrankungen führen bei alleinstehenden Menschen zu einem frühzeitigen Tod. Die Lebenserwartung ist in Ermangelung der so wichtigen inneren Lebensqualität herabgesetzt. Am Beispiel des »gebrochenen Herzens« wird der enge Zusammenhang zwischen unseren physiologischen Funktionen und unserer seelischen und sozialen Existenz deutlich. Ein hoher Blutcholesterinspiegel weist daher fast ebenso oft auf Einsamkeit des Betreffenden wie auf zuviel Fett in seiner Nahrung.

Die Herzneurose unterscheidet sich grundsätzlich von den beiden gefürchteten Herzkrankheiten Angina pectoris und Herzinfarkt. Die Angina pectoris entsteht durch organische Veränderungen, zum Beispiel Verkalkung der Herzkranzgefäße. Die Folgen sind verminderte Blutzufuhr und Sauerstoffmangel, furchtbare Schmerzen, hochgradige Atemnot. Die Anfälle dauern nicht länger als zehn bis fünfzehn Minuten. Sie können tödlich ausgehen, wenn nicht mit gefäßerweiternden Mitteln eingegriffen wird. Herzinfarkt hingegen bedeutet: Ausfall, Absterben und Vernarbung eines Gewebebezirks im Herzmuskel infolge unterbrochener Blutzufuhr. Dazu kommt es in den meisten Fällen durch Verschluß einer blutzuführenden Arterie infolge Blutgerinsels, manchmal aber auch aufgrund von Gefäßkrämpfen.

Bei einer Herzneurose hingegen ist und bleibt das Herz auch nach schweren Anfällen – die Stunden dauern können – organisch völlig intakt. Die Krankheit kommt bei Kindern und älteren Menschen, ab etwa fünfundsechzig, nicht vor. In den meisten Fällen sind die Betroffenen zwischen zwanzig und vierzig Jahre alt. Die Erkrankung findet sich bei Frauen wesentlich häufiger als bei Männern. Die Herzneurose führt jedoch nicht zum Tod.

Die durch die Herzneurose in der Herzgegend ausgelösten Spannungszustände beruhen vor allem auf Angst. Angst ist Enge, ist Verengung; der Herzneurotiker hat keinen Platz mehr in sich.

Spannungen in der Herzgegend deuten normalerweise auf chronischen und übermäßigen Selbstschutz hin. Ein Mensch, der sich in der Herzregion anspannt, versucht, sein Herz und seine Herzensgefühle mit einer Panzerung zu umgeben. Diese

Panzerung schützt zwar auf der einen Seite gegen Schmerz und Angriff, schließt jedoch gleichzeitig Gefühle der Wärme und Fürsorge aus. Allmählich führt dieser Anspannungszustand zur Entwicklung einer Muskelpanzerung und wird als Schmerz empfunden, wenn diese Muskeln beansprucht werden. Außerdem nimmt die linke Schulter des Herzneurotikers oft eine schützende Haltung hinsichtlich des Herzens ein, indem sie sich leicht nach vorne dreht.

Lang aufgestaute Ängste und tiefe Traurigkeit finden ihren somatischen Niederschlag besonders im Brustraum. Die Gefühle fließen normalerweise durch den gesamten Körper und versuchen, sich frei auszudrücken. Wenn sie den Brustkorb durchfluten, werden sie dort von der Kraft der Lungen verstärkt und von der pulsierenden Aktivität des Herzens belebt. Werden Gefühle jedoch im Brustraum festgehalten und verbarrikadiert, so handelt es sich zumeist um sogenannte »zarte« und »weiche« Empfindungen wie Traurigkeit, Sehnsucht, zärtliches Verlangen oder auch Liebeskummer. Es ist gleichsam, als wolle der Brustbereich diese Gefühle schützend festhalten; darum ist dieser Bereich bei so vielen Menschen übermäßig beansprucht. Da die linke Körperseite das Herz beherbergt, ist es nicht verwunderlich, daß die meisten Menschen auf dieser Brustseite einen stärkeren Muskelpanzer um diesen kostbaren Muskel ausgebildet haben als in anderen Körperbereichen.

Bluthochdruck: Die Seele arbeitet auf Hochtouren

Die Verringerung des Durchmessers der Blutgefäße ist die Folge einer Anspannung der glatten Muskeln in den Blutgefäßwänden. Diese Anspannung bewirkt, daß der Blutdruck ansteigt. Wenn diese glatten Muskeln infolge einer ungewöhnlich hohen Belastung des sympathischen Nervensystems ständig aktiviert werden, so ist die Wirkung die gleiche, wie wenn die Blutgefäße durch innere Ablagerungen verengt werden.

Menschen, die an psychisch bedingtem hohem Blutdruck leiden – unter Gefäßverengung infolge einer unangemessenen Verarbeitung des Alltagsstresses –, weisen oft einen variablen Blutdruck auf. Es heißt dann, der Blutdruck sei labil: er steigt und fällt je nach der Stimmung und Anspannung des betreffenden Menschen. Kranke, deren Blutgefäße infolge von Ablagerungen verengt sind, haben hingegen einen relativ stabilen hohen Blutdruck, und zwar ungeachtet ihrer Stimmungen. Daher läßt sich diese Form des Bluthochdrucks auch durch Medikamente nur schwer beeinflussen. Labile Hypertonie hingegen läßt sich leicht durch Medikamente beheben, welche die Spannungen der glatten Muskeln verändern. Leider beeinflussen diese Medikamente jedoch die glatte Muskulatur im ganzen Körper. Das ist eine der ungünstigen Nebenwirkungen, die die Ärzte nicht selten zögern läßt, die Dosis in dem Maß zu erhöhen, wie es notwendig wäre, um den Blutdruck zu kontrollieren.

Wenn der Arzt im Zuge der Blutdruckkontrolle Luft in die Armmanschette pumpt, entsteht Druck, so daß bestimmte Arterien flachgedrückt werden und kein Blut durch sie hindurch in den Arm strömt. Wenn der Arzt nun ein Stetoskop an den Arm hält, kann er hören, wie das Blut zu strömen aufhört. Dann läßt er allmählich den Luftdruck in der Manschette absinken und beobachtet dabei das Manometer und horcht auf das Geräusch des Herzschlags, das mit dem Öffnen der Manschette wieder einsetzt. In dem Augenblick, in dem der Puls im Stetoskop zu hören ist, liest der Arzt das Manometer ab. Dies ist der systolische Druck, der von der Kontraktion des

Herzens hervorgerufen wird. Wenn der Arzt den Druck in der Manschette weiter vermindert, bleibt der Puls hörbar, bis der Druck so niedrig ist, daß er die Arterienwand nicht mehr wesentlich zusammendrückt. Wenn dies geschieht, verschwindet das Geräusch, und wieder liest der Arzt das Manometer ab. Dies ist dann der diastolische Druck.

Es ist klar, daß bei einer unflexiblen Arterie viel mehr Druck nötig ist, ehe sie so zusammengepreßt ist, daß kein Blut mehr hindurchfließt. In ähnlicher Weise wird sich auch eine Arterie, die infolge der Anspannung der glatten Muskeln verengt ist, nicht leicht zusammenpressen lassen, so daß ebenfalls ein beträchtlich höherer Druck erforderlich ist, ehe das Geräusch des Blutstroms aufhört. Der diastolische Druck ist also bei einer unelastischen, verdickten Arterie höher, und etwas höher auch in einer Arterie, deren Muskelwand angespannt ist.

Der diastolische Druck ist jedoch nicht so variabel wie der systolische Druck. Beim systolischen Druck ist oft eine streßbedingte Komponente mit im Spiel, wogegen der diastolische Druck eher allgemein den physiologischen Zustand anzeigt. Die Variablen werden durch Hormone gesteuert. In Streßsituationen werden außer Adrenalin noch eine Vielzahl anderer Hormone ins Blut entlassen. So produziert das Nebennierenmark auch das Noradrenalin. Es erhöht in Streß- und Gefahrensituationen den Blutdruck und trägt so zu energischem oder aggressivem Verhalten bei. Untersuchungen an afrikanischen Säugetieren zeigten, daß aggressive Tiere wie Löwen eine höhere Konzentration an Noradrenalin in ihrem Blutkreislauf aufweisen als sanftere Tiere wie Giraffen und Antilopen.

In Zeiten besonderer emotionaler Belastung erholt sich der Kreislauf nach körperlichen Anstrengungen bei Menschen sowohl mit gesundem als auch mit krankem Herzen langsamer als sonst. Manchmal werden schon, wenn über ein irgendwie

»belastendes« Thema geredet wird, Kreislaufveränderungen provoziert. Ein spannendes Fußballspiel oder ein »Thriller« im Fernsehen mögen genügen, um gewisse Menschen an die Grenzen ihrer physischen Belastbarkeit zu bringen. Eine Untersuchung hat sogar ergeben, daß bei Gesprächen höchstpersönlichen Inhalts das Elektrokardiogramm (EKG) stärkere Veränderungen der Herzaktivitäten anzeigt als nach körperlichen Strapazen.

Es ist bekannt, daß sich das allgemeine Befinden von Kreislaufpatienten verbessert, sobald ihr Leben in eine relativ stabilere Periode eintritt. Es gibt Untersuchungen, die belegen, daß die Persönlichkeitsstruktur des Herz- und Kreislaufpatienten es diesem nahezu unmöglich macht, Streßsituationen aus dem Wege zu gehen. Offensichtlich ist Streß ein Bestandteil seines Lebens. Dieser Persönlichkeitstypus zeichnet sich durch starke Selbstkontrolle und große Beständigkeit aus. Er ist, wie schon dargelegt wurde, stark leistungsorientiert und strebt dauernd nach der Verwirklichung neuer Ziele. Er richtet seine Energie normalerweise auf »Langzeitziele« und gönnt sich keine kurzfristige Befriedigung seiner Bedürfnisse. Er wirkt äußerst dynamisch und aggressiv und steht fast dauernd unter Zeitnot und Termindruck.

Menschen, die über längere Zeit außergewöhnlichen seelischen Belastungen ausgesetzt sind, weisen nicht selten einen überhöhten Blutdruck auf. Gerade in der heutigen Zeit zunehmender Unsicherheit im Arbeitsleben häufen sich die Blutdruckerkrankungen, wenn nämlich Menschen in die Gefahr geraten, ihren Arbeitsplatz zu verlieren.

Wissenschaftler haben diesen Zusammenhang erforscht: Sobald in einer Firma Gerüchte umlaufen, daß bestimmte Arbeitsplätze gefährdet seien, daß Massenentlassungen ins Haus stehen oder daß das Unternehmen Konkurs anmelden müsse, steigt der Blutdruck der sich gefährdet fühlenden Mitarbeiter infolge der sogenannten »Antizipationsangst« erheblich an. Allein die Angst vor der Entlassung läßt den Blutdruck dieser Menschen ebensosehr ansteigen wie den der Betroffenen, die von ihrer Entlassung vorher nichts wußten. Auch in einer Phase der Arbeitslosigkeit bleibt der Blutdruck der meisten Betroffenen konstant hoch und sinkt erst wieder, wenn sie einen neuen Arbeitsplatz gefunden haben, die Probezeit beendet ist und die neue Arbeitsstelle als gesichert angesehen wird.

Es ist sehr wahrscheinlich, daß Belastungen dieser Art zu chronisch überhöhtem Blutdruck vor allem bei jenem Persönlichkeitstypus führen, der seine Frustrationen und Aggressionen nicht auf für ihn befriedigende Weise ausleben kann.

Der typische Bluthochdruckpatient hat ein nur schwach ausgeprägtes Selbstbewußtsein, ist verunsichert und neigt zu übertriebener Anpassung. Nach außen hin wirkt er sehr beherrscht und diszipliniert. Wie auch andere typische Herzpatienten ist er äußerst gewissenhaft und überaus verantwortungsfreudig. Innerlich werden deshalb aber Verstimmungen und aggressive Impulse ausgelöst, die er jedoch verdrängt, da seiner Meinung nach feindselige Gefühle einfach nicht statthaft sind.

Zu überhöhtem Blutdruck kommt es bei solchen Menschen besonders dann, wenn der Betreffende ein extrem starkes Bedürfnis verspürt, seinem Ärger Luft zu machen oder seine Aggressionen abzureagieren und die eigenen inneren Interessen zu verteidigen, dies aber aufgrund der gegebenen Umstände nicht kann.

Der Hypertoniker hat oft eine gestörte Elternbeziehung. Er ist ein Mensch, dem in gewissen Situationen »vor Wut die Adern anschwellen«. Er lebt ständig in dem Gefühl: »Immer stehe ich unter Druck und Spannungen, aber ich muß mich äußerlich beherrschen, obwohl es mich innerlich fast zerreißt! Ich muß feindselige Gefühle unterdrücken, denn ich möchte die Zuneigung meiner Umwelt nicht verlieren. Was macht ihr nur mit mir! Ich koche innerlich vor Wut – und möchte es doch allen recht machen!«

Niedriger Blutdruck und Niedergeschlagenheit

Eine andere Funktionsstörung des Kreislaufs ist der Blutunterdruck (Hypotonie). Zu seinen Symptomen zählen morgendliche Müdigkeit, Antriebsarmut, Neigung zu Kopfschmerzen und anderes mehr.

Es ist auffallend, daß es zu niedrigem Blutdruck und seinen Symptomen fast ausschließlich im Zusammenhang mit depressiven Phasen kommt. In diesem Kontext sind auch die hysterische Bewußtlosigkeit und der rasche und starke Blutdruckabfall in Schreckmomenten zu sehen. In solchen Schock- und Schrecksituationen fühlt sich der Betroffene nicht selten von einer schweren Krankheit bedroht. Die Flucht in die Ohnmacht besagt aber in Wirklichkeit nichts anderes als: »Ich möchte mich dieser Situation nicht stellen, ich entziehe mich lieber und falle in eine Ohnmacht.«

Selbstverständlich gibt es auch Situationen und Erlebnisse, in denen ein Ohnmachtsanfall aufgrund der Stärke des Schocks eine durchaus »angemessene« Reaktion ist. Wenn ein Mensch infolge einer seine ganze Existenz berührenden traumatischen Erfahrung ohnmächtig wird, so ist das ganz »normal«. Wenn aber jemand schon bei weitaus geringeren Anlässen in Ohnmacht fällt, dann leidet er unter dem, was man gemeinhin »schwache Nerven« nennt. In Wirklichkeit deutet diese

Schwäche jedoch auf einen Mangel an Selbstvertrauen und an innerer Stabilität. In Schock- und Schreckmomenten kommt es zu einem von langsamer Herztätigkeit (Bradykardie) bedingten Blutdruckabfall. Da die Pulsfrequenz sinkt, wird das Gehirn nicht mehr richtig durchblutet. Im allgemeinen tritt dieser Fall jedoch eher selten ein.

Es ist auffallend, daß Menschen mit niedrigem Blutdruck sich oft den Forderungen des Lebens nicht voll stellen. Sie gehen nicht bis an die Grenzen ihrer Belastbarkeit, sondern halten ihren Energieaufwand möglichst »niedrig«. In Konfliktsituationen ziehen sie sich schnell zurück, wie auch ihr Blutdruck sich ja durch eine Bradykardie »zurückzieht«. Die Ohnmacht dient in solchen Fällen dem Ausstieg aus der Bewußtheit, man könnte auch sagen, sie ist das Mittel einer »Vogel-Strauß-Politik«.

Für den Hypotoniker dient die Ohnmacht dem Zweck, seine wesentlichen Probleme von ihm fernzuhalten, für die Dauer der Bewußtlosigkeit ist er von allen Sorgen befreit. Er ist quasi gar nicht mehr dar. Weil er unfähig ist, zu sich und seiner Situation zu *stehen*, zieht er es vor, sich totzustellen. Wie er in seinem symbolischen Verhalten die Horizontale gegenüber der Vertikalen bevorzugt, so ist er auch sich selbst gegenüber nicht »aufrecht« und somit nicht aufrichtig.

Da es, wie gesagt, nur selten zu Ohnmachtsanfällen kommt, begnügen Hypotoniker sich meist damit, sich wegen ständiger Müdigkeit möglichst häufig niederzulegen, das heißt eine Situation herbeizuführen, in der andere sich um sie kümmern müssen. Beginnen sie jedoch, sich wieder bewußt dem Leben zu stellen und sich mit ihren Problemen und all dem, was mit diesen zusammenhängt, auseinanderzusetzen, so erlangen sie ziemlich rasch wieder ihre innere Ausgewogenheit und in der Regel auch die Stabilisierung ihres Blutdrucks.

Atemluft und Lebenskraft

Ein »kurzer Atem« ist häufig ein Zeichen für eine Erkrankung der Atmungsorgane oder für ein Herzleiden. In vielen Fällen sind solche Beschwerden aber auch nur eine Reaktion auf belastende Situationen und Konflikte.

Wir atmen von unserem ersten Schrei an bis zu unserem letzten Seufzer. Die Atmung funktioniert auch bei Bewußtlosigkeit und im Schlaf. Das Atmen ist ein Vorgang, den die Lungen völlig passiv mitmachen. Wenn der Brustkorb sich dehnt, entsteht ein Unterdruck in den Lungen, der Luft ansaugt. Diese Ausdehnung des Brustkorbes wird von einem Muskel bewirkt, der Bauch und Brusthöhle voneinander trennt, nämlich dem Zwerchfell, das sich beim Einatmen nach unten senkt. Diese Bewegung wird ausgelöst durch das Atemzentrum im verlängerten Mark des Zentralnervensystems, das empfindlich auf Kohlendioxydüberschuß im Blut reagiert und in einem solchen Fall sofort den Zwerchfellmuskel mobilisiert. So atmen wir je nach Bedarf schneller oder langsamer. Wenn der Zwerchfellmuskel erschlafft, atmen wir aus; dabei kehrt er in seinen ursprünglichen Zustand zurück, in dem er kuppelartig in den Brustraum hineingewölbt ist.

Das Ausatmen ist in gewisser Weise wichtiger als das Einatmen. Asthmatiker können ihre Atemmuskulatur nicht passiv stellen. So staut sich die eingeatmete Luft in den Lungen, diese werden überdehnt, und es kommt zu einer Lungenblähung. Die quälenden Erstickungsanfälle des Asthmatikers beruhen darauf, daß die Lunge voller Luft ist, der Austausch gegen Frischluft aber blockiert ist.

In der Fachliteratur wird gelegentlich darauf hingewiesen, daß Asthmaanfälle eine große Ähnlichkeit mit dem »ersten Schrei« des Neugeborenen haben, das schreiend und sich

hilflos windend mit blutrot geschwollenem Gesicht daliegt,
wie es Ärzte und Hebammen immer wieder erleben. Diese
Übereinstimmung ist sicher mehr als ein Zufall, denn einschlä-
gige Studien haben den Nachweis erbracht, daß Asthmaanfälle
häufig ein Ersatz für die mangelnde Verarbeitung seelischer
Leiden sind; ein asthmatischer Anfall ist also ein unterdrückter
Schrei.

Viele Asthmakranke erklären, daß sie nicht fähig sind, ihre
Gefühle durch Weinen abzureagieren. Wenn es aber tatsächlich gelingt, während eines solchen Anfalls zu weinen, dann
hört er sofort auf.

Es gibt männliche Asthmakranke, die in einer supermänn-
lichen Pose erstarrt sind; sie sind bemüht, sich so distanziert,
hart und gefühllos wie möglich zu geben. Ihr Zustand bessert
sich erst, wenn sie beispielsweise lernen, sich ihre Einsamkeit
einzugestehen und ihre Lage zu beweinen. Es gibt Asthmatiker, die gelernt haben, durch Weinen ihre Lage erträglich zu
machen und auf diese Weise Anfällen vorzubeugen.

In dem Weinen des Neugeborenen drückt sich der Wunsch
aus, wieder in die Geborgenheit des mütterlichen Leibes
zurückzukehren. Ganz entsprechend lassen sich bei den meisten Asthmatikern überaus intensive Bindungen an die Mutter
beobachten. Dieses Abhängigkeitsverhältnis ist häufig auch im
Erwachsenenalter noch nicht aufgelöst.

Die übertriebene Anhänglichkeit des asthmatischen Kindes
wird häufig noch durch ein übertriebenes Schutzverhalten der
Mutter verstärkt. Das kann soweit gehen, daß sich ein Kind
nur dann wirklich geliebt fühlt, wenn der akute Anfall kommt,
da es die Mutter, solange es gesund ist oder sich von ihr
abzunabeln versucht, abweist. Auf der anderen Seite
»belohnt« sie es durch ganz besondere Aufmerksamkeit und
Zuneigung, wenn es wirklich krank ist. Wissenschaftler spre-

chen in diesem Zusammenhang sogar von »psychogenem Typhus«.

Es ist bekannt, daß die Asthmaanfälle eines Kindes den unbewußten Kontrollimpulsen der Mutter entgegenkommen. Durch sein Leiden zeigt das Kind, wie nötig es die Mutter braucht und daß es ohne sie nicht leben kann – und entspricht damit genau den neurotischen mütterlichen Bedürfnissen. GERD und ANNEGRET OVERBECK skizzieren in dem von ihnen herausgegebenen Buch *Seelischer Konflikt, körperliches Leiden* die Hintergründe eines asthmakranken jungen Mannes wie folgt:

»Aus der viele Jahre dauernden Therapie dieses Mannes entstand ganz allmählich das Bild eines ganzen Netzes untereinander verknüpfter ätiologischer Linien, wie man sie hinter der Fassade des chronischen, die Leistungsfähigkeit herabsetzenden Asthmas erwartet und gewöhnlich auch findet. Von dem komplexen Gewebe der psychischen Mechanismen konnten einige erkannt werden, die eine Rolle bei der Entstehung der körperlichen Anzeichen und Symptome spielten; andere repräsentierten die psychische Bedeutung schon bestehender somatischer Erscheinungen. Es bestand also eine Kombination der beiden Faktoren in dem Sinne, wie wir sie verstehen, mit organneurotischen Symptomen. Das Keuchen zum Beispiel repräsentierte nicht nur verzweifeltes Weinen und passives Verlangen nach der Mutter, sondern es war auch Ausdruck schwerer Angst; zugleich war es, vor allem wenn es sehr quälend war, eine Ursache von Angst und sogar Todesfurcht. Das verzweifelte Ansaugen von Luft bedeutete auf tiefer Ebene auch das Saugen der Muttermilch, während seine tonnenförmig gewölbte Brust auch einen Behälter bedeutete, in welchem er Liebe, narzißtische Zufuhren, aufbewahrte. Die freie, ungehinderte Kommunikation mit mütterlicher Liebe und Zuwendung, die dieser Patient vor allem zur Zeit der Geburt seines zwei Jahre jüngeren Bruders entbehrt hatte, war umgewandelt und bestand fort in seiner periodischen Schwierigkeit, einen Luftaustausch zwischen seinem »Innern« und der Außenwelt herzustellen. Die Verschleimung repräsentierte Tränen, und die verengten Bronchialpassagen waren Ausdruck und Parallele seiner generellen Kontakthemmung mit Objekten und Menschen.

Aus den Träumen und anderem Material zeigte sich indessen auch, daß Flüssigkeit oder Schleim auch mit Blut gleichgesetzt wurde, was gewalttätige, mörderische Rachegedanken, und zwar sowohl auf oraler wie analsadistischer Ebene gegen diejenigen repräsentierte, in deren Händen er sich verstoßen und verlassen gefühlt hatte. Auf einer höheren phallischen Stufe repräsentierten solche Ausflüsse jedoch auch Samenergüsse, die er in Wirklichkeit nur auf eine impotente, zwecklose Weise hatte, was mit vielen konfliktbeladenen prägenitalen Wünschen verquickt war. Seine kranke, empfindliche Brust repräsentierte auch eine Höhle, in die er sich zurückzog, wenn er sich verletzt fühlte, und in der er zeitweise, wenn er besonders krank war, regelrecht lebte. Viele der unheimlichen Atemgeräusche, die er periodisch produzierte, waren, wie sich aus Träumen und Assoziationen ergab, das Äquivalent höhnischer analer Winde, die er seinen Verfolgern und denen, die ihn vernachlässigt hatten, zuschickte.

Wir sehen also bei diesem Patienten, was er mit seinen Worten einen ›brodelnden Hexenkessel‹ nannte: eine Mischung aller möglichen prägenitalen Ingredienzen polymorph-perverser Inhalte, die sich schließlich in dem alles umfassenden asthmatischen Zustand kanalisierten.«

Dieses Fallbeispiel zeigt sehr deutlich die Komplexität psychosomatischer Erkrankungen auf. Es läßt erkennen, wie oberflächlich gewisse Pseudopsychosomatiker argumentieren, wenn sie behaupten, ein kranker Mensch bräuchte doch nur zu weinen oder sich von seiner Mutter zu lösen, um aller Schwierigkeiten ledig zu sein.

Psychische Erkrankungen sind sehr differenziert zu betrachten und bedürfen zu ihrer Heilung der fachkundigen Führung; der Wunsch allein, sich von allem zu befreien, genügt noch lange nicht. Ein solcher Heilungsprozeß erfordert viel Geduld und intensives Arbeiten von Therapeut und Patient gleichermaßen, um an ein glückliches Ende zu gelangen.

Während es kaum Stimmen gibt, die den grundsätzlichen Einfluß von Gefühlen, Lebenseinstellungen und Erfahrungen auf den Körper verneinen, findet sich in medizinischen Kreisen leider nur sehr wenig Übereinstimmung in der Frage, wie stark dieser Einfluß ist. Wenn jemand beispielsweise nervös ist oder ein flaues Gefühl in der Magengegend verspürt, dann bringt er selbstverständlich die entsprechenden physischen Symptome mit emotionalem Streß in Verbindung. Die komplizierten Wechselwirkungen der psychosomatischen Zusammenhänge gründlich zu erforschen ist noch eine der großen Aufgaben der Wissenschaft.

Fragen wie beispielsweise: »Bin ich Asthmatiker, weil ich keine Verantwortung für die Wut übernehmen will, die in meiner Brust wühlt?« oder: »Leide ich an Hämorrhoiden, weil ich meine Gefühle zu stark für mich behalte?« implizieren schon einfache, ja vereinfachende Antworten, als ob es das Leichteste auf der Welt sei, mit solchen Krankheiten fertigzuwerden. Gewiß hat Asthma etwas mit Verantwortung zu tun. Aber um mit einer solchen Antwort etwas anfangen zu können, müßte der Kranke auf einer tiefen Gefühlsebene zuerst einmal die Zusammenhänge zwischen seinen frühkindlichen

Erfahrungen und der somatischen Erkrankung erleben. Ich sage ganz bewußt *erleben,* denn intellektuell hat schon so mancher die Hintergründe seiner Krankheit verstanden, nur daß ihm das überhaupt nichts nützt, solange er nicht konkret jene Gefühle noch einmal durchlebt, die seine Krankheit verursacht haben. Und das ist häufig ein nicht so einfacher Weg, wie es, oberflächlich betrachtet, den Anschein erwecken mag.

Es ist aber immerhin schon ein Gewinn zu erkennen, daß hinter bestimmten Erkrankungen verdrängte Gefühle stehen. So haben hinsichtlich der Atemtätigkeit Gefühlsstaus erhebliche Auswirkungen, da sie eine Verhärtung des Zwerchfells bewirken. Von oben her gesehen erscheint das Zwerchfell wie ein muskulöser Deckel, der fest auf der Bauchschale aufliegt. Da die Bauchschale in der Regel voll zurückgestauter gärender Gefühle ist, hat das Zwerchfell die Funktion, die Art und Weise zu kontrollieren, wie sich diese Gefühle zum Ausdruck bringen.

Wenn das Zwerchfell biegsam und voll funktionstüchtig ist, durchfließen es die Gefühle auf natürliche und spontane Weise. Im Gegensatz dazu bewirkt die chronische Zurückhaltung der Gefühle im Bauchraum eine allmähliche Kontraktion und Erstarrung des Zwerchfells. Emotionale Blockierungen im Zwerchfellbereich führen nicht nur zu einer relativen Unfähigkeit der Empfindung unerwünschter Gefühle, sondern auch zu einer reduzierten Wahrnehmung angenehmer Empfindungen.

Wilhelm Reich, der Vater der Bioenergetik, bemerkt hierzu: »Der Grund für diesen starken Widerstand gegen freies Pulsieren des Zwerchfells ist klar: Der Organismus verteidigt sich gegen Sinneswahrnehmungen von Lust oder Angst, die mit Bewegungen des Zwerchfells unvermeidlich auftreten.«

Eine chronische Panzerung in der Gegend des Zwerchfells ist außerdem ein mögliches Zeichen dafür, daß der Betreffende eine geradezu mörderische Wut zurückhält, die eine Folge der ständigen Unterdrückung bejahender expressiver Gefühle ist. Im Zusammenhang mit dieser Panzerung des Zwerchfells findet sich auch oft eine Einkrümmung jenes Teils des Rückgrats, der hinter dem Zwerchfell liegt, nach innen in Richtung der Körpervorderseite. Die chronische Verspannung des Zwerchfells und der unter ihm liegenden Organe ist oft von Krankheitssymptomen begleitet, auf die ich im nächsten Kapitel noch zu sprechen komme.

Was uns an dieser Stelle am meisten interessiert, ist die Bedeutung des Zwerchfells für den Atmungsvorgang. Wie schon gesagt wurde, ist das Zwerchfell für die Ein- und Ausatmung zuständig. Der Mechanismus der Atmung bezieht den Körper von den Schultern und dem Schlüsselbeinbereich bis zum Beckenboden mit ein. Die richtige Einatmung sollte daher in der Bauchregion beginnen und völlig unverkrampft zum Schlüsselbeinbereich hinauffließen. »Zeige mir, wie du atmest, und ich sage dir, wie du lebst!« ist daher ein Grundsatz, der vom körpertherapeutischen Standpunkt aus seine volle Berechtigung hat.

5
Der Bauchraum, Angriffsort der »harten« Gefühle

Angst und Kummer sammeln sich im Bauch

Der Magen produziert zur Zersetzung der Speisen salzsäure-haltige Verdauungssäfte. Dieser Vorgang wird durch einen Nerv des vegetativen Nervensystems, den Vagus, reguliert. Ist diese Funktion jedoch gestört, so erzeugt der Magen entweder zuwenig oder zuviel Säure. Im ersten Fall wird die Speise schlecht oder gar nicht verdaut, sie liegt sozusagen wie »ein toter Hund« im Magen. Im zweiten Fall kommt es zu einer in der Fachsprache »Hyperazidität« genannten Übersäuerung.

Auf die Dauer kann eine solche Übersäuerung die Magen-schleimhaut angreifen, und diese wird wund und schmerzt, sobald der Magen Arbeit bekommt. Weitere Symptome der Hyperazidität sind Sodbrennen, Aufstoßen und Blähungen. Das entsprechende Krankheitsbild heißt Gastritis. Wird sie chronisch, so kann sich ein Magengeschwür (Ulkus) entwik-keln: der Magen verdaut sich sozusagen selbst, indem er mit seiner Säure meist trichterförmige Wunden in die Schleimhaut ätzt. In schweren Fällen kommt es dabei zu Blutungen oder gar zum Durchbruch (Perforation) der Magenwand. Nahezu das gleiche gilt für den Zwölffingerdarm (Duodenum), der sich an den Magenausgang anschließt.

Die meisten Magenleiden, besonders die von Hyperazidität begleiteten, sind psychogen, also psychisch bedingt. Der Magen reagiert besonders auf zwei Arten von starken Gefühlsregungen: auf den dringenden, aber unerfüllten Wunsch nach Anlehnung, Hilfe, Versorgtsein und auf ständig unterdrückten Ärger. In der frühesten Kindheit bedeutet der Wunsch nach Anlehnung und Versorgtsein das Verlangen, gefüttert zu werden. Bekommt nun der Säugling die ersehnte Flasche oder Mutterbrust, so ist sein Wunsch erfüllt – er fühlt sich umsorgt.

Bei manchen Menschen bleibt dieser frühkindliche Wunsch aus bestimmten entwicklungsbedingten Gründen auf Dauer bestehen; das verträgt sich aber schlecht mit den Strebungen des erwachsenen Ich nach Unabhängigkeit und Leistung. Deshalb verbergen die Betreffenden das Verlangen nach der behüteten Existenz des Kleinkindes vor sich selbst und verdrängen es ins Unbewußte.

Das verdrängte Verlangen nach Anlehnung und Fürsorge, der unbewußte Wunsch also, gefüttert zu werden, mobilisiert die Magennerven. Der Magen verhält sich ständig so, als ob Nahrung aufgenommen würde oder zu erwarten sei. Er produziert unablässig Verdauungssaft, der gar nicht benötigt wird. Die Folgen sind Übersäuerung, chronische Reizung der Schleimhaut, Magengeschwüre.

Kaum eine andere Krankheit hat so drastisch wie das Magen- und Zwölffingerdarmgeschwür die allgemeine Aufmerksamkeit darauf gelenkt, daß psychische und beziehungsweise oder soziale Faktoren bei der Verursachung von Krankheiten, die man früher für rein körperlich hielt, von ausschlaggebender Bedeutung sein können. Inzwischen ist man in der Lage, eine ganze Reihe solcher psychosomatischer Krankheitserscheinungen einzugrenzen.

Der Biochemiker und Psychoanalytiker ARTHUR MIRSKY führte im Auftrag der Weltgesundheitsorganisation (WHO) eine Langzeitstudie über die Entstehungsursachen des Magengeschwürs durch. Dabei konnte er zeigen, daß Neugeborene

einen sehr unterschiedlichen Pepsinogengehalt im Blut aufweisen. Die Menge des im Blut enthaltenen Pepsinogens entspricht nun aber der Menge des abgesonderten Magensafts.
Zwölf Prozent der Neugeborenen hatten sofort nach der
Geburt Pepsinogenwerte, die auf dem hohen Niveau lagen, das
man bei Ulkuspatienten antrifft. Damit hatte Mirsky jene
Gruppe entdeckt, die er »Hypersekretoren« nennt.

Nach diesen Ergebnissen lag es nahe, die angeborene Neigung, mehr Magensaft als normal abzusondern, als erblich
bedingt zu betrachten. In dieser Hinsicht irrte Mirsky jedoch;
denn heute weiß man längst, daß die Mutter während der
Schwangerschaft Streß, Angstgefühle, Aggressionen und
andere negative Gefühle auf das Ungeborene überträgt. In
meinem Buch *Botschaften aus dem Mutterleib* habe ich bereits
von einem Fall berichtet, in dem ein Säugling schon mit
Magengeschwüren auf die Welt kam.

Als Psychoanalytiker wußte Mirsky natürlich, daß bei
Ulkuspatienten das Bedürfnis, geliebt und umsorgt zu werden,
besonders stark ausgeprägt ist. Ihr Streben nach menschlicher
Nähe scheint strukturell auf die Wiederholung solcher Situationen hin angelegt zu sein, wie sie in jedem menschlichen
Leben zu einem sehr frühen Zeitpunkt auftreten, somit Situationen, in denen man gefüttert und bemuttert wird und
ständige Zuwendung erhält. Psychosomatiker sprechen in
diesem Zusammenhang von oraler Fixierung.

Die oralfixierte Persönlichkeit empfindet tief in ihrem
Innern die Sehnsucht, noch einmal ein Kind zu sein und »mit
Liebe gefüttert zu werden«. Mißlingt es einem Menschen, sich
von dieser Sehnsucht freizumachen, so führt das in der Folge
zu einem Konflikt; denn als Erwachsener kann er sich mit
diesem Wunsch nicht identifizieren, sondern fühlt sich deswegen beschämt. Das ist es, was den Konflikt konstituiert. Zwar

bleibt er dem betreffenden Menschen unbewußt, was aber nicht bedeutet, daß er damit schon aus der Welt geschafft wäre. Da er keinen anderen Ausweg findet, äußert sich der Konflikt auf körperliche Art. Der Wunsch, »mit Liebe gefüttert zu werden«, manifestiert sich daher beispielsweise in der vermehrten Produktion von Magensaft, zu der es normalerweise nur im Zusammenhang mit der Einnahme einer Mahlzeit kommt.

Nach den Erfahrungen der Psychologie, die sich mit der Erforschung pränatalen Lebens befaßt, befinden sich schon im Mutterleib abgelehnte Kinder aufgrund ihrer permanenten Hypersekretion in einer ständigen »Hungersituation«, von der die Mutter sie weder befreien kann noch – natürlich unbewußt – befreien will. Denn in den meisten Fällen ist eine solche Mutter neurotisch und kann sich ihrerseits nicht eingestehen, daß sie ihrem Kind nicht die ihm zustehende Liebe gibt. Deshalb verfällt sie in ein Schuldgefühl und versucht nun, dem Kind ihre »Liebe« durch übermäßiges Füttern einzuflößen. Sie erlebt damit allerdings notwendigerweise eine Enttäuschung, wenn sie nämlich feststellt, daß sie eigentlich ihr Kind nie satt bekommt.

Wie soll sie auch wissen, daß ihr Kind in Wirklichkeit nicht Nahrung, sondern Liebe möchte? So verläuft das frühe Leben eines solchen Kindes in seiner Beziehung zur Mutter unbefriedigend, da beide aneinander »vorbeiwünschen«. Der Säugling fühlt sich ständig unsicher und ist von der als Bedrohung empfundenen Angst durchdrungen, niemals genug zu bekommen. Diese frühkindliche Erfahrung prägt einem Leben sehr früh einen Stempel auf.

Daß auch Leber und Galle sehr empfindsam auf seelische Störungen reagieren, zeigt wiederum die Umgangssprache sehr deutlich. »Dem ist wohl etwas über die Leber gelaufen!«

»Er spuckt Gift und Galle!« »Mir läuft die Galle über!« »Er ist gelb vor Eifersucht.«

Trotz der Expressivität der Sprache erschließen sich dem Psychosomatiker Gallen- beziehungsweise Lebererkrankungen von ihren psychopathologischen Ursachen her nicht so leicht, wie das zum Beispiel hinsichtlich der Magenkrankheiten der Fall ist. Denn hinter dem Symptomenkomplex dieser Erkrankungen verbergen sich häufig mannigfaltige, oft auch noch von einer Depression überlagerte Gefühle, wodurch eine Diagnose erheblich erschwert wird.

Fest scheint aber zu stehen, daß unter solchen Krankheiten vor allem Menschen leiden, die ihre Aggressionen nicht ausleben können, sondern sie selbstzerstörerisch nach innen lenken. So ist beispielsweise die gefürchtete Leberzirrhose nichts anderes als eine selbstzerstörerische Reaktion.

Bereits 1928 gab es in Fachkreisen eine Diskussion über mögliche psychische Ursachen der Leber- und Gallenerkrankungen. So berichtete beispielsweise damals die *Klinische Wochenschrift* über den Einfluß der Affekte auf den Gallenfluß. Der Autor wies unter anderem darauf hin, daß die unter der Einwirkung von Freude produzierte Gallensekretion eine andere Zusammensetzung aufweist als die durch Unlustgefühle erzeugte.

Zu psychisch bedingten Gallenstörungen kommt es vor allem bei Menschen, die in bestimmten Situationen ihren Ärger zwar bewußt erleben, ihn aber nicht ausdrücken können. Aber auch Menschen, die in entsprechenden Situationen keinen Unmut über andere empfinden können, sondern sich stets nur über sich selbst ärgern, sind gefährdet. Sie »wurmen« sich, sind ständig gereizt. Den erstgenannten fehlt die Fähigkeit, Ärger offen auszuleben, ihn abzureagieren, die letztgenannten sind nicht in der Lage, ihn richtig zu erleben.

Manche Autoren bezeichnen Lebererkrankungen als eine Ausweichkrankheit bei bewußter Verzweiflung mit suizidaler Tiefe. Sie betrachten daher beispielsweise die Gelbsucht als einen »Depressionsersatz«. Demnach ist die Gelbsucht kein rein virologisches Problem; die Schicksalssituation hat ebenfalls Anteil an der Erkrankung. So soll Hepatitis vor allem dann auftreten, wenn eine schwere Bedrohung der Existenz oder menschliche Vereinsamung dem Individuum zu schaffen macht. In der Pubertät ist sie die Folge von Versagensängsten oder Ausdruck eines Bedrohungserlebnisses, in der Lebensmitte durch die Angst vor dem Versagen verursacht.

Das Zeitintervall zwischen Trauma und Krankheit reicht von wenigen Stunden bis zu einem Vierteljahr. Der Krankheit kommt dabei die Funktion zu, die psychische Krise scheinbar auszulöschen und durch eine »akzeptable« Symptomatik zu ersetzen, dem Erkrankten also die Möglichkeit zu bieten, sich von der seelischen Krisenlage zu distanzieren. Eine Lebererkrankung hat, unter diesem Gesichtspunkt betrachtet, auch die Funktion einer Schuldverschiebung.

Dickdarmgeschwüre und unterdrückte Wut

Da die wesentlichen organischen Funktionen der Bauchregion innerlich sind, ist es angebracht, die Krankheitsanfälligkeit dieser Organe anhand einer »Psychologie des Bauches« zu verdeutlichen. Da innere Verspannungen und seelische Konflikte nicht einfach am Bauch »abzulesen« sind, ist es hilfreich, sich anzuschauen, was da im Bauch so alles »wühlt«. Wenn also jemand über Dickdarmgeschwüre oder Darmkrämpfe klagt, so können wir daraus schon gewisse Schlußfolgerungen über sein Gefühlsleben ziehen.

Bauchkrankheiten weisen im allgemeinen darauf hin, daß der von ihnen betroffene Mensch eine gewaltige Gefühlsaufladung im Bauch zurückhält, die sich innerhalb der Magen-Darm-Wände entlädt und seinen inneren Organen Schaden zufügt. Menschen, die es sich verbieten, »harte« Emotionen zum Ausdruck zu bringen, überkompensieren diese Unfähigkeit, indem sie sich hinter einer Persönlichkeitsmaske übertriebener Ruhe verbergen. Sie sind meist nach außen hin ruhig und gelassen und neigen selten zu Gewalttätigkeit. Dafür haben sie ihre Gefühle im Bauch eingemauert, das heißt, sie sind hartleibig und von einem Panzer umgeben. Aussprüche wie »Der hat aber eine Wut im Bauch« oder »Das habe ich bis heute noch nicht verdaut« weisen daher direkt auf den somatischen Schauplatz bestimmter Empfindungen.

In diesem Zusammenhang bemerkt der Bioenergetiker ALEXANDER LOWEN: »In jedem gehemmten und verklemmten Menschen besteht eine tiefe Kümmernis, und viele Leute ziehen es vor, gehemmt zu bleiben, um dieses Gefühl, das meist an Verzweiflung grenzt, nicht an sich herankommen zu lassen. Man kann sich der Verzweiflung aber stellen und den Kummer durcharbeiten, wenn ein verständnisvoller Therapeut dabei hilft; ich möchte dabei allerdings betonen, daß es keineswegs leicht ist. Kummer und Weinen werden im Bauch zurückgehalten, und hier sammelt sich auch die Ladung. Der Weg zur Freude führt unweigerlich durch Verzweiflung.«

Viele Menschen reagieren auf belastende oder beängstigende Situationen mit Bauchschmerzen. In manchen Fällen werden Bauchschmerzen aber auch als ein Mittel zur Bestrafung und Kontrolle der Umwelt eingesetzt.

Geschwüre im Dickdarmbereich entstehen durch eine Reizung des Kolons, des Grimmdarm genannten unteren Bereichs des Dickdarms. Übermäßig gesteigerter Stuhlgang, in dem sich häufig Blut, Schleim, Eiter und Exkremente mischen, ist das häufigste Symptom dieses Leidens. Außerdem leiden die Opfer meist auch an Unterleibskrämpfen, manchmal verbunden mit Fieber, Übelkeit und Erbrechen, Appetitmangel und drastischem Gewichtsverlust.

Normalerweise durchläuft der Kranke eine ganze Reihe von Remissionen, also Rückfällen, bevor das Leiden chronisch wird. Die Remissionen können in direktem Zusammenhang mit psychischen Konflikten und dem emotionalen Leben des Patienten stehen.

Der Darm reagiert auf Emotionen sehr empfindlich. In Perioden der Entspannung zeigt er eine blasse Färbung und bewegt sich nur wenig; die Enzymreaktion ist gering. In Perioden der Anpassung, Verstimmung und des Ärgers jedoch wird er stark von Blut durchströmt, begleitet von heftigen Bewegungen; die Sekretion steigert sich abrupt. Als Folge davon können wunde Stellen und Geschwüre in der Darmwand entstehen.

Man nimmt an, daß sich Geschwüre dieser Art vor allem bei Menschen bilden, die über eine entsprechende Prädisposition verfügen und während eines längeren Zeitraums Wut und Ärger in sich »hineingefressen« haben. Diese unterdrückten Emotionen hinterlassen ihre somatischen Spuren vor allem in den Darmschleimhäuten.

Die Darmwände werden unter Streß übermäßig stark durchblutet und entwickeln eine Hyperaktivität, so daß an einzelnen Gewebestellen Verletzungen entstehen. Die im Übermaß produzierten Enzyme greifen diese Stellen weiter an und machen sie für eine bakterielle Invasion besonders anfällig.

Häufig wird diese Erkrankung von schweren Depressionen oder Verzweiflungszuständen begleitet. Ein unter Dickdarmgeschwüren Leidender ist im allgemeinen übermäßig abhän-

gig, zumeist von der Mutter. Er neigt zum Perfektionismus
sowie zu starrköpfigem Festhalten an bestimmten Verhaltensweisen; außerdem begegnet er seinen Mitmenschen mit gro-
ßem Mißtrauen. Sehr häufig haben solche Menschen in der
Kindheit unter einem übermäßig dominierenden und furcht-
einflößenden Elternteil gelitten, während sich der andere
zurückhaltend und unterwürfig verhielt. Nicht selten kontrol-
lierten sie gerade mit Hilfe ihrer Verschlossenheit und Unbere-
chenbarkeit das Familienleben.

Die Symptome einer Dickdarmerkrankung treten häufig in
Situationen auf, denen sich der Betroffene nicht gewachsen
fühlt. Nicht selten leiden Patienten mit Dickdarmgeschwüren
auch unter Geldsorgen. Die Krankheit kommt oft gerade dann
zum Ausbruch, wenn jemand finanzielle Verpflichtungen
eingegangen ist, die seine Möglichkeiten weit übersteigen.

In Zeiten tiefgreifender Veränderungen muß der einzelne
ein besonders hohes Verantwortungsgefühl sowie gesteigerte
Konzentrations- und Leistungsfähigkeit unter Beweis stellen.
Menschen, die zu Darmgeschwüren neigen, werfen jedoch in
solchen Lebensphasen allzuleicht die Flinte ins Korn. Ihre
Frustrationsgrenze ist sehr niedrig, und sie fühlen sich schon
angesichts relativ geringer Anforderungen völlig hilflos. Jedes
kleine Hindernis verleitet sie zur Kopflosigkeit, so daß sie
ständig einen aussichtslos erscheinenden Kampf um ihre
Selbstbehauptung führen.

Im Zusammenhang mit den Darmerkrankungen verdient
noch die chronische Verstopfung (Obstipation) besondere
Erwähnung. Ihre Ursachen gehen meist auf eine gespannte
Mutter-Kind-Beziehung in der frühen Kindheit zurück. So
kommt es beispielsweise vor, daß ein Kind schon in der Phase
des Sauberkeitstrainings in seinem Machtkampf mit der Mutter
mit Verstopfung reagiert.

Viele Kinder bezwecken mit der Zurückhaltung der Fäzes, ihren Gefühlen des Widerstands und der Ablehnung einer als feindselig und lieblos empfundenen Umwelt Ausdruck zu geben. Das beharrliche Zurückhalten der Fäzes durch das Kind ist ein symbolischer Akt der Herausforderung und häufig Ursache der Verstopfungsprobleme des Erwachsenen.

Das typische Opfer dieser Störung ist pessimistisch, hat keinerlei Vertrauen in seine Umwelt und fühlt sich von allen zurückgestoßen und ungeliebt; gelegentlich leidet es auch unter einer Art »Verfolgungswahn«. Die emotionale Grundhaltung solcher Menschen gegenüber ihrer Umwelt findet Ausdruck in der Ansicht: »Ich habe von den anderen nichts zu erwarten, deshalb habe ich ihnen gegenüber auch keinerlei Verpflichtungen.« Eine andere Variante ist: »Was ich einmal habe, rücke ich nicht mehr heraus.« In solchen Aussprüchen der unbewußt gehegten Überzeugungen drückt sich eine besitzergreifende Einstellung aus; sie ist die Folge mütterlicher Ablehnung und daraus resultierenden Mißtrauens. Insbesondere kleine Kinder betrachten ihre Exkremente als wertvolle Besitztümer, die sie unter solchen Umständen nicht bereit sind herzugeben.

Verstopfung tritt aber auch bei Menschen auf, die fest entschlossen sind, eine Sache durchzustehen, das heißt »auf dem Topf« durchzuhalten, Sieger zu bleiben, selbst wenn sie mit einem Problem konfrontiert werden, das sie nicht lösen können. Sie sind von dem Gefühl durchdrungen: »Ich kann einfach nicht aus mir heraus, ich bin ›verstopft‹, ich muß alles zurückhalten, auch meine Gefühle. Ich habe Angst, mich hinzugeben.«

Ziemlich häufig sind Menschen, die unter Obstipation leiden, auch in der Sexualität zurückhaltend. Sie haben Angst, von dem, was »ihnen gehört«, etwas zu verlieren, wollen alles für sich behalten und nichts verschenken. Immer unterliegen sie unbewußt dem Impuls, durchhalten zu müssen, auch wenn sie es eigentlich gar nicht möchten. Chronische Obstipation verweist auf eine Einstellung grundsätzlicher Zurückhaltung. Oft ist damit die Unfähigkeit verbunden, Gefühle zu investieren und Liebe zu schenken. Mit Gefühlen wird gegeizt!

Auf eine gänzlich anders gelagerte Lebensproblematik verweist die Diarrhö. Durchfallerkrankungen treten besonders dann auf, wenn ein Mensch den Wunsch hat, eine Situation zu bereinigen beziehungsweise sich von etwas oder jemandem zu trennen. Die Ausscheidung von Ballaststoffen ist eine Möglichkeit, den Körper von Substanzen zu befreien, die für ihn nicht länger von Nutzen sind. Häufiger Durchfall deutet aber auch auf die Unfähigkeit, sich mit unangenehmen Fragen in der notwendigen Ausführlichkeit auseinanderzusetzen. Der chronisch Durchfallkranke hat »Schiß«, seine Probleme differenziert und geduldig einer Lösung entgegenzuführen.

Häufig leiden Durchfallkranke unter dem Gefühl der Verlassenheit. Unbewußt herrscht bei ihnen die Grundstimmung vor: »Ich bin im Leben ›durchgefallen‹.« Sie fühlen sich oft ausgenutzt, müssen nach eigener Einschätzung ihr »letztes« Hemd hergeben und haben nicht selten eine solche Wut im Bauch, daß sie auf alles »scheißen« könnten. Die Persönlichkeitsstruktur des Durchfallkranken ist gekennzeichnet durch Labilität, Unselbständigkeit, Verkrampftheit, Asthenie (allgemeine Schwäche), oft auch Mutlosigkeit und Infantilität. Es fehlt ihm an Selbstbewußtsein, und ständig glaubt er sich überfordert. Hinter seinem zurückhaltenden und defensiven Auftreten verbirgt sich in vielen Fällen eine gehörige »Portion« an Aggressionen.

Magersucht, die Angst vor der eigenen Weiblichkeit

Manchmal werden Ärzte von jungen Mädchen konsultiert, deren Anblick wirklich schockierend ist. In den Augen dieser Kranken liegt ein strahlender Glanz, doch ihre Wangen sind hohl, und ihre Wangenknochen zeichnen sich unter der dünnen Haut überdeutlich ab. Jede einzelne Rippe ist sichtbar, und die Schulterblätter scheinen sich geradezu vom Knochengerüst gelöst zu haben. Jeder Wirbel ist einzeln zu sehen, der Bauch sinkt unterhalb der Rippenbögen ein und bildet eine beckenartige Höhlung. Ober- und Unterschenkel sind bis auf die Knochen abgemagert.

Ursache des geschilderten Zustands ist die psychogene Magersucht, in der Fachsprache der Schulmedizin die sogenannte »nervöse« Magersucht (Anorexia nervosa). Von Appetitlosigkeit kann in den meisten Fällen, strenggenommen, nicht die Rede sein, denn ein Großteil der Kranken leidet an quälendem Hunger, und das besonders in der Anfangsphase der Krankheit. Dennoch ist es solchen jungen Mädchen unmöglich zu essen. Es kommt nicht selten vor, daß sie sich sogar zu Tode hungern.

Magersüchtige sind häufig infolge einer Fehlsteuerung ihrer Energie überaktiv. Aufgrund ihrer Nahrungsverweigerung und der erwähnten Hyperaktivität verlieren sie so stark an Gewicht, daß sie ins Krankenhaus müssen, wo sie künstlich ernährt werden. Die meisten von ihnen haben eine starke Abneigung gegen alle Nahrungsmittel. Zunächst richtet sich diese Aversion nur gegen ganz bestimmte Speisen, schließlich greift sie auf alles Eßbare über. Zugleich kreisen jedoch die Gedanken zwanghaft um das Essen und um den Prozeß der Nahrungsaufnahme. Viele dieser Menschen verstehen ihre Verweigerung der Nahrungsaufnahme offensichtlich als ein

Mittel des Machtkampfes. Die Nahrungsverweigerung wird zur Waffe im Kampf gegen andere, meist gegen die Eltern.

Magersüchtige durchlaufen trotz ihrer Abneigung gegen alles Eßbare immer wieder Phasen völlig unkontrollierter Nahrungsaufnahme. Sie erleiden also in Abständen Perioden des Heißhungers. Auslöser dieses Heißhungers sind aggressive, manchmal auch depressive Stimmungen. In solchen Phasen verschlingen sie unglaubliche Mengen an Nahrungsmitteln, zum Beispiel ganze Brotlaibe oder Fleisch und Käse gleich in Pfund- beziehungsweise Kilomengen. Diese Maßlosigkeit ist nur wiederum eine besondere Form der Aggression. Sehr häufig müssen sie das gierig Verschlungene gleich wieder erbrechen; sie können es sich also nicht gestatten, etwas heiß Begehrtes bei sich zu behalten.

Obwohl die betroffenen Frauen – im allgemeinen handelt es sich übrigens um junge Mädchen im Alter von elf bis sechzehn Jahren – sich im strengen Sinne des Wortes nicht krank fühlen, ist die psychogene Magersucht dennoch eine schwere, häufig sogar lebensgefährliche psychosomatische Erkrankung. Ausgelöst wird sie durch einen Angstschock, den dafür besonders prädisponierte junge Mädchen beim Eintreten der Geschlechtsreife erleiden. Solche Mädchen wollen keine Frauen werden; sie haben eine tiefverwurzelte Angst vor der auf sie zukommenden Frauenrolle. Aufgrund der selbstauferlegten Enthaltsamkeit gelingt es ihnen, weiterhin wie ein Mädchen auszusehen.

Infolge Unterernährung entwickeln sich ihre Geschlechtsmerkmale – Schamhaare und Brüste – zurück oder werden in ihrem Wachstum gebremst. Diese Mädchen hungern sich sozusagen zu einem geschlechtslosen Wesen durch. Der Konflikt wird durch Regression abgewehrt und vom genitalen in den oralen Bereich verlegt.

Magersüchtige Mädchen wollen im Grunde genommen gar nicht auf das Essen verzichten, sondern auf die Sexualität. Die Ursache derartiger Ängste kann darin liegen, daß das Mädchen in der Kindheit miterleben mußte, wie ihr dominierender Vater die Mutter als weibliche Vorbildfigur geradezu »erdrückte«. In vielen Fällen ist die Krankheit jedoch auf eine klar dominierende, gängelnde Mutter zurückzuführen, unter deren Fuchtel das Mädchen keine Chance sieht, sich nach seinen eigenen Wünschen zu entwickeln, weshalb die Flucht in die Krankheit als einzige Möglichkeit der Opposition erscheint. Gelegentlich spielt aber auch eine als Konkurrenz empfundene Schwester eine entscheidende Rolle.

Zuckerkrankheit und die Süße der Liebe

Sie ist das Aschenputtel unter den Organen des menschlichen Körpers: die Bauchspeicheldrüse (Pankreas). Sie wiegt nicht einmal hundert Gramm, sieht unscheinbar grau aus und liegt versteckt hinter dem Magen. Wer weiß schon, daß sie für die Verdauung unentbehrlich ist? Dabei reagiert sie schon auf den ersten Bissen. Nur ein bis zwei Minuten nach Beginn einer Mahlzeit sondert sie ihren wasserklaren Speichel ab. Wenn dann später die Nahrung in den Darm gelangt, hat die Bauchspeicheldrüse schon alles zur Weiterverarbeitung der in ihr enthaltenen Fette, Eiweiße und Kohlehydrate vorbereitet. Wer häufig zu üppig ißt und zuviel Alkohol trinkt, der überfordert seine Bauchspeicheldrüse; sie entzündet sich, und das hat schmerzhafte Folgen: Brennen im Bauch, Übelkeit, Erbrechen, Kreislaufbeschwerden.

Noch verbreiteter und folgenschwerer ist eine andere Produktionsstörung. Sie geht von einer Gruppe in der Bauchspei-

cheldrüse isoliert voneinander angeordneter Zellen, den sogenannten Inselzellen aus. Die Inselzellen produzieren das Hormon Insulin. Seine Aufgabe ist es, den Zuckergehalt des Blutes
in Grenzen zu halten. Die durchschnittlich sechs Liter Blut
eines Menschen dürfen insgesamt nicht mehr als sechs Gramm
Zucker enthalten. Gelangt mit der Nahrung mehr Zucker in
das Blut, dann wird der Blutzuckerspiegel vom Insulin gesenkt
und der Zucker in der Leber, den Muskeln und im Gehirn in
eine Art Stärke verwandelt und gespeichert, bis diese bei
körperlicher oder geistiger Anstrengung verarbeitet wird.

Produziert die Bauchspeicheldrüse jedoch zu wenig oder gar
kein Insulin, so steigt der Blutzuckerspiegel an, und der
Betroffene ist zuckerkrank. Diabetes mellitus (von lateinisch
mellitus = honigsüß) heißt das Leiden in der medizinischen
Fachsprache nach einem seiner Hauptsymptome: dem ver-
stärkten Harndrang (deswegen auch die Ableitung von grie-
chisch *diabetes* = die Beine spreizend)'.

Beim Diabetiker gelangt der Zucker direkt aus dem Blut in
den Urin und wird mit diesem ausgeschieden. Weitere Symptome des Diabetes sind starker Durst, Mattigkeit und Abge-
schlagenheit, Neigung zu Juckreiz, Furunkeln und Hautent-
zündungen sowie schlecht heilende Wunden, schließlich noch
Gewichtsabnahme.

Es gibt zwei Typen des Diabetes mellitus: den Jugend- und
den Altersdiabetes. Während der Jugenddiabetes auf einem
absoluten Insulinmangel beruht, weil das Pankreas nur eine
ungenügende Menge des Hormons bereitstellt, ist der Altersdiabetes durch einen relativen Insulinmangel charakterisiert,
das heißt, an ihm leiden nur bereits erwachsene und zumeist
übergewichtige Menschen, bei denen aufgrund einer Überfet-
tung der Gefäße und Zellen das eigentlich in genügender
Menge vorhandene Insulin seine Funktion nicht mehr ausrei-

chend erfüllen kann. Daher reicht häufig schon eine gezielte Diät, um diesen zweiten Typus der Krankheit unter Kontrolle zu bringen.

Wer sich selbst Gewißheit darüber verschaffen will, ob er an Diabetes leidet, kann in jeder Apotheke einen speziellen Teststreifen erhalten, den er – nach Anweisung – in seinen Urin tauchen muß. Bestimmte Verfärbungen des Streifens zeigen dann an, ob man zuckerkrank ist oder nicht.

In seinem Buch *Krankheit als Weg* deutet der Psychologe THORWALD DETHLEFSEN, ausgehend von der Symbolik der Nahrung (Zucker, süße Sachen = Liebe, Zuwendung), den Diabetes als eine Störung der Liebesfähigkeit. Da man Liebe nur annehmen kann, wenn man auch zu geben bereit ist, zwingt der Diabetes den an ihm Erkrankten, seine »Liebe« in Form von nichtassimiliertem Zucker im Urin herzugeben. Der Diabetiker will Liebe. Er traut sich nur nicht, in dieser Hinsicht aktiv zu werden, und zugleich sehnt er sich danach. Er kann jedoch keine Liebe bekommen, weil er sie nicht zu geben bereit ist und sie nicht zu geben gelernt hat. Daher fällt der »Zucker der Liebe« durch ihn hindurch, und er muß ihn unassimiliert wieder ausscheiden.

Natürlich ist diese Darstellung vereinfachend, dennoch enthält sie einen Wahrheitskern.

Der Diabetes mellitus ist eine erblich bedingte chronische Stoffwechselkrankheit und beruht auf einem relativen oder absoluten Insulinmangel. Die von ihm verursachten metabolischen Veränderungen (Metabolismus = Stoffwechsel) bestehen in einer Erhöhung des Blut-Glukose-Spiegels sowie in Störungen des Fett- und Eiweißstoffwechsels.

Aber die Tatsache seiner Erblichkeit allein erklärt zum Beispiel noch nicht, warum der Diabetes bei diesem oder jenem Menschen zu diesem oder jenem Zeitpunkt in dessen

Leben auftritt. ARTHUR MIRSKY erklärt hinsichtlich der
Krankheitsentstehung: »Psychosomatisch heißt nicht psychogen; es bedeutet auch nicht, daß eine erbliche Dominante fehlt.
Es besagt nur, daß für die Entwicklung einer Krankheit ein aus
dem Erleben stammender Faktor eine wesentliche, aber nicht
allein ausschlaggebende Rolle spielen muß.«

Wenn wir uns die vorstehend erwähnte Interpretation
THORWALD DETHLEFSENS einmal näher anschauen, so muß
uns auffallen, daß sie im Grunde genommen keinen eindeutigen psychosomatischen Ansatzpunkt bietet. Als wissenschaftlich haltbar kann jedoch die Behauptung gelten, daß in den
meisten Fällen dem Ausbruch des Diabetes eine Phase schwer-
ster seelischer Belastungen vorhergeht. Besonders Verlassen-
heitsgefühle spielen in diesem Zusammenhang eine entscheidende Rolle. Sehr häufig ist auch ein Todesfall oder eine
Scheidung der akute Anlaß des Ausbruchs oder einer Ver-
schlimmerung der Krankheit. Auslöser des sogenannten
Altersdiabetes sind vor allem depressive Zustände, die im
allgemeinen von Fettsucht begleitet sind.

Im übrigen leben die meisten Diabetiker in einem chronischen Angstzustand und daraus resultierend in ständiger
Flucht- und Alarmbereitschaft. So stellten beispielsweise Wissenschaftler, die sich mit jugendlichen Diabetikern über deren
Krankheit unterhielten, fest, daß allein das Anrühren dieses
emotionsbeladenen Themas schon den Glukosespiegel der
Kranken ansteigen ließ. In einem anderen Fall mußte ein
Mädchen immer dann wegen drohenden diabetischen Komas
in die Klinik eingeliefert werden, wenn das nur mühsam
gewahrte Familiengleichgewicht verlorenzugehen drohte.

Labile Familienverhältnisse sind bei vielen Zuckerkranken
beobachtet worden. Vor diesem Hintergrund erweist sich auch
die Berechtigung von Dethlefsens Definition des Diabetes als

»Zuckerdurchfall« und somit »Liebesdurchfall«. Ein labiles Familienleben bedeutet schließlich nichts anderes als »Liebesverlust«.

Aus solchen Beobachtungen ziehen Fachleute den Schluß, daß in die allgemeine Therapie eines Diabetikers auch eine Klärung seiner Familiensituation sowie seiner Beziehungen zu seiner sozialen Umwelt mit einbezogen werden müßte. Da emotionale Konflikte nicht nur akute, sondern auch chronische Stoffwechselveränderungen mit den daraus resultierenden Gesundheitsschäden bewirken können, sollte ein Arzt gerade solchen Konflikten seine besondere Aufmerksamkeit widmen. Die Nahtstelle zwischen Seele und Leib besteht sowohl aus dem vegetativen Nervensystem als auch aus der Gesamtheit der endokrinen Drüsen mit ihrer Hormonausschüttung, die ihrerseits wiederum den Stoffwechsel beeinflußt.

Wenn es an die Nieren geht

Die Nieren sind die Ausscheidungsorgane der Abbauprodukte des Stoffwechsels und körperfremder Stoffe; sie dienen als Regulatoren des Salz- und Wasserhaushalts unseres Körpers und sorgen für das Gleichgewicht von Säuren und Basen.

Täglich werden die Nieren von etwa 1500 Litern Blut durchströmt. Über feine Bläschen stehen die Nierenkapillaren in engem Kontakt mit den kleinsten Harngängen, und ungefähr 150 Liter Primärharn (ein Filtrat des Blutserums) werden täglich von ihnen gefiltert an die besagten Harngänge weitergeleitet. Im weiteren Verlauf der Harnkanälchen werden ein Großteil der Flüssigkeit und alle anderen für den Körper brauchbaren Substanzen rückresorbiert, der Harn wird dann »eingedickt« und in einer Menge von 1,5 bis 1,8 Litern pro Tag ausgeschieden. Dieser Urin enthält schließlich die von den Nieren aus dem Blut herausgefilterten Abfallstoffe.

Nierenerkrankungen sind so komplex, daß sich die für ihre Entstehung ausschlaggebenden psychosomatischen Zusammenhänge nur schwer überschauen lassen, vor allem auch deshalb, weil eine Fehlfunktion der Nieren häufig auf andere Organerkrankungen zurückgeht. So ist beispielsweise ein überhöhter Blutdruck nicht nur eine Sache des Herzens, sondern beeinflußt auch den Zustand der Nieren, die ebenfalls Kreislauforgane sind.

Auffällig ist, daß Nierenerkrankungen sehr oft im Zusammenhang mit dem Verlust eines Menschen oder anderer »Besitztümer«, beispielsweise der sozialen Position oder des Arbeitsplatzes, auftauchen. Funktionsstörungen der Nieren beruhen also, vom psychosomatischen Standpunkt aus betrachtet, auf unverarbeiteter Trennungstrauer. Der Tod eines nahestehenden Menschen sowie der Verlust des Partners infolge Scheidung sind beim Erwachsenen die häufigsten Auslöser von Nierenerkrankungen. Ursächlich dafür ist die Unfähigkeit, nach dem Verlust eines geliebten Menschen echt zu trauern. Aber versteckt sind auch Wut, Haß und Aggressionen im Spiel. Für manche Menschen scheint es leichter zu sein, über den Verlust einer Niere zu trauern, als sich mit dem Verlust eines anderen Menschen auseinanderzusetzen.

Nierenerkrankungen stehen aber auch in einem bisher noch nicht ganz enträtselten Zusammenhang mit Trotz und Aggressivität. So kommt es zum Beispiel nach der operativen Entfernung einer Niere – also des Organs, das mit infantilem Trotz besetzt war – bei den Betroffenen nicht selten zu heftigen Trotz- und Aggressionsphasen. Für Nierenkranke typische Formen der Abwehr sind Verleugnung, Verschiebung, Rationalisierung und Projektion, somit vor allem die Abwehrmechanismen, die der analen Phase der psychosexuellen Entwicklung zuzuordnen sind. Das wird besonders dann verständlich, wenn wir bedenken, daß die Nieren zum analen Bereich gehören. Penis und Vagina, also die »verlängerten« Nieren, sind Ausscheidungs- und Sexualorgane.

Nierenkranke neigen dazu, ihren Zustand zu beschönigen. Ob es sich nun um den Verlust des Partners, der Eltern oder eines anderen geliebten Menschen handelt, meist reagieren sie mit einer Regression in frühkindliche Entwicklungsphasen. Weil beim Verlust eines Menschen nicht nur Trauer auftritt, sondern auch aggressive, objektgerichtete Wut, die sie sich und der Gesellschaft jedoch nicht eingestehen können, verfallen solche Menschen in den entsprechenden Situationen in eine regressive Phase.

Wie stark der Bezug der Nieren zum Thema Partnerschaft und Kontaktfähigkeit ist, läßt sich auch leicht an bestimmten Gewohnheiten des täglichen Lebens ablesen. Wenn Menschen einander begegnen und miteinander in Kontakt treten, ist es üblich, miteinander ein Glas Wein oder Bier zu trinken. Dieser Brauch hat unübersehbar gewisse regressive Tendenzen. Kontakt und Trinken stehen symbolisch auch für Kontakt und Mutterbrust. Trinken stimuliert aber darüber hinaus auch das Kontaktorgan Niere und somit die psychische Kontaktfähigkeit.

Immer wieder zeigt sich aber in der therapeutischen Praxis, daß Angstzustände die Nierenfunktion negativ beeinflussen. Wann immer sie Angst verspüren, stellt sich bei sehr vielen Menschen ein verstärkter Harndrang ein. Sie machen im bildlichen Sinne »in die Hose«.

Unübersehbar sind die regressiven Tendenzen auch bei Patienten, die einer »Blutwäsche«, der Entfernung von Harnstoffen aus dem Blut (Dialyse) unterzogen werden. In ihrer

Abhängigkeit wird der Wunsch nach einer »Rückkehr in den Mutterleib« besonders deutlich. Der Fetus ist im Mutterleib über die Nabelschnur mit dem Blutkreislauf der Mutter verbunden und wird auf diese Weise mit allem für sein junges Leben Notwendigen versorgt. Ein Dialysepatient übergibt sich auf symbolischer Ebene gleichsam einer »Maschinenmutter«, um sich von ihr das Blut von allen Schadstoffen reinigen zu lassen. Die Funktion, die für den Fetus die Mutter erfüllt hat, übernimmt also hinsichtlich eines Menschen mit Niereninsuffizienz eine Maschine. Da sein Organismus dazu nicht in der Lage ist, übernimmt sie für ihn die Arbeit der Blutreinigung und somit auch symbolisch die »Entgiftung« seines Seelenhaushalts von negativen Gefühlen.

Blase und Regression

Die Blase sammelt den von den Nieren herausfiltrierten Urin. In dem Maße, wie sie sich mit Urin anfüllt, entsteht ein Druck, der nach Erleichterung drängt. Das Urinieren, das »Loslassen« des Harns, führt dann zu der gewünschten Erleichterung.

Nicht wenige Menschen leiden, wenn sie unter psychischem Druck stehen, beispielsweise vor Prüfungen und ganz allgemein in Situationen, die Angst erzeugen, unter erhöhtem Harndrang. Dieses Symptom bezeugt den Wunsch des betreffenden Menschen nach Selbstaufgabe, das heißt, er möchte die Verantwortung für sein Tun aufgeben und die Dinge »fließen« lassen.

Die Unfähigkeit, den Harn zu halten, verweist auf stark regressive Tendenzen. Eine besondere Rolle spielt in diesem Kontext der Aspekt der »Machtausübung«. Einem Säugling werden mehrmals täglich die Windeln gewechselt. Damit erfährt das Kind eine der vielen Aufmerksamkeiten und Zuwendungen, die die symbiotische Bindung zwischen Mutter und Kind ausmachen. Fühlt ein dem Säuglingsalter entwachsenes Kind sich jedoch von den Eltern, vornehmlich von der Mutter, vernachlässigt, so besteht die Gefahr, daß es wieder in diese frühkindliche Phase zurückfällt. Ein besonders typisches Beispiel für solche Regression ist das von neuem auftretende Bettnässen.

Steht ein Kind tagsüber von seiten des Elternhauses, im Kindergarten oder in der Schule unter unerträglichem Druck, so daß es nicht »loslassen« kann, wird es diese Probleme möglicherweise unbewußt über das Bettnässen zu lösen versuchen. Das Bettnässen hat in einem solchen Fall die Funktion, den Tagesdruck abzulassen und bietet zugleich eine Möglichkeit, den ansonsten übermächtigen Eltern ihre eigene Hilflosigkeit vor Augen zu führen. So kann das Kind den ihm aufgelasteten inneren Druck wieder an die Bezugspersonen zurückgeben.

Unter einem anderen Aspekt betrachtet ist das Bettnässen eine Kompensation für »ungeweinte Tränen«, die auf diese Weise sozusagen über die Blase abfließen können. Bedauernswerterweise verlernen manche Kinder schon sehr früh das Weinen, weil es ihnen von den Eltern verboten wird. So bleibt dem Kind keine andere Möglichkeit, als seine »ungeweinten Tränen« über die Blase abzulassen. Es ist bekannt, daß das bei Wut und Aggression vermehrt ausgeschüttete Streßhormon Adrenalin durch den Tränenfluß abgebaut wird und sich auf diesem Weg eine beruhigende Wirkung einstellt. Überschüssiges Adrenalin wird aber auch von den Nieren abgebaut, so daß also zwischen Weinen und Bettnässen nicht nur ein symbolischer, sondern auch ein biochemischer Zusammenhang besteht.

Das »Gegenteil« des unkontrollierten Harnflusses ist das Harnverhalten. Das Harnverhalten ist auf eine im allgemeinen seelisch bedingte Verkrampfung bestimmter Muskelpartien zurückzuführen. Es tritt auf bei frigiden Frauen und Frauen mit Vaginismus (Scheidenkrampf). Die enge anatomische Verknüpfung von Ausscheidungsfunktion und Sexualfunktion erklärt, warum häufig sexuelle Abwehrvorgänge zum Harnverhalten führen.

Von Harnverhaltung betroffen sind vor allem Menschen, die in psychosexueller Sicht »unterentwickelt« sind und daher die »Bewältigung« von Triebkonflikten auf eine infantile Ebene verlagern, auf welcher das Körperkonzept noch keine ausreichende Differenzierung zwischen Ausscheidungsfunktion und Genitalfunktion erfahren hat. Hemmungen im »Loslassen« des Harns deuten daher auf die Unfähigkeit, bestimmte tiefverwurzelte innere Konflikte in der Weise des Erwachsenen auszuagieren und sich so von ihnen zu entlasten.

6
Die Haut – und was nicht alles unter die Haut geht

Die Funktionen der Haut

Die Hautoberfläche weist eine enorm große Zahl sensorischer Wahrnehmungsorgane auf, die Empfänger der verschiedenen Reize – wie Hitze, Kälte, Berührung oder Schmerz – sind. Man nimmt an, daß auf 100 Quadratmillimetern Hautfläche durchschnittlich etwa 50 solcher Wahrnehmungsorgane kommen. Die Frequenz der Tastkörperchen variiert zwischen 7 bis 135 pro Quadratzentimeter Hautfläche. Die Zahl der von der Haut zum Rückenmark verlaufenden sensiblen Nerven beträgt über eine halbe Million.

Die Haut ist das bei weitem größte organische System des Körpers, das größte Wahrnehmungsorgan, und erstreckt sich beim Erwachsenen über 18 000 Quadratzentimeter Fläche. Ihr Gewicht macht etwa sechzehn bis achtzehn Prozent des Körpergesamtgewichts aus. Die Haut hat vier physiologische Funktionen. Sie dient

1. als Schutzfilm des Organismus gegen mechanische Verletzungen, Strahlenschäden und gegen das Eindringen fremder Substanzen und Organismen;
2. als Sinnesorgan;
3. als Träger des Stoffwechsels, Fettdepot und Stoffwechselorgan beim Wasser- und Salzmetabolismus der Perspiration.

In der Umgangssprache gibt es eine Unzahl metaphorischer

Wendungen, die Zeugnis ablegen von der elementaren Bedeutung der Haut für das menschliche Leben. So spricht man beispielsweise davon, daß einem etwas »unter die Haut geht«, oder es ist von einem »dünn-« beziehungsweise »dickhäutigen« Menschen die Rede.

Hautkrankheiten, wenn die Haut »zornig« ist

In einem Experiment, das der Erforschung möglicher psychosomatischer Ursachen von Allergien diente, ließ man eine Gruppe von Patienten, die gegen die Pollen bestimmter Pflanzen allergisch waren, im Wartezimmer eines Allergiearztes Platz nehmen.

An der Wand befand sich eine Tafel, die anzeigte, daß die Luft in diesem Raum besonders viele Pollen enthalte. Einige der Versuchspersonen entwickelten daraufhin sofort deutliche Heuschnupfensymptome. In Wirklichkeit war die Pollenkonzentration in dem Zimmer jedoch keineswegs übermäßig hoch. Die Tafel war nur angebracht worden, um die Reaktionen allergischer Patienten zu testen.

Diese Anekdote zeigt sehr klar, daß Allergien aufgrund psychischer Faktoren entscheidend beeinflußt werden.

Menschen, die an einer Allergie leiden, entwickeln gegenüber bestimmten Substanzen eine besondere Sensibilität, die anderen Menschen fremd ist. Die symptomauslösenden Substanzen – die sogenannten Allergene – können bestimmte Nahrungsmittel, aber auch Pollen, Staubpartikel, Kosmetika, Tierhaare, Medikamente und vieles andere mehr sein. Kommt ein dafür besonders sensibilisierter Organismus mit bestimmten Allergenen in Kontakt, produziert er wie zur Abwehr einer Krankheit Antikörper. Diese verhalten sich gegenüber den

Allergenen, als ob diese Substanzen gefährliche Mikroben oder andere Krankheitserreger seien. Ein Allergiekranker reagiert auf diesen »Kampf« mit der Entwicklung bestimmter allergischer Symptome, und zwar vorzugsweise im Bereich der Nase, der Augen, der Bronchien und der Haut.

Die Anfälligkeit für Allergien scheint auch auf Vererbung zu beruhen. Es gibt Allergiker, deren Verwandte mehr oder weniger vollzählig ebenfalls an Allergien leiden. Andererseits haben manche Menschen zwar eine Anlage zu Allergien mitbekommen, sie entwickeln allerdings nie die entsprechenden Symptome. So hat man mit Hilfe von Hauttests herausgefunden, daß bestimmte Versuchspersonen auf diverse Substanzen zwar empfindlich reagieren, ohne daß jedoch allergische Symptome auftreten.

Wer eine spezielle Disposition für Allergien mitbringt, entwickelt unter der Einwirkung von emotionalem Streß häufig die entsprechenden Symptome. So erscheinen bei potentiellen Heuschnupfenopfern in psychischen Streßsituationen im allgemeinen besonders schwere Symptome. Umgekehrt ebben die Symptome stark ab in Perioden relativer Ruhe und Entspanntheit, selbst wenn zum Beispiel die Pollenkonzentration in der Umgebung solcher Menschen gleichbleibend hoch ist.

Psychisch bedingte Hauterkrankungen mit Bläschenbildung (Neurodermitis) stehen in einem engen Zusammenhang mit verdrängten Aggressionen. Solche »nervösen« Hauterkrankungen sind häufig mit einem Juckreiz verbunden. Dieser Juckreiz kann als Korrelat aggressiver Affekte auftreten. Tatsächlich findet man Patienten mit derartigen Erkrankungen, beispielsweise Psoriasis (Schuppenflechte), oft von einem enormen Haß erfüllt, der ihnen bisweilen sogar bewußt ist und sich als Projektion auf Menschen ihrer näheren Umgebung richtet, der aber eigentlich einer frühkindlichen Bezugsperson gilt.

Nicht selten lassen solche Menschen ihrem Haß freien Lauf; sie tyrannisieren ihre Umgebung und erleiden recht häufig aggressive Ausbrüche. Jede dieser aggressiven Phasen ist mit einem neuen Schub von Juckreiz und einem erneuten »Aufblühen« der Hautkrankheit verbunden.

Im Verlauf einer psychotherapeutischen Behandlung verschwindet allmählich die ungesteuerte Aggressivität und somit auch die Neurodermitis. Zwar werden solche Menschen durch eine Therapie nicht gerade zu »Lämmchen« umerzogen, und das ist ja auch gar nicht das Ziel, aber sie lernen, ihre aggressiven Impulse zu kontrollieren und ihnen nicht willkürlich nachzugeben, so daß auch die aggressiven »Hautschübe« allmählich abklingen können.

Nervöse Hauterkrankungen weisen im allgemeinen auf eine Regression des Betroffenen auf frühkindliche Erfahrungs- und Verhaltensmuster hin. Deshalb ist die Wahrnehmung und Einschätzung der aktuellen realen Situation in starkem Maße durch assoziative Verknüpfungen mit infantilen Szenen mitbestimmt. Solche Menschen sind nicht in der Lage, ihre aggressiven Reaktionen auf den jeweiligen aktuellen Anlaß zu beschränken, sondern sie reagieren jedesmal gleichzeitig auf alle Faktoren, die in ihnen auf assoziative Weise zusammenhängen.

Das heißt mit anderen Worten: In bestimmten Situationen sind sie beispielsweise aus aktuellem Anlaß wütend. Das Ausmaß der Wut oder Aggression steht jedoch nicht mehr in einer »gesunden« Relation zu ihrem konkreten Anlaß. In der aktuellen Situation werden gleichsam nicht verarbeitete Emotionen aus der frühen Kindheit aktiviert, die im Gefühlsleben des Betreffenden immer noch ihre »geisterhafte« Existenz fristen und ihn in maßlos übertriebener Weise reagieren lassen.

Ganz offensichtlich entsprechen die somatischen Symptome bestimmter seelisch bedingter Erkrankungen dem Entwicklungsstand ihnen korrelierender Ichfunktionen. Eine Neurodermitis scheint somit maßgeblich durch die Unfähigkeit verursacht, Aggressionen zu neutralisieren.

Es besteht daher vermutlich eine Parallele zwischen einem infantilen Modus der Konfliktverarbeitung und der Somatisierung der daraus resultierenden Fehlentwicklungen. Die assoziative Verknüpfung aktueller Anlässe zur Wut mit infantilen Aggressionsauslösern verurteilt folglich jede »adäquate« Abfuhr dieser infantilen Wut von vornherein zum Scheitern.

Diese Form der »Erledigung« uralter Aggressionen ist genauso aussichtslos wie etwa die nachträgliche Befriedigung frühkindlicher Triebwünsche. Solange solche Aggression in Wirklichkeit den Bezugspersonen der Kindheit gilt, läßt sie sich nicht durch aggressives Verhalten erledigen.

Das seelische Gleichgewicht Neurodermitiskranker wird im übrigen noch zusätzlich durch die narzißtische Regression belastet, die im Gefolge der somatischen Symptombildung auftritt. Erst wenn solche Menschen lernen, ihre Konflikte ihrem Alter gemäß zu lösen, und ihre wichtigsten Ichfunktionen gestärkt sind, sind sie auch in der Lage, bei entsprechenden Anlässen auf dem Niveau der aktuellen Situation zu reagieren. Das heißt, wenn sie wütend werden, dann handelt es sich tatsächlich um eine Gegenwartswut, die auf der ihr entsprechenden Ebene ausgetragen wird.

Die Haut als Projektionsfeld der Klage

Es gibt ein großes Spektrum von Hautkrankheiten, von denen nur wenige eindeutig als seelisch beziehungsweise eindeutig als somatisch bedingt klassifiziert werden können. Die meisten dieser Erkrankungen sind multifaktoriell bedingt: sie bedürfen zu ihrer Entstehung zwar einer somatischen Prädisposition; ob sie jedoch tatsächlich ausbrechen, hängt weitgehend von seelischen Faktoren ab. Daher muß man in jedem Einzelfall die verschiedenen Faktoren gegeneinander abwägen. Grundsätzlich lassen sich drei große Formenkreise gegeneinander abgrenzen:

1. Psychisch verursachte Hauterkrankungen, also Hautveränderungen auf intakter Haut, die durch eine seelische Störung allein entstanden sind.
2. Psychoneurotisch bedingte Hauterkrankungen, das heißt ursprünglich harmlose Hautveränderungen, die sich infolge einer neurotischen Charakterstruktur zu schweren Hautkrankheiten auswachsen.
3. Psychosomatische Hauterkrankungen: zu dieser Gruppe gehören all jene Hautkrankheiten, die zwar erblich fixiert, bezüglich ihres Ausbrechens jedoch von seelischen Faktoren abhängig sind.

Wenn sich für eine Hautaffektion kein eindeutiger organischer Befund erstellen läßt, so kann man in den meisten Fällen davon ausgehen, daß eine seelische Störung die Haut als Projektionsfeld zur »Klage« benutzt. In der Symptomatik zeigen sich in solchen Fällen:

○ Gefühle der Unreinheit, besonders im sexuellen Bereich;
○ chronische Angst- und Spannungszustände;
○ unterdrückte Aggressionen oder
○ Minderwertigkeitsgefühle.

Viele Psychosomatiker sehen in bestimmten Hautkrankheiten ein »unterdrücktes Weinen der Haut«, das heißt einen Ausdruck eines ständigen inneren Spannungszustandes und einer fortlaufend unterdrückten Angst. So tritt zum Beispiel Nesselsucht (Urtikaria) in erster Linie bei solchen Patienten auf, die sich ständig unterdrückt und schlecht behandelt fühlen. Solche Menschen beschäftigen sich hauptsächlich mit dem, was ihnen angetan wird, ohne allerdings auf Rache zu sinnen oder nach Lösungen zu suchen. Im allgemeinen weisen sie eine durch und durch masochistische Charakterstruktur auf und fühlen sich ihrer Umwelt hilflos ausgeliefert.

Schwache Nesselsuchtreaktionen treten auf, wenn Patienten sich den Blicken anderer Menschen hilflos und voller Scham ausgeliefert fühlen.

Während es kaum Stimmen gibt, die den grundsätzlichen Einfluß von Gefühlen, Lebenseinstellungen und Erfahrungen auf das Körpergeschehen verneinen, gibt es andererseits sehr wenig Übereinstimmung hinsichtlich der Frage, wie stark solche Einflüsse wirken. Wenn jemand beispielsweise nervös ist und ein flaues Gefühl in der Magengegend verspürt, so bringt er selbstverständlich dieses physische Symptom mit einem emotionalen Streß in Verbindung. Oder wenn jemand nach einem Streit feststellt, daß sein Nacken steif ist, und fühlt, daß Kopfschmerzen im Anzug sind, dann wird er sich wahrscheinlich sagen, daß der Streit die Anspannung verursacht hat. Wie weit aber verfolgen wir im allgemeinen schon die psychosomatischen Zusammenhänge solcher Symptome zurück? Wer kommt schon auf die Idee, daß Halsschmerzen etwas mit unterdrücktem Zorn zu tun haben könnten? Wer gibt schon zu beziehungsweise hat ein Bewußtsein davon, daß ein Asthmaanfall etwas mit nicht übernommener Verantwortung für infantile Wut zu tun haben kann? Oder wer gesteht sich schon ein, daß seine Hämorrhoiden etwa damit zusammenhängen, daß er seine Gefühle zurückhält?

Der Wunsch nach Berührung und die Berührungsangst

Daß die Haut in der Sexualität eine große Rolle spielt, ist bekannt. Die Hautnähe eines Partners und das Gefühl seiner Wärme sind wesentliche Bestandteile einer Liebesbeziehung. Gestörte Menschen interessiert an der Zuneigung eines Partners jedoch *nur* die körperliche Wärme. Sie selbst sind »kalte« Menschen, die erst in einer »warmen« Atmosphäre auftauen und stundenlang in einer Wanne mit warmen Wasser oder vor der Heizung sitzen können.

Der Zusammenhang zwischen Berühren und Kennenlernen oder Verstehen wirft eine wichtige Frage für die Therapie gestörter Menschen auf. Kann man einen anderen Menschen wirklich kennen, ohne ihn zu berühren? Und wie kann man ein Gefühl für einen Menschen entwickeln, wenn man ihn nicht berührt? Die traditionelle Psychoanalyse, die bekanntlich um sexuellen Regungen vorzubeugen, jeden körperlichen Kontakt zwischen dem Patienten und dem Therapeuten vermeidet, errichtet eine Schranke zwischen zwei Menschen, die eigentlich in Berührung kommen sollten, und zwar unmittelbarer, als es durch verbale Kommunikation möglich ist.

Wenn der Therapeut den Körper seines Patienten berührt, kann er vieles feststellen, was ihm ansonsten verborgen bliebe: »Er spürt, wie weich oder hart die Muskulatur ist, wie trocken die Haut ist, wie lebendig die Gewebe sind. Mit Berührungen kann er dem Patienten die Botschaft vermitteln, daß er ihn als körperliches Wesen empfindet und akzeptiert und daß Berührungen eine natürliche Form des Kontakts sind.« Diese

Worte stammen von dem schon mehrfach zitierten ALEXANDER LOWEN.

Wenn ein Patient von seinem Therapeuten berührt wird, so spürt er, daß dieser sich um ihn sorgt, sich für ihn engagiert. Dieses Gefühl haben wir alle erstmals im Kontakt mit unserer Mutter kennengelernt, die uns als Kind mit Liebe und Zärtlichkeit verwöhnt hat; jedenfalls hätte es so sein sollen.

Die meisten Menschen unserer Gesellschaft leiden jedoch darunter, daß sie als Kinder zuwenig berührt worden sind. Dieser Entzug führt dazu, daß sie zwar berührt und gehalten werden möchten, aber Angst haben, darum zu bitten oder sich darum zu bemühen. Physischer Kontakt ist für sie ein Tabu, weil sie ihn geistig mit einem sexuellen Akt assoziieren. Da dieses Tabu jedoch die Kontaktfähigkeit eines Menschen erheblich vermindert, muß der Therapeut seinerseits versuchen, es aus dem Weg zu räumen, wenn die Behandlung Erfolg haben soll. Deshalb demonstrieren Körpertherapeuten, daß sie keine Angst davor haben, einen ihrer Hilfe anvertrauten Menschen zu berühren und mit ihm in Berührung zu bleiben; und daher ist es auch so wichtig, wie ich noch an anderer Stelle darstellen werde, daß Psychotherapie mit Körperarbeit gekoppelt wird. Entscheidend ist allerdings die Art und Weise dieses Körperkontakts.

Natürlich kann man einen Menschen, besonders einen Angehörigen des anderen Geschlechts, so anfassen, daß die Berührung und der körperliche Kontakt erotisierend wirken. Derartige Berührungen bestätigen ihn dann allerdings nur in seinen tiefverwurzelten Ängsten vor körperlichem Kontakt und verstärken somit das Tabu. Da nützt es auch nichts, wenn der Therapeut versichert, es sei alles in Ordnung. Ein solches Verhalten ist nämlich *nicht* in Ordnung. Jedes sexuelle Engagement des Behandlers führt dazu, daß sich der Behandelte verraten fühlt und sein Vertrauen in die therapeutische Beziehung verliert. Er durchlebt dann einmal mehr das Trauma, das seine Kind-Eltern-Beziehung beherrschte.

Berührungsangst ist eine der Hauptursachen psychogener Hauterkrankungen. Oftmals sind mit diesen Angst, Aggressionen, ja sogar Haß und Ekel verbunden, also Widerstände, die ihren Ursprung auf infantiler Ebene haben. Tatsächlich leiden viele Menschen unter allergischen Hautreaktionen wie Rötungen, Juckreiz und Ausschlägen. Derartige Hautreaktionen lassen sich auch bei Menschen beobachten, die bei Hauttests keine Allergieanfälligkeit zeigen, was nur die These vom psychogenen Ursprung vieler Hautkrankheiten belegt.

Viele Hautärzte und Psychiater sind der Ansicht, daß Emotionen bei der Entstehung gewisser Hautleiden eine wichtige Rolle spielen. Juckreiz hat seinen Ursprung beispielsweise häufig in unterdrückten sexuellen Regungen, vor allem wenn er im Genital- oder Analbereich auftritt. Das Kratzen der erogenen Zonen führt dann zwar zunächst zu sexuellem Lustgewinn, in der Folge erweisen sich jedoch die durch das Kratzen verursachten Wunden als Strafe.

Der Psychologe RENÉ SPITZ kam im Rahmen einer wissenschaftlichen Studie zu dem Ergebnis, daß Kleinkinder, die an Ekzemen leiden, ein abnorm großes Verlangen nach zärtlichen Kontakten aufweisen; ihre Hautoberfläche schreit geradezu nach Stimulation und Befriedigung. Ihre Mütter jedoch zeigen im allgemeinen eine starke Scheu vor solchen Kontakten, so daß die Kleinen gezwungen sind, ihre Not in Form von Hautausschlägen zu somatisieren.

Zusammenfassend läßt sich sagen, daß gerade die Hautkrankheiten reiches Anschauungsmaterial dafür bieten, wie eng seelisches und körperliches Wohlbefinden miteinander verknüpft sind.

7
Auf eigenen Füßen stehen –
und auf den Gefühlen

Angst führt zur Erstarrung

Seelische Abwehrmechanismen haben die Aufgabe, vor Schmerzen und Angst zu schützen; sie sind gleichsam eine Mauer der Angst. Wenn wir diese Abwehr aufgeben, so empfinden wir auch keine Angst mehr, sondern in erster Linie Lust. Abwehrmechanismen verurteilen den Menschen zur Angst. Anders ausgedrückt: Erst unsere inneren Abwehrmechanismen schaffen die Voraussetzung für Angst. Wie ist es nun aber möglich, daß Abwehrmechanismen zwei Funktionen ausüben, die auf den ersten Blick so entgegengesetzt sind? Sie schützen vor Angst und schaffen gleichzeitig die Voraussetzung für Angst.

Eines ist klar: Eine Abwehrhaltung entwickelt sich ursprünglich nicht, um das Individuum vor Angst zu schützen, sondern davor, durch Angriffe oder Zurückweisung verletzt zu werden. Ein Mensch, der wiederholt verletzt worden ist, errichtet Abwehrbastionen, die ihn in der Zukunft vor solchen Verletzungen bewahren sollen. Mit der Zeit wird die Aufrechterhaltung dieser Abwehrbastionen Bestandteil des täglichen Lebens, eine Lebensgewohnheit.

Nach und nach erweisen sich diese inneren Mauern jedoch als ein Gefängnis der Angst, und da wir spüren, daß immer noch Angst in uns ist, bauen wir unsere innere Festung immer stärker aus, um uns vor vermeintlichen Feinden zu schützen.

Wir wollen etwas ausschließen und spüren nicht, daß wir es gerade eingeschlossen haben. Wir und die Angst befinden uns gemeinsam in einem Kerker, bei dessen Planung und Errichtung wir die Türen und Fenster vergessen haben. Unsere Schutz- und Trutzburg wird somit immer mehr zu einem Hindernis der Persönlichkeitsentfaltung.

Aber die Mauer, mit der wir uns innerlich umgeben, hat auch Folgen für unser Muskelsystem, welches das Skelett umschließt: es erstarrt. Unser Fühlen hat verschiedene Ebenen oder Intensitätsstufen. Wenn die nach außen fließende Gefühlsmenge die von dem jeweiligen Grad der Muskelverspannungen gesetzten Schranken beachtet, entsteht keine Angst. Die Angst entwickelt sich erst, wenn ein Gefühl auftaucht, das mit den bekannten Mitteln nicht mehr zu beherrschen ist und deshalb in panischem Schrecken abgewürgt wird. Die Panik nun wiederum führt dazu, daß der betroffene Mensch sich fast hundertprozentig verschließt und somit den Organismus in seinen Lebensäußerungen erheblich beschränkt.

Diesem Phänomen der körperlichen wie seelischen Erstarrung begegnet man in psychotherapeutischen Sitzungen sehr häufig. Ursache dafür sind die Angst vor und Abwehr von früher durchlebten Gefühlen, die bisher verdrängt waren und nun ins Bewußtsein drängen. Darauf reagiert die Angst mit dem Totstellreflex »Ich weiß von nichts«. Eine gute Therapie bewirkt daher zunächst eine Steigerung der Gefühlsintensität, dann der Angst und schließlich der Lust.

Die Unterdrückung der Angst führt aber auch zur Unterdrückung der Aggression. Da – angeblich – nichts vorhanden ist, was man fürchten muß, gibt es auch nichts, worauf man zornig sein könnte. Unterdrückte Gefühle haben jedoch die Eigenschaft, indirekt hervorzubrechen. Unsere Gefühle verbarrikadieren sich in unserem Körper, und dieser Körper hält diesem andauernden Spannungszustand nicht stand und reagiert mit Erkrankung.

Rückenschmerzen als Ausdruck verbarrikadierter Gefühle

Akute Rückenschmerzen beispielsweise, die den Betroffenen förmlich lähmen und gelegentlich sogar ans Bett fesseln können, sind nicht selten unmittelbar auf Streß zurückzuführen. Man hebt einen schweren Gegenstand hoch, spürt unmittelbar einen starken, stechenden Schmerz in der Lenden-Kreuzbein-Gegend und stellt fest, daß man sich nicht wieder aufrichten kann. Die Umgangssprache bezeichnet diesen Schock als »Hexenschuß«. Dabei werden ein oder mehrere Muskeln, im allgemeinen auf derselben Seite, von einem Krampf gepackt, der jede Bewegung des Rückens zu einer beinahe unerträglichen Qual macht. Manchmal führt dieser Krampf sogar zu einem Bandscheibenvorfall, das heißt, eine Bandscheibe verschiebt sich plötzlich, drückt auf ein Nervenende und verursacht dadurch einen Schmerz, der bis in die Beine ausstrahlen kann.

Ganz allgemein läßt sich sagen, daß Rückenbeschwerden – je nach ihrer Symptomatik – entweder durch aktuelle Streßzustände, die noch durch unterdrückte Angst und Aggressivität verstärkt sein können, oder durch noch aus der Kindheit herrührende seelische Traumata bedingt sein können. So erinnert sich beispielsweise ein Mensch mit solchen Beschwerden während der Therapie plötzlich daran, wie sein Vater einmal zu ihm oder ihr gesagt hat: »Ich werde dir schon noch das Rückgrat brechen.« Diese Äußerung war in ihrem ursprünglichen Kontext natürlich bloß bildlich gemeint. Der Vater wollte »nur« die Widerstandskraft seines Kindes brechen.

Ein Kind kann jedoch auf eine derartige Drohung reagieren, indem es den Rücken versteift, als wolle es sagen: »Das schaffst du aber nicht!« Wenn ein Rücken jedoch chronisch versteift ist, so hat sich die Angst vor dem Zerbrochenwerden schon als Bestandteil der Abwehrbastion eben dort strukturiert. Oft kommt es aber auch schon ohne eine ausdrückliche Drohung zu einer Versteifung des Rückens. Wenn nämlich der kindliche Wille mit dem elterlichen Willen kollidiert, kann das Kind unbewußt seinen Rücken versteifen, um seine Integrität zu wahren.

Wer den Rücken versteift, leistet also unbewußt Widerstand oder sperrt sich, klein beizugeben. Diese Sperre ist insofern positiv, als sie zum Schutz der persönlichen Integrität beiträgt, sie hat aber auch negative Auswirkungen, weil sie es dem Betreffenden unmöglich macht, sich – im Erwachsenenleben – seinen Bedürfnissen, Empfindungen und sogar erotischen Wünschen hinzugeben. Die körperliche Versteifung, besonders des Rückens, beeinträchtigt daher zugleich auch die Fähigkeit, zu weinen und sich sexuell hinzugeben.

Wenn ein Mensch heftig zu weinen beginnt, so sagt man, er sei in Tränen *ausgebrochen*, das heißt, daß seine innere Panzerung zerbrochen ist. Die Angst vor dem Zerbrechen ist aber im wesentlichen eine Angst vor dem Zusammenbruch, vor dem Nachgeben und der Kapitulation.

Organsprache der Wirbelsäule und Körperhaltung

Die Wirbelsäule ist ein besonders symbolträchtiges Projektionsfeld für innere Konflikte. Sie ist ein Ausdrucksorgan für

innere Spannungen und spricht eine ziemlich deutliche Organsprache. Ihre Versteifung kann ebenso auf stolze »Halsstarrig-
keit« hindeuten wie ihre Verkrümmung auf »Gebeugtheit«,
Kummer und Sorgen.

Ständige Angsterlebnisse, Unterdrückung und Demütigung
finden ihren körperlichen Ausdruck in einer »gebeugten«
Wirbelsäule. Eine geduckte Körperhaltung mit versteiftem
Nacken ist häufig Ausdruck einer solchen Gefühlslage. So
einem Menschen sitzt buchstäblich die Angst im Nacken.
Verspannungen in der Schulterpartie verweisen zugleich auch
auf ein »verschlossenes« Becken, also auf unbewußte Angst
vor der Sexualität.

Die obere Rückenpartie ist jener Abschnitt des Oberkör-
pers, der die zwölf Brust- und Rückenwirbel beherbergt. In
den Muskeln, die den Brustbereich der Wirbelsäule umgeben,
staut sich die ungelebte Wut. Wenn Gefühle blockiert, Energie
in ihrem Fluß unterbrochen, Gefühlsausdruck verhindert oder
Handlungsfreiheit eingeschränkt sind, so wird der Druck
dieser blockierten Energien oft irgendwo in der Wirbelsäule
gelagert. Auf diese Art wird sie zum »Abfallhaufen« unterdrückter Gefühle und unbewußter Konflikte.

Indem derartige Emotionen sich in der Wirbelsäule festset-
zen, sind sie vorübergehend nicht sichtbar; im Laufe der Zeit
akkumulieren sie sich jedoch in einem solchen Maße, daß sie
sich nicht mehr ignorieren lassen und schließlich in Ärger und
Wut verwandeln. Wenn der betreffende Mensch jedoch seiner
Wut keinen Ausdruck verleiht, so lagern sich Groll und
Bitterkeit in alle expressiven Teile des Körpers ein, um durch
ihre »räumliche« Umverteilung die angestauten Spannungen
und ungelösten Konflikte erträglich zu machen. In diesem
Stadium hat das betreffende Individuum keine bewußte Kontrolle mehr über seine Zornesausbrüche. Ihre Ursachen sind

dem Bewußtsein versperrt, weshalb sie mit der Unwiderstehlichkeit von Naturgewalten all seine Handlungen, Bewegungen und Gefühlsausdrücke beherrschen.

In unserem körperlichen Erscheinungsbild drückt sich zugleich auch unsere Persönlichkeit aus; denn unsere emotionalen Bedürfnisse und Konflikte führen zu bestimmten Haltungen, Bewegungen und Gesten. Jede unserer körperlichen Eigentümlichkeiten hat ihre Bedeutung und Geschichte. Die Art unseres Händedrucks ebenso wie die Körperhaltung insgesamt, der Ausdruck der Augen, der Ton der Stimme oder die Art, wie wir uns bewegen.

Bei vielen Menschen führt eine chronische Muskelverspannung zu deutlichen Veränderungen der Knochenstruktur und damit der Körperhaltung.

Dr. GRAHAM FAGG, ein englischer Kinderarzt, hat untersucht, wie sich bestimmte emotionale Grundhaltungen oder Konflikte auf die Körperhaltung auswirken. Ein Beispiel dafür ist die von ihm so genannte »Furcht-Haß-Haltung«, die angestaute Aggressionen verrät. Typisch für diese Haltung sind hochgezogene Schultern, ein zwischen die Schultern geduckter Kopf sowie ein verspannter Nacken. Dieses körperliche Erscheinungsbild entspricht der Haltung des »Underdog« oder eines Kindes, das sich vor den Erwachsenen fürchtet.

Eine andere typische Haltung läßt sich häufig bei Menschen beobachten, die sich selbst zum »Establishment« zählen und besonders auf ihre Autorität und Würde bedacht sind. Fühlen sie sich darin angegriffen, so strecken sie den Oberkörper und den Hals steif nach oben und ziehen gleichzeitig das Kinn ein – die charakteristische Haltung eines Richters oder einer altjüngferlichen Lehrerin.

Arthritis, der Wunsch zu herrschen oder zu dienen

Menschen, die unter einer rheumatoiden Arthritis leiden, verschwenden im allgemeinen nicht nur zuviel Energie auf die Kontrolle ihrer Emotionen, sondern unternehmen auch häufig den Versuch, in ihren zwischenmenschlichen Beziehungen die dominierende Rolle zu spielen. FRANZ ALEXANDER, ein Pionier auf dem Gebiet der Psychosomatik, interpretiert die Symptome dieser Krankheit dahingehend, daß der Arthritiker seine Umgebung mit »eiserner Hand« zu beherrschen versucht – ein durchaus einleuchtender Erklärungsversuch, wenn man einmal gesehen hat, auf welche Weise eine fortgeschrittene Arthritis die Gliedmaßen verkrüppeln kann.

Der typische Arthritiker entspricht einem ziemlich einheitlichen Persönlichkeitsmuster. Er stellt fast immer große Anforderungen an seine Kinder, die er im übrigen pedantisch überwacht. Auf der anderen Seite lebt er in ständiger Sorge um sie und versucht, ihnen jeden Wunsch zu erfüllen. Auf den ersten Blick könnte es so aussehen, als stünde seine Selbstaufopferung im Widerspruch zu seiner ebenfalls vorhandenen aggressiven Herrschsucht. Doch wenn man genauer hinsieht, entlarvt sich seine Selbstaufgabe als reine Taktik, die er wahrscheinlich unbewußt von seiner Mutter übernommen hat. Indem er sich für seine Familie aufopfert, bringt er sie in seine Schuld, woraus er wiederum das Recht ableitet, sie zu dominieren und zu tyrannisieren.

Die rigorose Überwachung und Bestrafung der Kinder, oft in handgreiflicher Form, gestattet im übrigen die ungehinderte Abfuhr angestauter Aggression. Die Selbstaufopferung hat andererseits jedoch auch die Funktion einer Selbstbestrafung, mittels derer der Arthritiker seine Schuldgefühle über sein aggressives Verhalten gegenüber seinen Kindern kompensiert.

Kein Wunder, daß er sich selbst als zuverlässig, pflichteifrig, aktiv und arbeitsam bezeichnet.

Arthritiskranke neigen zum Perfektionismus und versuchen, der Umwelt ihren Willen aufzuzwingen. Häufig sind sie nervös und gereizt, was jedoch oft unbemerkt bleibt, weil sie stark introvertierte Züge aufweisen. Doch unter der Fassade neigen sie zu Depressionen, sind launisch und leicht aus der Fassung zu bringen. Im allgemeinen entwickeln sie ein starkes Sicherheitsbedürfnis und neigen zu einem konservativen und konformistischen Weltbild.

Menschen dieser Charakterstruktur tendieren im allgemeinen zu extremen Bewertungen ihrer Partnerschaft, die sie entweder als Himmel oder als Hölle beschreiben. Bei positiver Bewertung berichten sie, der Partner sei rührend um sie besorgt, liebevoll, verträglich und immer ruhig und entspannt, des weiteren geduldig, gütig und hilfsbereit. Ganz offensichtlich haben sich solche Menschen für einen anpassungsfähigen Partner entschieden. Empfindet jemand hingegen seine Partnerschaft als schlecht, so gelangt der oder die Betreffende zu einem vernichtenden Urteil: »Er ist gemein, er quält mich!« »Sie ist ständig aufgebracht und hat für nichts Verständnis!« So etwa lauten die Aussagen. Doch trotz des angeblichen Martyriums wird die Partnerschaft dennoch aufrechterhalten. Darin liegt das Zwanghafte einer solchen Charakterstruktur.

Der Mensch steht anders als nur auf zwei Beinen da

Ein bedeutender Aspekt des Wechselspiels zwischen Körper und Umwelt ist das Verhältnis, das ein Mensch zum Boden hat. Dieses Verhältnis beeinflußt alle Positionen oder Standpunkte, die wir beziehen, jeden Schritt, den wir machen. Im Gegensatz zu Vögeln und Fischen fühlen wir uns auf dem Boden am wohlsten. Wir stehen auf zwei Beinen, unser Gewicht wird also von der Wirbelsäule und von unseren Beinen getragen, so daß unsere Arme frei sind. Die aufrechte Haltung führt zu einer Belastung der Rückenmuskeln, die sich im Bereich von Lenden und Kreuzbein konzentriert.

Wenn wir die Haltung, gemeint ist die Meinung eines Menschen zu einem bestimmten Problem, feststellen wollen, dann fragen wir: »Wie stehen Sie zu der Sache?« Die Körperhaltung kann auch die geistige Einstellung oder Position eines Menschen verraten. Man kann zu »einer Sache stehen« und zu einem »Menschen stehen« oder jemandem »beistehen«. »Standfeste« und »standhafte« Menschen lassen sich nicht von ihren Entschlüssen abbringen. »Stehen« und »Stand« implizieren also Stärke, Entschlossenheit, Kraft und Ansehen.

Das Gegenteil von »stehen« ist nicht etwa »sitzen«, das eine ganz andere Tätigkeit beschreibt, sondern, beispielsweise, »umfallen«. Wer »umfällt«, hat kein »Stehvermögen«, wer sich »hängen läßt«, ist nicht imstande oder bereit, es mit dem Leben aufzunehmen. Und ein Mensch, der »von einem Fuß auf den anderen tritt«, ist unsicher und schreckt vor einer Entscheidung zurück. All diese Wendungen, die der konkreten Anschauung entnommen sind, verweisen jedoch über diesen Bereich weit hinaus, indem sie seelisch-geistige Haltungen bezeichnen.

Der Körper eines Menschen offenbart, wie er im Leben »dasteht«. Ein ausgeglichener Mensch ist auch ausgewogen, was seine Körperhaltung betrifft: sein Gewicht verteilt sich, wenn er steht, gleichmäßig auf die Fersen und die Ballen der Füße.

Wenn das Gewicht auf den Fersen lastet, was beim Stehen mit durchgedrückten Knien der Fall ist, so ist das zugleich ein Ausdruck innerer Unausgewogenheit. In dieser Haltung bedarf es nur eines leichten Stoßes gegen die Brust, schon fällt man rücklings um, besonders wenn man nicht auf den Stoß gefaßt ist. Wer hingegen sein Gewicht auf die Fußballen verlagert, bereitet sich auf eine nach vorne gerichtete Bewegung vor. Diese Haltung ist aggressiv. Da Balance und Ausgewogenheit nicht statisch sind, muß man die eigene Haltung ständig überprüfen und der jeweiligen Situation anpassen, um nicht aus dem Gleichgewicht zu geraten.

Die meisten Menschen meinen, sie stünden mit »beiden Füßen auf dem Boden der Realität«, und in einem mechanischen Sinn tun sie das tatsächlich. Sie haben also einen mechanischen, aber deshalb noch lange keinen gefühlsmäßigen oder energetischen Kontakt zu dem Boden, auf dem sie stehen. Darum ist es Ziel der Bioenergetik, dem Menschen wieder beizubringen, einen wirklichen Kontakt – auch gefühlsmäßig und energetisch – zu seiner Umwelt herzustellen.

Die »Erdung« erfüllt für das Energiesystem des menschlichen Körpers etwa die gleiche Funktion wie für den elektrischen Stromkreis. Sie stellt ein Sicherungsventil für die Entladung überschüssiger Spannung oder Erregung dar. Wenn sich in einem elektrischen System unvermittelt Spannung anstaut, so kann eine Sicherung durchbrennen oder ein Feuer entstehen. Auch für den seelischen Energiekreislauf kann angestaute Spannung gefährlich werden, wenn er nicht »geerdet« ist.

8
Sexualität als Selbstausdruck
der Persönlichkeit

Angst führt zu Verspannungen

Die Sexualität ist ein entscheidender Aspekt vieler Gefühlsprobleme. Man muß sich jedoch immer bewußt sein, daß Störungen des Sexuallebens nur im Rahmen der gesamten Persönlichkeit sowie des sozialen Kontexts, in dem ein Mensch lebt, zu verstehen sind. Die Sexualität allerdings zum Grundtrieb und sexuelle Befriedigung zum wichtigsten Aspekt der Persönlichkeitsentfaltung überhaupt zu erklären, ist zu einseitig. Es hieße andererseits jedoch, eine der wichtigsten Kräfte der Natur zu ignorieren, wenn man die Rolle des Sexualtriebs für die Entfaltung der Persönlichkeit des einzelnen unberücksichtigt ließe.

Die meisten Menschen haben insgeheim Angst vor starken sexuellen Empfindungen und sind nicht imstande, sich ihnen uneingeschränkt hinzugeben – auch wenn sie das Gegenteil behaupten. Viele behaupten einfach, ihr Sexualleben sei glücklich, sie seien sexuell befriedigt und hätten keine sexuellen Probleme. Manchmal wissen sie es vielleicht nicht besser, weil sie meinen, die begrenzte Lust, die sie empfinden, sei schon alles, was die Sexualität dem Menschen verschaffen könne. In anderen Fällen ist die Selbsttäuschung »operational«, das heißt, sie hat eine ganz bestimmte Funktion. Besonders das männliche Ich neigt dazu, Leugnungsmechanismen gegen jedes Gefühl der sexuellen Unzulänglichkeit zu entwickeln.

Wie Sie bereits gesehen haben, ist das Zwerchfell der wichtigste Atemmuskel, und seine Tätigkeit wird stark durch emotionale Belastungen beeinflußt. Auf Angstzustände reagiert es, indem es sich zusammenzieht oder verkrampft. Wenn eine solche Verkrampfung chronisch wird, so entsteht eine Prädisposition für Angst.

Das Zwerchfell befindt sich oberhalb eines Kanals, der den Torso mit dem Unterleib verbindet, nämlich der Taille. Jeder Impuls, der von oben nach unten gelangen soll, muß die Taillenpartie durchfließen. Behinderungen in diesem Bereich unterbinden den Fluß von Blut und Gefühl zu den Geschlechtsorganen und Beinen und lösen Furcht aus. In diesem Zustand stellt sich unwillkürlich Angst vor dem Fallen ein, und der Betroffene hält infolgedessen den Atem an.

In erster Linie werden in der Taillengegend sexuelle Impulse abgewürgt. Kinder lernen, diese Impulse zu kontrollieren, indem sie den Bauch einziehen und das Zwerchfell anheben.

Eine grundlegende These WILHELM REICHS lautet, daß alle neurotischen Störungen sexuelle Ängste implizieren. Die Erfahrungen der Bioenergetiker haben diese Theorie in zahlreichen Fällen bestätigt.

Atmung und Bewegung

In unserem Zeitalter sexueller Aufklärung sind Sexualprobleme nach wie vor weit verbreitet. Solchen Problemen liegt eine tiefverwurzelte Angst zugrunde, die einem Menschen erst dann bewußt wird, wenn er die Verspannungen in der Taillengegend abbaut. Wann immer ein Mensch versucht, sich selbst zu beherrschen, schränkt er automatisch seine Körperbewegungen ein. Er erstarrt gleichsam, um sogar oberflächliche

Bewegungen zu vermeiden, und diese Starre verhindert zugleich, daß er seine Gefühle spürt; denn Bewegung ist Gefühl.

Bewegung ist ein natürlicher Aspekt des Lebendigseins. Je lebendiger jemand ist, desto spontaner sind seine Bewegungen und sein körperlicher Gefühlsausdruck. Ohne Bewegung keine Gefühle. Da die Tiefe unserer Atmung auf die Intensität unserer Gefühle einwirkt, lassen sich unterdrückte Gefühle mittels Atemtherapie wiederbeleben. Tod bedeutet Bewegungslosigkeit, keine Atmung, kein Gefühl. Ganz lebendig zu sein heißt, tief zu atmen, stark zu empfinden und sich frei zu bewegen. Wer während des Sexualaktes den Atem verhält, und das tun nicht wenige, der verschließt sich vor einer lebendigen Sexualität.

Orgasmusstörungen oder die Angst, sich fallenzulassen

Viele Menschen, vor allem Frauen, haben Orgasmusschwierigkeiten. Der Orgasmus ist jedoch eine natürliche Körperfunktion. Unter den richtigen Voraussetzungen, das heißt, solange der allgemeine Gesundheitszustand und das Alter es zulassen, ist jeder Mensch orgasmusfähig. Er muß nur in der Lage sein, den Dingen »ihren Lauf« zu lassen, Wer gelernt hat, seine Atmung und bestimmte Bewegungen in der richtigen Weise einzusetzen, wird immer einen Orgasmus erleben, wenn er ihn sich wünscht.

In einem gesunden Körper ist eine rhythmische Beckenbewegung ein zur Atmung gehörender Bestandteil. Der wiegende Rhythmus des Geschlechtsverkehrs verlangt eine Ausatmung bei jedem Vorwärtsschwung des Beckens. Wer bei dieser Vorwärtsbewegung einatmet, zieht damit sein Zwerchfell zusammen und verspannt sich somit in der Bauchregion, was einen Orgasmus ganz gewiß verhindert. Im übrigen kann sich auch die Atmung nicht frei entfalten, wenn man sich in der Beckengegend versteift, weil nämlich das Becken am Atemrhythmus teilhat.

Nicht wenige Menschen haben während des Geschlechtsverkehrs Angst, den Verstand zu verlieren beziehungsweise »verrückt zu werden«, wenn sie ihre rationalen Kontrollfunktionen aufgeben. Unter sexuellen Schwierigkeiten leiden ja gerade solche Menschen, die nicht loslassen können und in ständiger Selbstkontrolle leben. Sie müssen stets alles an sich beobachten, alles unter Kontrolle haben, immer Herr der Lage sein. Ein Orgasmus bedeutet jedoch völlige Selbstaufgabe und setzt die Fähigkeit voraus, sich den überströmenden Gefühlen rückhaltlos hinzugeben.

Sich in der Sexualität »fallenzulassen« ist für manche Menschen furchterregend. Der assoziative Zusammenhang zwischen Tod und Orgasmus dürfte allgemein bekannt sein, schließlich nennt man den Orgasmus auch den »kleinen Tod«. Die gegenteilige Auffassung besagt, daß der Orgasmus der wichtigste Ausdruck der Lebendigkeit ist.

WILHELM REICH stieß bei seinen Patienten auf zwei grundverschiedene Einstellungen gegenüber Sterben und Tod: Die einen stellen sich darunter eine schwere Verletzung oder Zerstörung des seelisch-körperlichen Organismus vor und empfinden tiefe Angst, in der Kastrationsbilder eine vorherrschende Rolle spielen; wogegen die andere Gruppe sich unter dem Sterben eine Art körperliche Auflösung und ein Dahinschmelzen vorstellt, was genau dem subjektiven Erleben eines Orgasmus entspricht.

Der Einfluß kindlicher Erfahrungen

Ursache weiblicher Frigidität sowie männlicher Impotenz, aber auch des vorzeitigen Samenergusses sind tiefliegende ungelöste Konflikte. Frauen wollen sich auf diesem Weg nicht selten unbewußt an ihrem Vater rächen und Männer ebenso unbewußt an ihrer Mutter. Das Verhältnis eines Menschen zum anderen Geschlecht ist maßgeblich durch seine Erfahrungen mit dem gegengeschlechtlichen Elternteil geprägt. Wer von unbewußten Rache- oder Bestrafungsphantasien gegenüber seinem Vater oder seiner Mutter erfüllt ist, sollte sich nicht wundern, wenn er Schwierigkeiten in seinem Sexualleben hat.

Daß Aggression innerhalb bestimmter Grenzen eine notwendige Funktion ist, betont auch ALEXANDER LOWEN: »Die Aggression stellt nicht nur für den Mann, sondern auch für die Frau einen notwendigen Bestandteil des sexuellen Aktes dar. Wenn die Aggression fehlt, wird der Sex auf unbestimmte Sinnlichkeit, auf erotische Stimulation ohne Höhepunkt und Orgasmus reduziert.«

Das Wesen der »Aggression« ist wiederum die Bewegung. Sie ist in Wirklichkeit auch die Kraft, die es uns ermöglicht, Streß zu ertragen und ihn kreativ zu bewältigen. Sexualität impliziert immer auch eine Portion Aggressivität. Diese Aggressivität äußert sich nicht zuletzt auch im Schub des Beckens. So haben aggressionsgehemmte Menschen in aller Regel auch sexuelle Hemmungen.

Hemmungen und Blockaden in unserem allgemeinen Gefühlsleben zeigen sich besonders deutlich auch in der Sexualität. Wenn ein Mensch mit solchen Schwierigkeiten zu einem Körpertherapeuten geht, so kommt im allgemeinen eine ganze Skala bis dahin unterdrückter – und daher nicht empfundener – Gefühle zum Vorschein: Freude, Erregung, Einsamkeit, Angst, Ärger, Kummer und Trauer. Solche Empfindungen, auch die unangenehmen, sind dennoch erste Zeichen eines Erfolges und Marksteine auf dem Weg der Selbstfindung.

Häufig sind die Betroffenen von der Stärke und Heftigkeit dieser Empfindungen, die sie vorher nicht gefühlt haben, überwältigt. Deshalb reagieren sie darauf mit seelischem und körperlichem Widerstand und sind bemüht, ihre Selbstkontrolle zurückzugewinnen, sich auf vertrauten Grund zurückzuziehen. Entsprechend verhalten sie sich auch in ihrem Sexualleben. Wer jedoch die Freuden der Sexualität wirklich auskosten will, der sollte auch mit seinem Körper voll mitgehen, und zwar mit seinem ganzen Körper.

Der Körper hat nicht nur Augen zu schauen, Ohren zu hören; er hat Hände zum Zugreifen, Arme und Beine zum Umschlingen, Lippen zum Küssen und Liebkosen, ein Becken zum Locken, Vibrieren und Kreisen, er kann sich aufbäumen, dem Partner entgegenstrecken, und in allen seinen Fasern Lust und Freude empfinden.

Jeder gestörte Mensch fürchtet sich vor der Intensität solcher Gefühle. Genau diese Gefühle aber müssen ausgedrückt werden, ehe das Kerngefühl der Liebe frei werden und ungehindert fließen kann. Um den positiven Gefühlen auf die Spur zu kommen, müssen wir es uns erlauben, auch unsere »negativen« Emotionen kennenzulernen. Einer sexuell gestörten Frau muß zunächst einmal klarwerden, daß sie vermutlich ambivalente Gefühle gegenüber Männern hat. Als Kind ist sie möglicherweise von Männern verletzt oder erniedrigt worden und trägt deshalb einen unbewußten Haß gegen das andere Geschlecht mit sich herum.

Das gleiche gilt im umgekehrten Sinne für Männer: Häufig konnten sie es in der Kindheit nicht wagen, ihre wahren Gefühle auszudrücken, und wagen es daher auch als Erwachsene nicht. Natürlich wissen sie, daß bestimmte negative Gefühle einer zwischenmenschlichen Beziehung schaden, und verdrängen sie deshalb. Wer jedoch wirklich frei sein will in Liebe und Sexualität, der muß solche Gefühle zunächst einmal in ihrer ganzen Intensität durchleben, um sich derart von ihnen zu befreien.

Grundsätzlich verschafft jeder Selbstausdruck Lust. Der Grad dieser Lust hängt allerdings von der Reaktion unserer Umwelt ab, das heißt, die Lust kann durch positive oder negative Reaktionen anderer Menschen intensiviert oder gemindert werden. Sie ist jedoch nicht primär auf die Reaktion der Umwelt zurückzuführen. Wer sich ein Minimum an Spontaneität erhalten hat, der hat auch die Fähigkeit zum Erleben von Lust.

Lebenslänglich pendelt der Mensch zwischen Lust und Unlust hin und her. Das Unglück vieler Menschen liegt jedoch darin, daß sie verlernt haben, Lust voll und ganz zuzulassen, sich freudig dem Leben, dem Augenblick, einer lustvollen Situation hinzugeben. Wer gerne tanzt, sich mit Freunden unterhält, schreibt, kocht, spazierengeht, schläft, liebt, streichelt, der ist offen für Lusterlebnisse; denn was wir gerne tun, verschafft uns Lust. Wenn jemand unlustig kocht, dann schmeckt auch das Essen entsprechend; wenn ein Mensch unfähig ist, sich sexuell hinzugeben, so wird ihm auch die Sexualität keine Lust bereiten.

Wir schließen uns gerne »lustigen« Menschen an, Menschen also, die fähig sind, Lust auszuleben. »Unlustig« hingegen sind Menschen mit Schuldgefühlen. Schuldgefühle werden beispielsweise manchen jungen Mädchen schon bei der ersten Menstruation eingeimpft, indem ihnen von ihren Müttern suggeriert wird, daß dieser an sich völlig natürliche Vorgang wie auch der Geschlechtsverkehr etwas Schmutziges und

Anrüchiges an sich habe. Nicht selten wird auch die Menstruation gleichsam wie eine Krankheit behandelt. So kommt es dahin, daß das Sexualleben dieser Frauen von vornherein mit Schuldgefühlen belastet ist.

Durchlebt ein Mädchen dieses wichtige Entwicklungsstadium auch noch in einer Atmosphäre der Unsicherheit und familiärer Spannungen, dann ist es leicht möglich, daß es später zu übermäßigen Blutungen neigt. Solche Frauen lassen sich hauptsächlich zwei Persönlichkeitstypen zuordnen: Die Frauen des ersten Typus sind schüchtern und scheu, mit schmalem kindlichem Gesicht und einer zarten Gestalt. In ihrer Kindheit waren sie häufig krank, und ihnen wurde jeder Wunsch von den Augen abgelesen, weshalb sie verzärtelt und verzogen wurden. Sie verabscheuen ihre Monatsblutungen, viele empfinden sie als schmutzig.

Frauen der zweiten Kategorie stehen ihrer weiblichen Rolle äußerst distanziert gegenüber. Sie wirken hart und aggressiv, haben eine fast maskuline Stimme und geben sich betont männlich. In ihrer Kindheit waren sie in der Regel ein »Wildfang«, ein »richtiger Junge«; kein Spiel konnte ihnen wild und gefährlich genug sein. Die meisten ihrer Spielkameraden waren Jungen. Wenn sie als erwachsene Frau Männern begegnen, dann ziehen sie es vor, den »Kumpel« oder die »Schwester« zu spielen. Die Rolle der Geliebten lehnen sie innerlich ab; sie betrachten die Menstruation als »Schweinerei« und fühlen sich durch dieses »Frauenleiden« in beruflicher Hinsicht häufig benachteiligt.

Schließlich können übermäßige Monatsblutungen auch ein Hinweis darauf sein, daß eine Frau eine Mutterschaft innerlich ablehnt. Grundsätzlich läßt sich sagen, daß Menstruationsstörungen nur sehr selten einen organischen Befund gestatten, sondern im allgemeinen seelische Ursachen haben. Daher sind sie oft von Symptomen wie Angstanfällen, Depressionen, Kopfschmerzen und Abgespanntheit begleitet.

Viele Frauen bekommen außerplanmäßige Blutungen, wenn sie gerade eine heftige, enttäuschende Erfahrung mit einem Mann gemacht haben. Es kann aber auch sein, daß die Monatsblutung aufgrund emotionaler Konflikte oder eines Schocks ganz zum Stillstand kommt. Dieser Zustand kann jahrelang andauern. Im übrigen ist das Ausbleiben der Monatsblutung auch häufig Folge von Schuld- und Angstgefühlen. So kann es beispielsweise passieren, daß die Periode einer Frau während eines Seitensprungs ausbleibt, weil sie fürchtet, schwanger zu sein. Ähnlich reagieren gelegentlich auch junge Mädchen, wenn sie ihre ersten sexuellen Kontakte haben.

Manche jungen Frauen leiden auch unter dem Ausbleiben der Periode, wenn sie zu früh versuchen, die Verantwortung des Erwachsenenlebens auf sich zu nehmen, wenn sie also beispielsweise das Elternhaus verlassen, bevor sie die nötige Reife dazu haben, oder sich im beruflichen Alltag mit Problemen konfrontiert sehen, denen sie nicht gewachsen sind.

Letzte Ursache aller im vorstehenden beschriebenen Störungen ist ein Mangel an Freude und Lust.

Man redet heute viel von Selbstverwirklichung. Aber was bedeutet dieser Begriff schon, wenn wir nicht einmal in der Lage sind, uns anderen Menschen zu öffnen, Liebe zu geben und zu empfangen oder uns in der sexuellen Begegnung mit dem Partner wirklich zu öffnen? Schließlich kann der Mensch aus einem erfüllten Sexualleben, aus dem tiefen Potential an Lust, die Kraft schöpfen, die er braucht, um mit den Schwierigkeiten des Lebens fertigzuwerden.

9
Krebs als Folge gestörten inneren Gleichgewichts

Verborgene Depressionen schwächen das Immunsystem

Eine spezifische Form der Depression ist die Hauptursache einer Krebserkrankung. Darauf haben einsichtige Menschen schon seit der Zeit des griechisch-römischen Arztes GALEN (129 bis 199 n. Chr.) immer wieder hingewiesen. Galen selbst konstatierte, daß besonders depressive Frauen dazu neigen, Krebs zu entwickeln. Allerdings unterscheidet sich die Form der für Krebskranke typischen Depression erheblich von dem, was wir normalerweise unter diesem Begriff verstehen, da es sich um *verborgene* Depressionen handelt.

Menschen, die an Krebs erkranken, haben oft eine unglückliche Kindheit erlebt. Sie wurden also in eine familiäre Umgebung hineingeboren, die ihnen feindlich erschien. Deshalb sahen sie sich von frühester Kindheit an gezwungen, sich zu verstellen, um derart die Liebe ihrer Eltern zu gewinnen. Diese Form der »Verstellung« haben sie dann in der Regel ihr ganzes Leben lang beibehalten.

Gemessen an einem angenommenen »idealen Lebensweg« haben Krebskranke von diesem Idealweg meist weiter entfernt gelebt als andere Menschen, die auch krank sein mögen. Es bedarf jedoch einer ungeheuren Energie, um soweit ab vom »eigentlichen« Weg zu überleben und ständig sämtliche Illusionen über das eigene Leben und den Zustand der Welt aufrechtzuerhalten. Und je mehr Energie ein solcher Mensch in die Aufrechterhaltung seiner Phantasiewelt steckt, desto weiter entfernt er sich von der »Ideallinie« und um so tiefer versinkt er in einem Gefühl absoluter Hoffnungslosigkeit. Die Besonderheit dieser Depression ist es jedoch, daß sie nicht bewußt wahrgenommen, sondern unterdrückt wird.

Leute, die Krebskranke vor deren Erkrankung gekannt haben, sagen im allgemeinen, daß er oder sie ganz glücklich gewesen sei. Aber dieses »Image« ist nur ein Teil jener Strategie, die schon seit früher Kindheit dazu dient, Zuwendung zu erlangen. Niemand hat gerne traurige Menschen um sich. Natürlich befindet sich nicht jeder an Krebs Erkrankte in der hier skizzierten Seelenlage, und mehr oder weniger ausgeprägt hat jeder von uns vergleichbare Probleme oder Charakterzüge. Nur scheint das System des Selbstbetrugs bei potentiellen Krebskranken in einem Maß perfektioniert zu sein, wie das ansonsten nicht der Fall ist.

Mit dieser Form verborgener Depressionen einhergehend findet auch eine Schwächung des körperlichen Immunsystems, das heißt der körperlichen Abwehrmechanismen statt, was wiederum zum Krebs führende Prozesse erst möglich macht. Medizinische Forschungen weisen jedenfalls in diese Richtung.

Die bisherigen Ausführungen lassen natürlich viele Fragen offen. So ist beispielsweise über die Energie, die das Wachstum bösartiger Krebszellen anregt, noch nichts bekannt. Vermutlich hat jedoch jene negative seelische Energie, die dazu dient, ein völlig wirklichkeitsfremdes Welt- und Selbstbild aufrechtzuerhalten und die Depression zu unterdrücken, auf zellulärer Ebene verheerende biochemische Auswirkungen. Auf seiten der Wissenschaft ist diesbezüglich noch nicht einmal die Theoriebildung abgeschlossen. Über den Zusammenhang zwischen Gefühlsleben und Zellwachstum hat die Wissenschaft bis heute nichts Nennenswertes zu berichten. Gerade auf diesem Feld ist daher noch unendlich viel Arbeit zu leisten.

Angst und die Verdrängung der Frühsymptome

Es ist tragisch, daß der krebskranke Mensch nicht nur seine Depressionen verdrängt, sondern im allgemeinen auch noch die Frühsymptome seiner Erkrankung ignoriert. Daher stellt sich die Frage: Warum ignorieren so viele Menschen die Warnsignale ihres Körpers, bis es zu spät ist? »Einer der Gründe«, bemerkt dazu Dr. Thomas P. Hackett, der Leiter der psychiatrischen Abteilung am Allgemeinen Krankenhaus von Massachusetts in Boston, der in den letzten Jahren Hunderte von Krebsfällen analysiert hat, »ist die Angst zu erfahren, daß einem etwas fehlt, und zwar etwas, weswegen man sich operieren lassen, womöglich sogar seinen Lebensstil ändern müßte.«

Aber es ist nicht diese Angst allein. Dr. Hackett hat herausgefunden, daß selbst Ärzte und andere Experten, die eigentlich wissen müßten, daß eine rechtzeitige Behandlung meist Erfolg hat, vor der Konsultierung eines Kollegen ebensosehr zurückschrecken wie der Medizin fernstehende Laien. Diese Haltung deutet wiederum auf jenen gefährlichen Verdrängungsmechanismus, wie er so typisch für Krebskranke ist. Solche Menschen wollen einfach nicht wahrhaben, daß ihnen etwas so Furchtbares zustoßen könnte.

Um zu verstehen, warum es so wichtig ist, gerade bei Krebs auf Frühsymptome zu achten, muß man wissen, wie sich die Krankheit entwickelt. Am Anfang macht eine Zelle an der Oberfläche eines Gewebes oder an der Innenwand eines Körperkanals eine abartige Veränderung durch. Diese mißgebildete Zelle vermehrt sich durch Teilung in zwei Zellen, die sich ihrerseits wiederum teilen und so weiter. Meist beschränken sich solche Zellwucherungen für relativ lange Zeit auf den Ort ihrer Entstehung, bevor sie anfangen, auf das Nacnbargewebe überzugreifen.

In diesem ersten Stadium hat der an Krebs erkrankte Mensch noch die besten Heilungsaussichten. Aus diesem Grunde sollte man sich in regelmäßigen Abständen von einem Arzt untersuchen lassen. Das Krebsvorsorgeprogramm in der Bundesrepublik Deutschland ist beispielhaft. Einmal jährlich können sich dort Männer ab fünfundvierzig und Frauen ab dreißig von einem Arzt eigener Wahl untersuchen lassen. Die Vorsorgetests erstrecken sich in erster Linie auf die Untersuchung jener Körperpartien, die erfahrungsgemäß am häufigsten von Krebs befallen werden. Leider machen zu wenige Menschen von dieser Möglichkeit Gebrauch.

Die emotionalen Bedingungen

Der amerikanische Psychologie- und Medizinprofessor Dr. JAMES J. LYNCH schreibt in seinem Buch *Das gebrochene Herz* über die seelischen Ursachen des Krebses: »Die Möglichkeit, daß bösartige Geschwulstbildung frühe psychische Vorläufer hat, wird heute als Ergebnis umfassender retrospektiver Untersuchungen ernsthaft von der Medizin erwogen.«

Die Hypothese des Arztes und Psychotherapeuten LAWRENCE LESHAN über die Verbindung zwischen der emotionalen Lebensgeschichte und Tumorleiden geht dahin, daß die allmählich sich entwickelnde Fähigkeit des Kleinkindes, mit anderen Menschen in Beziehung zu treten, bei potentiellen Krebskranken schon sehr früh nachhaltig gestört wird, was zu

Isolationsgefühlen und der inneren Gewißheit führt, daß
intensive und sinnvolle Beziehungen nur Leid und Abweisung
bewirken. Dieser zutiefst pessimistische Ausblick mündet in
ein Gefühl tiefer Hoffnungslosigkeit und Verzweiflung.
Gelingt es einem solchen Menschen dann später unter Aufbie-
tung all seiner Energie, sinnvolle Beziehungen herzustellen, so
freut er sich zwar darüber, von anderen akzeptiert zu werden
und ein »erfülltes« Leben zu führen, aber das Gefühl der
Einsamkeit verschwindet nie ganz. Mit dem Verlust der zen-
tralen Beziehung, sei es infolge des Todes des Partners,
erzwungener Pensionierung oder weil die Kinder flügge werden, entsteht dann ein Gefühl äußerster Verzweiflung, und es
macht sich innerlich die Überzeugung breit, das Leben habe
ohnehin nichts mehr zu bieten.

Eine Frau, die nach einer Brustoperation zu mir in die Praxis
kam, um sich nun endlich mit ihren Problemen auseinanderzusetzen, rief eines Tages mitten in einer Sitzung aus: »Ich mußte
meine Brüste wegwerfen, um ein Mann zu werden!«

Diese Frau hatte in einer – wie sie berichtete – guten Ehe sich
um nichts kümmern müssen. Der Ehemann hatte alles für sie
erledigt, sie umsorgt, und sie hatte sich angeblich sehr wohl
gefühlt. Als Kind hatte ihr Vater sie wie seinen Augapfel
behütet. Als dann der Ehemann starb, war sie ganz auf sich
selbst gestellt und mußte nun alles selbst erledigen. Sie mußte
sozusagen »ein Mann werden«. Dabei standen ihr die Brüste
im Weg.

Die größte Schwierigkeit eines Therapeuten, der mit Krebspatienten arbeitet, liegt darin, diesen Kranken dabei zu helfen,
sich nicht mit Selbstvorwürfen und Schuldgefühlen herumzu-
quälen, wenn sie ihre eigene Rolle bei der Entstehung der
Krankheit erkennen. Ich habe die Hoffnung, daß unsere
Gesellschaft irgendwann einmal emotionalen Bedürfnissen

größere Bedeutung beimessen wird, als es heute der Fall ist. Wenn wir hungrig sind – dies wird allgemein als ein natürlicher biologischer Drang angesehen –, fühlen wir uns ja auch nicht schuldig, und genausowenig sollten Menschen Schuldgefühle entwickeln, nur weil sie sich hilflos und hoffnungslos fühlen, weil es in ihrem Leben an Liebe fehlt und weil sie schließlich keinen Sinn mehr im Leben sehen oder ihr Körper mit diesen Belastungen nicht mehr fertig wird.

Ein Therapeut, der mit Krebskranken arbeitet, muß jedoch achtgeben, daß er seinen Patienten nicht die letzte Verantwortung für ihr Leben aus den Händen nimmt, auch dann nicht, wenn er sich einem solchen Menschen nahefühlt. Der Patient muß – wie es für alle psychosomatischen Leiden gilt – lernen, die Verantwortung für sich selbst zu übernehmen.

Der bereits erwähnte Arzt und Psychotherapeut LAWRENCE LESHAN beschäftigt sich seit dreißig Jahren mit der Frage nach dem Zusammenhang zwischen Krebserkrankungen und der Persönlichkeit der Kranken. Er hat auf diesem Gebiet Pionierarbeit geleistet. Siebzig Prozent der etwa fünfhundert Krebskranken, deren Lebensgeschichte er eingehend untersucht hat, wiesen hinsichtlich ihrer emotionalen Entwicklung eine verblüffende Übereinstimmung auf.

So leiden Krebspatienten sehr häufig an dem Gefühl, von ihren Eltern beziehungsweise von einem Elternteil grundsätzlich abgelehnt worden zu sein. Sie haben sich schon als Kinder nicht liebenswert gefühlt und daher ständig versucht, ihre Daseinsberechtigung durch Anpassung und Leistung zu erlangen. Sie neigen in der Regel zu einem sehr tiefen Gefühl der Selbstverachtung und sind bemüht, dieses Gefühl durch Selbstüberforderung zu kompensieren. Sie stellen dabei eigene Bedürfnisse, vor allem auch aggressive Impulse, zurück beziehungsweise ignorieren sie.

In späteren Lebensabschnitten gelingt es ihnen dann zumeist, eine sinngebende Beziehung – zu einem Menschen oder einer Aufgabe – herzustellen, in die sie ihre ganze Energie investieren. So ist es verständlich, daß sie beim Verlust einer solchen Beziehung tiefe Verzweiflung und Hoffnungslosigkeit empfinden und keinen Sinn mehr in ihrem Leben sehen.

Möglichkeiten einer psychotherapeutischen Behandlung

LAWRENCE LESHAN geht davon aus, daß Verzweiflung, Hoffnungslosigkeit und Resignation nicht eine Folge der Krebserkrankung, sondern wesentliche emotionale Bedingungen sind, die der Erkrankung vorausgehen. Seine Überlegungen zur Unterstützung und Therapie von Krebspatienten zielen dementsprechend darauf ab, die Persönlichkeit der Erkrankten und ihren Glauben an den Wert ihrer Person zu stärken und ihnen bei der Auseinandersetzung mit ihren bis dato ignorierten Lebenserfahrungen zu helfen.

LeShan stellt dabei die Sinnhaftigkeit der Existenz über die zeitliche Dauer des Lebens. Er hat festgestellt, daß für Patienten mit günstiger Prognose, aber auch für Menschen in einem fortgeschrittenen Krankheitsstadium sowie für Todkranke nicht nur entscheidend ist, wie lange, sondern vor allem *wie* sie leben.

Er fordert darüber hinaus, daß selbst todkranke Menschen nicht als hoffnungslos aufgegeben werden, sondern in ihrem seelischen Wachstum bis zum Eintreten des physischen Todes gefördert werden sollten.

Das amerikanische Ärzteehepaar CARL und STEPHANIE SIMONTON orientiert sich in seiner Arbeit an den Erkenntnissen LAWRENCE LESHANS. Daher haben sich die beiden ebenfalls ausführlich mit der Persönlichkeitsstruktur Krebskranker auseinandergesetzt.

In diesem Zusammenhang schreibt STEPHANIE MATTHEW-SIMONTON: »Gewöhnlich sehen wir Krebs als eine Krankheit an, die sich in unserem Körper ohne unser Wissen einschleicht und von ihm Besitz ergreift. Krebs gilt als eine Krankheit, über die die Ärzte nur eine sehr begrenzte und normale Menschen überhaupt keine Kontrolle haben. Das mag richtig oder falsch sein. Tatsache ist jedoch, daß es Menschen gibt, die die Ereignisse ihres Lebens nicht als Schicksalsschläge, sondern als persönliche Entscheidungen ansehen. Wer sich so verhält, verbessert auf diese Weise die Qualität des Lebens, das er lebt, sehr deutlich. Allein eine solche Veränderung der Einstellung würde es rechtfertigen, Krankheit in dem Sinne zu verstehen, wie Carl und ich es tun. Darüber hinaus ist es wichtig zu verstehen, welche Faktoren einen Menschen anfällig für bestimmte Krankheiten machen. Unser Körper ist eigentlich ein wundersames Ding; er ist nämlich so konstruiert, daß er im allgemeinen gesund bleibt und das trotz aller Krankheitserreger, die sich seiner bemächtigen mögen.«

CARL SIMONTON berichtet über den ersten Patienten, mit dem er nach seiner Behandlungsmethode der Visualisierung arbeitete: »Ohne zu wissen, was dabei herauskommen würde, begann ich, mit meinem ersten Patienten zu arbeiten, einem einundsechzigjährigen Mann, der nur vierundvierzig Kilo wog und an einem sehr weit fortgeschrittenen Rachenkrebs litt. Ich erklärte ihm, daß wir eine ›gewöhnliche‹ Entspannungstherapie mit angeleiteten Vorstellungsübungen einsetzen würden, um seine Vorstellungen über Krebs zu verändern, seine diesbezügliche Depression aufzubrechen und ihn zu einem aktiven Teilnehmer seiner Behandlung zu machen. Ich zeigte ihm, wie er sich mit Hilfe der ›progressiven Relaxation‹

entspannen könne, und wies ihn an, sich seinen Krebs bildlich vorzustellen. Danach sollte er sich die Wirkung seiner Strahlentherapie sowie den Angriff seiner weißen Blutkörperchen auf die Krebszellen bildhaft vorstellen, und zwar in der Weise, wie es sich aus der Funktion des normalen gesunden Körpers ergibt.

Ganz offensichtlich funktionierte sein Körper jedoch zu jener Zeit nicht in dieser normalen Weise; denn es ging mit ihm bergab. Sein Tumor wuchs, und er konnte nicht schlucken; aber er kooperierte und stellte sich vor, was er in Wirklichkeit zu werden hoffte. Wenn man krank ist, dann ist dies ungewöhnlich schwierig, und man glaubt, man lügt sich selbst an. Wenn wir auf der anderen Seite die Glaubenssysteme, die unser Fühlen und Denken bestimmen, hinterfragen, so kann dies ein wichtiger Schritt in Richtung auf eine Veränderung dieser Systeme sein.

Nun, bei diesem ersten Patienten gab es wirklich eine dramatische Reaktion: sein Krebs verschwand, und zwar völlig. Er rauschte nur so durch das Behandlungsprogramm, und zwei (!) Wochen nach Behandlungsbeginn konnte er schon jeden Tag angeln gehen. Nach Abschluß der Therapie war er symptomfrei. Mein damaliger Chefarzt, ein erfahrener Strahlentherapeut, hatte noch keinen Patienten mit dieser Art Krankheit gesunden sehen.«

Die von den Simontons entwickelten psychotherapeutischen Maßnahmen, die die medizinische Behandlung begleiten, haben das Ziel, die Wahrnehmung des Patienten für die eigene Person und für die eigenen Probleme so zu verändern, daß er statt Resignation Hoffnung verspürt. Der Patient wird also in seine eigene Heiltherapie miteinbezogen, so zum Beispiel in Form von Gesprächen über gravierende persönliche Schwierigkeiten, die dem Ausbruch der Krankheit vorhergingen, durch Aufklärung über das Zusammenspiel des körperlichen und seelischen Prozesses.

Darüber hinaus werden die Patienten darin unterwiesen, sich zu entspannen und dann im Zustand der Entspannung ihre Körperprozesse zu visualisieren. Sie stellen sich dabei die Krebszellen in ihrem Körper vor und die Aktivitäten ihres körpereigenen Abwehrsystems und lernen, positive Vorstellungen zu entwickeln, die die medizinische Therapie unterstützen. Zum Beispiel »sehen« sie, wie ihre weißen Blutkörperchen und die chemo- beziehungsweise strahlentherapeutischen Maßnahmen die Krebszellen angreifen, schwächen und schließlich abtöten.

Außerdem werden die Kranken angeleitet, sich mit schmerzlichen unverarbeiteten Erfahrungen zu beschäftigen und die mit diesen verbundenen Gefühle wahrzunehmen, auszudrücken und loszulassen. Die Therapie hilft ihnen dabei, ihren »inneren Ratgeber« zu finden – eine bildhafte Vorstellung der Selbstreinigungs- und Heilkräfte der Seele – und sich von ihm leiten zu lassen. Des weiteren lernen sie die Bedeutung körperlicher Schmerzen verstehen und diese zu verringern. Eine gezielte Diät sowie ein spezifisches Bewegungsprogramm sollen im übrigen das körperliche Allgemeinbefinden der Patienten stabilisieren.

Schließlich werden sie behutsam dazu angehalten, sich mit dem Tod, dem Ende ihres Lebens, auseinanderzusetzen und gegebenenfalls Entscheidungen für ihr zukünftiges Leben zu treffen. Auch die Familienangehörigen des Kranken werden beraten und motiviert, diesen in seinem Bemühen um Klarheit und Heilung zu unterstützen.

Die Psychosomatikerin ALYCE GREEN, die sich gemeinsam mit ihrem auch auf diesem Gebiet tätigen Mann ELMER GREEN mit Biofeedback und Krankheitsprozessen beschäftigt, sagt über den Einfluß der Familiensituation auf die Entstehung von Krankheiten: »Es ist offensichtlich, daß die Familie ein wichtiges Element bei jeder psychosomatischen Erkrankung ist. Unter den ersten zehn Genesungsfällen von der Raynaudschen Krankheit (einer Störung der Blutversorgung, besonders der Hände), von denen wir erfuhren, waren drei Mütter, die von ihren Söhnen zurückgewiesen worden waren. Dem emotionalen Trauma war daraufhin binnen Tagen oder Wochen das Auftreten der Raynaudschen Krankheit gefolgt. Die Frauen unterdrückten jedoch ihren Kummer, was ärztlicherseits nicht erkannt und folglich auch nicht angemessen behandelt wurde, bis das Temperaturtraining den Gefäßkrampf löste und gleichzeitig verdrängten Schmerz zum Vorschein brachte.

Erfolgreich behandelte Migränekranke, soweit sie ch überhaupt an Ursachen erinnern, weisen fast immer auf Schwierigkeiten hin, die mit ihrer Familie zusammenhingen. Die Ursache für ihr Leiden liegt also nicht immer bei den Migränepatienten selbst. In vielen Fällen kann man mit Fug und Recht sagen: Diese Familie hat Migräne, und dieser Patient ist davon betroffen.«

Aus dem vorstehend Gesagten erhellt, daß die Familie einen wesentlichen Anteil daran hat, ob ein Mensch eine Chance hat, gesund zu werden oder nicht. Krebskranke werden immer wieder mit der Tatsache konfrontiert, daß die übrigen Familienmitglieder sie so behandeln, als müßten sie jeden Moment sterben. Damit tragen die Angehörigen unbewußt zum weiteren fatalen Verlauf der Erkrankung bei. Sie geben dem Kranken nämlich das Gefühl, daß seine Hoffnungslosigkeit berechtigt sei, und falsches Mitleid ist einer Genesung ebenso abträglich. Den Kranken wie einen reifen, mündigen Menschen zu behandeln ist die beste Voraussetzung für einen günstigen Krankheitsverlauf.

So kenne ich aus meiner eigenen Praxis beispielsweise den Fall von Christine, einer dreiundzwanzigjährigen Frau, die Knochenkrebs hatte. Sie war neun Monate, bevor sie mich konsultierte, operiert worden. Die Operationswunde war immer noch nicht verheilt; sie war geschwollen, das Fleisch brandig, schwarz und bis auf den Knochen offen. Immer wieder hatten die Ärzte Christine geraten, sie solle sich das Bein amputieren lassen. Es ist verständlich, daß solche Ratschläge die junge Frau stark deprimierten und beunruhigten. Der behandelnde Strahlentherapeut hatte Christine mit anderen Patientinnen bekanntgemacht, deren Bein längst amputiert war. Anstatt Christine jedoch zu einer Amputation zu ermutigen, klagten die anderen Frauen darüber, wie »wertlos« das Leben für sie nach diesem folgenschweren Eingriff geworden sei.

Eltern, Arbeitskollegen und auch ihr Chef sprachen immer wieder davon, wie notwendig die Amputation für Christine sei. Aber irgend etwas – eine vage Hoffnung – war in ihr, das sich gegen diese Amputation wehrte.

Als sie zu mir kam, da wußten wir beide, daß wir nicht viel würden ausrichten können, denn Christine hatte nur zwei Wochen zur Verfügung. Sie war aus Österreich zu mir nach München gekommen und hatte nicht die Zeit, sich einer längeren psychotherapeutischen Behandlung zu unterziehen. Sie ging am Stock, und es sah gar nicht gut aus.

Ich arbeitete täglich zwei Stunden mit ihr. Zunächst machte ich sie mit Körperübungen nach Methoden des Zen-Buddhismus vertraut, was zur Folge hatte, daß sie ihren Stock schon nach wenigen Tagen nicht mehr brauchte. Für diese rasche Besserung gibt es eine sehr einfache Erklärung: Christine hatte nach der Operation ihr Körpergewicht und die Balance verlagert, so daß sie notgedrungen zu hinken anfing. Infolge der

Zen-Übungen kam der Körper jedoch wieder ins »Gleichgewicht«, und sie spürte, daß sie sehr gut auch ohne Stock gehen
könne.

Auf psychotherapeutischer Ebene arbeiteten wir wie die
Simontons mit Visualisierungen. Ich ließ Christine jedoch
nicht Blutkörperchen beziehungsweise heilsame Strahlen imaginieren, sondern sie lernte, durch ihren ganzen Körper zu
reisen, wobei sie »beobachtete«, wie »Zwerge« in ihrem
kranken Bein arbeiteten, alles Krankhafte wie in einem Berg-
werk wegschufen und die kranke Stelle mit magischen Flüssigkeiten und Salben einrieben. Nach wenigen Tagen schon
begann die Wunde leicht zu eitern, die schwarze Verfärbung
wurde erst bräunlich, dann leicht rosa und in der zweiten
Woche fing sie an, sich zu schließen.

Christine kannte in München eine Homöopathin, die die
Wunde täglich mit homöopathischen Medikamenten unter-
spritzte. Als sie wieder abreiste, war die Wunde zu, wenn auch
noch stark gerötet und geschwollen.

Das ist jetzt neun Monate her. Kürzlich rief mich Christine
an. Sie hat ihr Bein immer noch, und die Wunde ist total
verheilt, die Haut an den Wundrändern unterscheidet sich
optisch nicht mehr von der Haut an anderen Körperstellen.
Christine geht wieder einer Beschäftigung nach und läßt sich
von Zeit zu Zeit von ihrem Krebsarzt untersuchen. Es sind bis
heute keine Metastasen aufgetreten. Sie praktiziert jedoch
immer noch die Übungen, die ich ihr mit auf den Weg gegeben
hatte.

Ich nehme für mich natürlich nicht in Anspruch, Christine
geheilt zu haben; das hat sie selbst besorgt. Ich habe ihr nur
neue Hoffnung gegeben, die sie angenommen· hat. Sie hat
daher den Glauben an sich wiedergefunden, und mit Hilfe
ihres »inneren Arztes« ist sie wieder gesund geworden.

Aufgrund dieser und anderer Erfahrung kann ich bestätigen, daß sich bei Anwendung des im vorstehenden beschriebenen Behandlungsprogramms die Lebenserwartung Krebskranker nicht nur der Dauer, sondern auch der Qualität nach erheblich steigern läßt; maßgebend ist die Änderung der Einstellung des Kranken.

Auch im psychosomatischen Klinikbetrieb setzen sich zunehmend Verfahren durch, die innere Bilder und spontane Zeichnungen in die Diagnose und Therapie miteinbeziehen. Solche Verfahren haben sich als außerordentlich hilfreich bei dem Bemühen erwiesen, Aufschluß über Einstellung und Empfindungen des Kranken hinsichtlich seines Leidens zu bekommen. So werden beispielsweise die Patienten CARL SIMONTONS von ihm und seinen Mitarbeitern immer wieder angewiesen, sich die Krebszellen oder den Tumor, die ihre Gesundheit zerstören, möglichst konkret und bildhaft vorzustellen und die entsprechenden Vorstellungsbilder zu malen oder zu zeichnen. Die Interpretation dieser Bilder gewährt dann – so die Hoffnung der Therapeuten – Einblick in die Art der inneren Konflikte des Patienten, seinen Erfolgsglauben und anderes mehr.

So stellen sich beispielsweise am Anfang einer solchen Therapie meist Bilder ein, in denen der Krebs stark und mächtig erscheint, zum Beispiel als wildes angriffslustiges Tier. Im Verlauf der Behandlung fordern dann die Therapeuten ihre Patienten immer wieder auf, Bilder zu »sehen«, in denen die Krebszellen schwach und verwirrt, wogegen die gesunden Zellen voller Kraft sind und zielstrebig Schäden reparieren oder zum Beispiel eine Armee von weißen Blutkörperchen die Krebszellen sofort auffindet und zerstört.

Die inneren Bilder, die einen Menschen beherrschen, hängen sehr stark von seiner emotionalen Grundstimmung sowie seinen verwurzelten inneren Überzeugungen ab. Der Therapeut, der die Anleitung zur Visualisierung gibt, muß daher zunächst immer diesen inneren Bezugsrahmen des Kranken erkunden und die konkrete Bedeutung der inneren Bilderwelt dieses Menschen begreifen. So stehen zum Beispiel die von Simonton vorgeschlagenen Vorstellungsbilder zur Unterstützung der medizinischen Therapie, die eine »kämpferische« und »aggressive« Funktion des körpereigenen Abwehrsystems betonen, gelegentlich im Widerspruch zu bestimmten ethischen oder Glaubensvorstellungen des betreffenden Patienten.

Es ist ziemlich offenkundig, daß eine Krebserkrankung häufig Haß, Aggression und Kampf symbolisiert, also die Schattenelemente der Seele, die aufgrund innerer Zensurinstanzen nicht ausgedrückt werden können und daher verdrängt werden. Diese verdrängten Schattenelemente des Seelenlebens muß sich der Krebskranke bewußtmachen, um sie aufzulösen. Die eigentliche körperliche Regeneration kann jedoch erst zugleich mit dem Verstehen, Annehmen, Ausdrükken und Loslassen dieser Gefühle einsetzen. Erfahrungsgemäß äußern sich die entsprechenden Heilungsprozesse nicht in Form aggressiver oder kämpferischer Bilder, sondern in Visualisierungen von Kraft und Vitalität, aber auch von Liebe, Ganzheit und Licht.

10
Wetterfühligkeit als Ausdruck psychischer Labilität

Die Wetterfühligen und ihre Symptome

Rund ein Drittel der Bevölkerung der Bundesrepublik Deutschland ist wetterfühlig. Das sind immerhin mehr als zwanzig Millionen Menschen!

Der Grad der Wetterfühligkeit hängt von Alter, Geschlecht, Gesundheitszustand und anderen Faktoren ab. Es ist kaum zu glauben, daß selbst manche Säuglinge schon wetterfühlig sind. Von den Jugendlichen und Heranwachsenden dürfte ungefähr jeder vierte bis fünfte das Wetter »fühlen«. Zwischen dem zwanzigsten und fünfzigsten Lebensjahr ist jeder dritte betroffen; und oberhalb dieser Grenze steigert sich die Rate sogar noch leicht. In allen Altersstufen sind Frauen deutlich stärker betroffen als Männer. Erst im hohen Alter gleichen sich die Geschlechter hinsichtlich ihrer Wetterfühligkeit wieder an.

Wetterfühligkeit ist keine Krankheit an sich, wohl aber ein »guter« Indikator für die aktuelle psycho-physische Reaktionslage des Betroffenen. Seelisch und körperlich Kranke werden deshalb durch bestimmte Witterungseinflüsse stärker irritiert als Gesunde.

Die vorherrschenden Symptome der Wetterfühligkeit sind Müdigkeit, mißmutige Stimmungslage, Arbeitsunlust, Kopfdruck, unruhiger Schlaf, Einschlaf- und Konzentrationsstörungen, vermehrte Fehlerneigung, gesteigerte Vergeßlichkeit, Flimmern vor den Augen, Schwindelattacken, Herzbeklemmungen, Schmerzen an Operationsnarben und depressive Verstimmungen. Gelegentlich kommt es auch zu Erscheinungen wie Angstzuständen, Erbrechen, feuchten Händen, Schweißausbrüchen, Zuckungen im Gesicht, Schüttelfrost, völliger Arbeitsunfähigkeit, Appetitlosigkeit, Durchfällen und rheumatischen Beschwerden.

Es gibt Menschen, die scheinbar frei von Wetterfühligkeit sind, aber sie unterliegen in dieser Selbsteinschätzung zumeist einem Irrtum. Solche Menschen sind zwar auch durch das Wetter irritierbar, aber im Unterschied zum Wetterfühligen sind sie sich entweder der Tatsache nicht bewußt, daß das Wetter bestimmte ihrer Beschwerden verursacht oder verstärkt, oder sie wollen es nicht wahrhaben.

Die landläufige Meinung, daß Wetterfühlige nur alles auf das Wetter schieben, stimmt demnach nicht. Im Gegensatz zu ihnen projiziert nämlich der nicht Wetterfühlige seine Symptome nur auf andere Ursachen. Richtig ist jedoch, daß der »Wettertyp« wehleidiger ist als der »Nichtwettertyp«. Wetterfühlige sind durchschnittlich länger und öfter in ärztlicher Behandlung als Wetterunempfindliche, sie betreiben auch weniger aktiven Sport, leiden häufiger an Übergewicht und grippalen Infekten und neigen eher zu vegetativen Störungen. Besonders häufig betroffen sind Wetterfühlige von Herz-, Kreislauf- und Lungenbeschwerden sowie von rheumatischen Erkrankungen.

Typische Beschwerden wetterfühliger Männer sind Druckgefühl in der Herzgegend, Herzklopfen bei leichter Anstrengung, Schweißausbrüche, auffällige Vergeßlichkeit, Schwindelgefühl beim Aufstehen, Atemnot bei Anstrengung, Herz- und Kreislauferkrankungen, Übergewicht, Bandscheibenbeschwerden, morgendliche Steife, Knöchelschwellungen und Narbenschmerzen.

Das Beschwerdenspektrum der wetterfühligen Frau ist bedeutend breiter gefächert. Typische Symptome sind Herzklopfen bei leichter Anstrengung, Druckgefühl in der Herzgegend, Atemnot bei Anstrengungen, Schwindelgefühl beim Aufstehen, Herz- und Kreislauferkrankungen, Narbenschmerzen, Erschöpfungszustände, Gelenk- und Muskelschmerzen, auffällige Vergeßlichkeit, Atemnot im Ruhezustand, rheumatische Erkrankungen, Ohnmachtsneigung.

Wie kommt es nun zu diesen zahlreichen Symptomen der Wetterfühligkeit? Wir wollen uns die entsprechenden körperlich-seelischen Vorgänge einmal am »Föhn«, dem in Mitteleuropa nur im nördlichen Voralpenland verbreiteten Wetterphänomen, verdeutlichen. Der Föhn ist ein warmer Fallwind, der von Süden her nach Zentraleuropa eindringt und dort am Alpenrand einen augenblicklichen Wetterumschwung einleitet. Seine warme und trockene Luft stellt eine erhebliche körperliche Belastung, besonders für ältere Menschen, dar. Auf einen solchen Streß reagiert das Nebennierenmark mit vermehrter Produktion von Adrenalin.

Hitze und Wärme erweitern die Gefäße, Adrenalin hingegen verengt sie wieder. Für junge Menschen und in gewisser Hinsicht auch für ältere Neuankömmlinge in einer föhnbelasteten Gegend genügt diese Gegenregulation unter Umständen bereits, um den Warmluftstreß zu kompensieren. Der eine oder andere mag sich sogar in einer solchen Situation euphorisch fühlen.

Im Laufe der Jahre aber erschöpft sich die Adrenalinausschüttung, der Organismus kann dem Wärmestreß nicht mehr in ausreichendem Maße gegenwirken. Die nachlassende Adrenalin- und Noradrenalinproduktion führt schließlich zu der bekannten Föhnschwäche; Müdigkeit, Mattigkeit, Schwindel und Übelkeit können die Folge sein.

Das Wetter trifft den Menschen am wunden Punkt

In erster Linie neigen depressive Menschen zu Wetterfühligkeit, und vor allem verstärken sich die Symptome bei ihnen erheblich. Trotz aller Unannehmlichkeiten, die die Wetterfühligkeit mit sich bringt, darf man eines nicht vergessen: Klimatische Bedingungen und Wetter sind von jeher entscheidende Umweltreize gewesen. Das Wetter ist also ein natürlicher Einflußfaktor und unsere Reaktion darauf ein völlig normaler physiologischer Vorgang. Wahrscheinlich handelt es sich bei diesen Reaktionen um einen uralten Schutzreflex des menschlichen und tierischen Organismus gegen extreme atmosphärische Einflüsse, zugleich sind die Einflüsse jedoch auch ein notwendiges »Umwelttraining«.

Wir brauchen für unser körperliches und seelisches Wohlbefinden die ständige Stimulation wechselnder Witterungsreize. Wer das bezweifelt, der sollte sich einmal wochenlang in vollklimatisierten Räumen aufhalten. Rasche Ermüdbarkeit, Unwohlsein sowie Nachlassen der Merk- und Konzentrationsfähigkeit sind die Folge. Menschen, die in solchen Büros arbeiten müssen, wissen davon ein Klagelied zu singen. Das Gehirn, das die Lebensvorgänge des Organismus steuert, benötigt ein Minimum an Reizimpulsen, wie sie in der Atmosphäre gewährleistet sind.

Wetterfühlige sind nicht nur körperlich, sondern in der Mehrzahl auch seelisch instabiler als Wetterunempfindliche. Meteorologischen Reizen sind alle Menschen gleichermaßen ausgesetzt. Nur die persönliche Reaktion auf diese fällt ganz verschieden aus. Das Wetter »trifft« am ehesten solche Menschen, die körperlich und seelisch instabil sind. Das Wetter trifft uns immer an unserer Achillesferse. Es kann nur dort einen negativen Einfluß ausüben, wo wir eine schwache

Stelle haben. Das bedeutet, daß Menschen, die ohnehin schon psychosomatisch gestört sind, besonders vom Wetter »getroffen« werden.

Die Behauptung, das Wetter sei an allem schuld, wie sie von manchen Leuten immer wieder vorgebracht wird, ist also falsch. Solange ein Mensch psychosomatisch gestört ist, wird er auch wetterfühlig sein. Erst wenn diese Störung aufgehoben ist, er sich mit seinen Konflikten auseinandergesetzt und Körper und Seele wieder in Harmonie gebracht hat, wird sich seine Reaktion auf das Wetter verändern.

Das klingt natürlich alles ganz einfach, aber diese Selbstheilung ist – wie schon gesagt – ein schwieriger Prozeß, und wir dürfen auch nicht vergessen, daß einzelne psychosomatische Symptome längst infolge organischer Veränderungen zu »wirklichen« Krankheiten geworden sind, die sich so ohne weiteres nicht mehr kurieren lassen. Schließlich kann man einen Herzinfarkt nicht ungeschehen machen.

Wer beschwerdefrei leben will, muß natürlich etwas für seine Gesundheit tun. Das Wetter als solches macht nicht krank. Doch es vermag eine Erkrankung auszulösen oder zu intensivieren, unter anderem auch seelische Störungen. Das Wetter packt den Menschen dort, wo er am verwundbarsten ist. Dabei spielt es keine Rolle, ob es sich um Knochenbruchschmerzen oder Depressionen handelt.

Vulgärpsychologische Erklärungsversuche des komplizierten psychosomatischen Zusammenspiels der beteiligten Faktoren sind wenig hilfreich. So würde der »gesunde Menschenverstand« davon ausgehen, daß regnerisch trübes Wetter eine Depression intensiviert, aber die Erfahrung zeigt, daß gerade Schönwetterperioden Depressiven besonders zu schaffen machen. Es kann also nicht allein die sichtbare Wettersituation sein, die ihre Lebensunlust bis zum Überdruß steigert.

Man weiß heute, daß gehemmte und antriebsschwache Menschen mit einer mittleren bis schweren Depression ihr abgrundtiefes Elend leichter ertragen, wenn ihre Umgebung bei tristen Wetterverhältnissen wenig Stimmung und Initiative zeigt. Herrscht aber strahlender Sonnenschein, und alles drängt fröhlich ins Freie, verspüren solche Menschen besonders kummervoll ihren Zustand und sind eher geneigt, am Leben zu verzweifeln. Nicht selten durchleben psychisch Labile ihre kritische Phase vor einem Wetterwechsel. Gerade dann leiden sie in besonders hohem Maße an sich und ihrer Umwelt.

Was wir Wetter nennen, setzt sich aus einem ganzen Konglomerat physikalischer Faktoren zusammen. Dazu gehören die Infrarotstrahlung bestimmter Wellenlängen, Feuchtigkeitseffekte, Luftbewegungen, Windgeschwindigkeit, verschiedene Formen der Sonneneinstrahlung, insbesondere das Ultraviolettlicht, Spurenelemente und Luftverschmutzung, Schallwellen, Luftionisation, elektrostatische und elektromagnetische Felder. Da es sich hier um eine derart breitgefächerte Palette von Einflüssen handelt, darf es nicht verwundern, daß praktisch jeder Teil des menschlichen Organismus von einem oder mehreren dieser Faktoren erreicht wird. Hauptbetroffen sind jedoch Haut, Atmungsorgane, Nase, Augen und das zentrale Nervensystem.

So ist beispielsweise die Haut thermischen Einflüssen in besonderem Maße ausgesetzt: sie dient der Wärmeleitung und reagiert auf erhöhte Temperatur mit Schweißabsonderung, was wiederum auf die Hirnanhangdrüse wirkt; im übrigen steht sie in Wechselwirkung mit Nebenniere, Bauchspeicheldrüse und Schilddrüse, dem Blutsystem, der Leber und anderen Organfunktionen. Das Ultraviolettlicht beeinflußt über die Haut die Vitamin-D-Bildung, die Magensäureproduktion, die Bildung des roten Blutfarbstoffs und das Verhältnis der verschiedenen Bluteiweißfaktoren zueinander.

Ähnlich vielgestaltig ist die Vermittlungsfunktion der Atmungsorgane. Trockene Luft vermindert Durchblutung, Elastizität sowie Reinigungsfunktion, Schleimproduktion und Antikörperbildung der Schleimhäute. Extreme Abkühlung drosselt die Durchblutung und begünstigt die Bakterien- und Virenvermehrung. Auch das Verhältnis unterschiedlich geladener elektrischer Teilchen, der sogenannten Luftionen, sowie der Säuregehalt der Luft, der Einfluß von Ozon und Salzen wie Natriumchlorid und, nicht zuletzt, die Luftverunreinigung führen zu einer Reihe von Konsequenzen, die man primär vielleicht gar nicht mit dem Wetter in Verbindung bringt. Ähnliches gilt für die Änderung des sogenannten Sauerstoffpartialdruckes, bei dessen Abfall es zu einer Steigerung der Herz- und Nebennierenaktivität, einer Höherbelastung der Lungen- und Kreislauffunktion und sogar zu Veränderungen im Blutbild kommen kann.

Wie schon an anderer Stelle erwähnt, ist wohl der Föhn ein besonders gravierender Witterungseinfluß. Föhn gibt es in aller Welt, und zwar in den unterschiedlichsten Regionen. Er hat eine Vielfalt von Namen, ist aber im wesentlichen immer ein warmer, trockener Fallwind, der überall die gleichen Beschwerden mit sich bringt. Selbst dort, wo man annehmen sollte, daß ein warmer, trockener Wind nicht besonders auffällt, weil es ohnehin immer heiß und trocken ist, nämlich in den Wüsten des Nahen Ostens, wirft er die gleichen Probleme auf wie im Voralpenland.

Es gibt drei Kategorien von Föhnkranken: Etwa vierundvierzig Prozent aller Föhnkranken reagieren auf diesen spezifischen Wetterstreß mit einem Erschöpfungszustand, der durch Blutdruckabfall, Müdigkeit und Apathie, gedrückte Stim-

mung, Konzentrationsrückgang und im Extremfall Verwir-
rungszustände gekennzeichnet ist.

Der Auslösemechanismus ist kompliziert. Auf jeden Fall
spielen eine Änderung des Durchmessers der Blutgefäße, ein
vermehrter Flüssigkeits- und damit Natriumverlust infolge
erhöhter Schweißsekretion und andere physiologische Reaktionen eine Rolle.

Dreiundvierzig Prozent der Föhnkranken reagieren mit
einem Reizsyndrom, das heißt, sie leiden unter Schlaflosigkeit,
sind verstimmt, angespannt und werden von Migräne, Übelkeit, Schwindel, Brechreiz, Sehstörungen, Herzklopfen und
-schmerzen, Atemnot, Hitzewellen, Kälteschauer, Entzündungen der Atemwege, Zittern, Durchfall, häufigem Wasser-
lassen und anderen Beschwerden heimgesucht. Diese Symptome können sich auch bereits als sogenannte Vorfühligkeit
ein bis zwei Tage vor dem Föhneinbruch unangenehm
bemerkbar machen.

Der die genannten Symptome auslösende Mechanismus ist
sehr komplex und soll, wie manche Wissenschaftler dargelegt
haben, aufgrund der Freisetzung des Gewebehormons Serotonin ausgelöst werden. Eine hohe Ausschüttung dieses Hormons würde jedenfalls die Mehrzahl der erwähnten Beschwerden verständlich machen. Dieses Serotonin spielt hinsichtlich
einer ganzen Reihe psychosomatischer Erkrankungen eine
Rolle und ist vielleicht das Bindeglied zwischen seelischer
Verfassung und Wetterfühligkeit.

Eine dritte Gruppe von Föhnkranken leidet vermutlich an
einer Schilddrüsenfunktionsstörung, die eine besonders ausge-
prägte Empfindlichkeit gegenüber Hitze oder Kälte bewirkt,
außerdem an Pulsbeschleunigung, Schweißausbrüchen,
Durchfall, allergischen Reaktionen, Hautrötungen, Gewichtsverlust trotz erhöhten Appetits und nervöser Überaktivität.

Man kann es nicht oft genug wiederholen, denn es wird immer wieder verdrängt: Das Wetter als solches macht niemanden krank. Es gibt aber Krankheiten, die durch meteorologische Einflüsse zum Ausbruch gebracht, intensiviert und in ihrer Dauer beeinflußt werden. Damit solche Einflüsse jedoch wirksam werden können, muß der Betroffene für eine bestimmte Krankheit schon disponiert sein, gleichsam eine Schwachstelle in seinem gesundheitlichen Bollwerk aufweisen.

Nahezu alle Wettervorgänge, die man als Wetterstörungen betrachtet, gelten als krankheitsauslösend oder -verstärkend. Nun spielt zwar für viele Erkrankungen das immer gleiche meteorologische Ereignis die Hauptrolle; es ist dabei jedoch nur eine unter vielen Bedingungen. Es gibt zum Beispiel eine Unzahl von Faktoren, aus denen schließlich ein Herzinfarkt resultiert. Das Wetter ist nur einer dieser Faktoren.

Wollte man die Wetterabhängigkeit des Herzinfarkts unter allen denkbaren Gesichtspunkten klären, so müßte man jeden einzelnen Infarktpatienten auf seelische, körperliche, soziale Gefahrenquellen und Auslöserfaktoren hin genau analysieren, und das in möglichst Tausenden von Fällen, um statistisch harte Daten zu erlangen. Darüber hinaus müßte man die Witterungsverhältnisse in sämtlichen Klimazonen und quer durch die Jahreszeiten zu allen nur denkbaren subjektiven Befindlichkeiten in Bezug setzen, ein Programm, das einfach nicht durchführbar ist. Aber wenngleich sich der Zusammenhang zwischen bestimmten Witterungseinflüssen und der Herzinfarkthäufigkeit letztlich wissenschaftlich nicht erfassen läßt, fällt doch vielen Ärzten eine eigentümliche Häufung von Infarkten während bestimmter Witterungslagen auf.

Oder: Manche meteorologischen Ereignisse sind auf bestimmte Regionen beschränkt, wie beispielsweise der Föhn. Es ist im übrigen auch nicht unwesentlich, ob eine Kaltfront im

Sommer über uns hinweggeht oder ob sie im Winter nur verstärkt, was »ohnehin in der Luft liegt«. Menschen, die in klimatisch günstigen Regionen leben, werden von ungewöhnlichen Witterungsverhältnissen viel härter angepackt als abgehärtete aus weniger begünstigten Klimazonen. Schließlich spielen auch andere Faktoren wie Geschlecht, Alter und Akklimatisierung für die Wetterfühligkeit eine wichtige Rolle.

Erkrankungen im Rhythmus der Jahreszeiten

Schon früh fiel auf, daß sich bestimmte Erkrankungen in bestimmten Jahreszeiten häufen. Das heißt jedoch auch wiederum nicht, daß sie ausschließlich in einer bestimmten Jahreszeit auftreten. In unserer Bezugnahme auf die Jahreszeiten halten wir uns an die zwar willkürliche, aber bewährte Einteilung der Meteorologie. Demzufolge gehören die Monate März, April, Mai zum Frühjahr; Juni, Juli, August zum Sommer; September, Oktober, November zum Herbst und Dezember, Januar und Februar zum Winter.

Im folgenden sind bestimmte Krankheiten nach ihrer relativen Zugehörigkeit zu bestimmten Jahreszeiten gruppiert:

Typische Frühjahrserkrankungen sind: Entzündungen der Rachenmandeln, Bakterienruhr, Ekzeme, Gefäßkopfschmerz, Überfunktion der Schilddrüse, Ischias, Keuchhusten, Schwellung der Kehlkopfschleimhaut und der Stimmbänder, Lungenentzündung, Masern, Netzhautablösung, Schuppenflechte, krankhafter Verschluß des Magenausgangs, Starrkrampf, Tuberkulose, Anstieg der Zahl der Blutplättchen (Gerinnselzellen).

Im Sommer kommt es besonders zu den folgenden Erkrankungen: Bronchialasthma, Brechdurchfall bei Säuglingen,

Heuschnupfen, Erhöhung der Blutsenkungsgeschwindigkeit und des Blutvolumens, Anstieg der Fettproduktion der Haut, der Herzschlagfolge, des Vitamin-C-Spiegels im Blutserum, Verkürzung der Blutgerinnungszeit, Cholera, Kinderlähmung, Wundstarrkrampf.

Im Herbst herrschen vor: Bronchialasthma, Blutpfropfenbildung in den Herzkranzgefäßen, Diphtherie, Gefäßkopfschmerz, Leberentzündung, Ischias, Keuchhusten, Leukämie, Rheumatismus, Scharlach.

Die weiteste Verbreitung im Winter haben: Entzündungen der Rachenmandeln, Angina pectoris, Blutpfropfenbildung in den Herzkranzgefäßen, Diphtherie, Grüner Star, Gehirnschlag, Grippe, Herz- und Kreislauferkrankungen, Überfunktion der Schilddrüse, Leukämie, Herzmuskelinfarkt, Rheumatismus, Blutzuckererkrankungen, Infektionskrankheiten der Atemwege, Bluthochdruck, überhöhte Magensäureproduktion.

So eindrucksvoll diese Aufzählungen auch sein mögen, die Möglichkeit, von einer der genannten Krankheiten wann immer im Jahr »befallen« zu werden, hängt ganz wesentlich von der seelischen Stabilität des einzelnen ab. Fest steht, daß gerade unter dem Einfluß des in unseren Breitengraden langen Winters sich Gemütskrankheiten häufen und verstärken; Depressionen aber ziehen ebenfalls körperliche Symptome nach sich.

11
Was heißt eigentlich »helfen«?

Der Wert menschlicher Nähe und Liebe

Es ist eine Grundtatsache der menschlichen Entwicklung, daß man niemanden erwachsen machen kann. Ein Erwachsener kann einem Kind nicht einfach erklären, was es heißt, erwachsen zu sein, und dem Kind zugleich mit der Erklärung auch die Reife des Erwachsenen vermitteln. Das Kind kann sich die entsprechenden Informationen nicht einfach als abstraktes Wissen aneignen; es muß selbst erwachsen werden. Ebensowenig kann ein Gesunder einem Kranken erläutern, was es heißt, seelisch gesund, also ausgeglichen, reif, selbstverantwortlich, oder wie auch immer sonst man es nennen mag, zu sein, und den Kranken auf diese Weise gesundmachen.

Ob als Therapeut oder Freund, wir müssen uns immer wieder die Frage gefallen lassen: Warum willst du helfen? Es gibt mehrere Motive, einem Menschen zu helfen. Wenn jemand den Freund, den Nachbarn, den Partner oder das Kind nur manipulieren, also den anderen Menschen nach seinem Bild »umformen« will oder ganz einfach möchte, daß der andere sich so verhält, wie es ihm gefällt, dann ist das sicher keine echte Hilfe. Vielleicht hat er sogar Mitleid mit dem anderen, was unter den beschriebenen Bedingungen nichts anderes als Selbstmitleid ist. Solches Mitleid ist nur eine herablassende Projektion unserer eigenen Hilfsbedürftigkeit und daher kein wahres Mitgefühl.

Die Absicht, einem anderen Menschen zu helfen, ist sicher lobenswert; dennoch genügt eine ausschließlich emotionale

Haltung, also der Wunsch, die Menschheit zu retten und ihr Frieden zu bringen, noch lange nicht, um wirklich etwas zu bewegen. Wer helfen will, sollte sich zunächst einmal selbst helfen, das heißt sich Klarheit über die eigenen Motive verschaffen. Und manchmal ist es die beste Hilfe, dem anderen nicht zu helfen, ihm also die Verantwortung für sein Tun *nicht* abzunehmen.

Ursache der meisten seelischen und organischen Störungen ist ja gerade die Tatsache, daß die Betroffenen nicht bereit oder nicht in der Lage sind, die Verantwortung für ihr Leben zu übernehmen. In gewisser Hinsicht können wir also anderen Menschen – so sie nicht willens sind, die volle Verantwortung für ihr Tun selbst zu übernehmen – gar nicht helfen.

Bedingung unserer inneren wie äußeren Integrität ist eine Klärung unseres Gefühlslebens. Positives Denken ist erst dann von Wert, wenn es uns gelingt, kraft dieses Denkens unser gesamtes negativ gestimmtes Gefühlsleben ins Gegenteil umzupolen. Das ist möglich. Aber zunächst einmal müssen wir lernen, unsere Gefühle auch wirklich zu fühlen, das heißt jene inneren Barrieren niederzureißen, die uns von uns selbst wie auch von unserer Umwelt abschneiden.

Wir leben in einer Zivilisation, die sich der Wissenschaft und der Technologie verschrieben hat. Man stellt sich jedoch oft unwillkürlich die Frage, ob unserem wachsenden Verständnis der Welt »dort draußen« auch ein entsprechendes Verständnis unserer »subjektiven« Erfahrung, der unserer Innenwelt, gegenübersteht. Wie wichtig menschliche Nähe und Liebe für körperliches und seelisches Wohlbefinden sind, wird beispielsweise in medizinischen Lehrbüchern kaum einmal erwähnt. Und doch wissen wir, daß gerade Liebe ein entscheidender Faktor jeder Krankenbehandlung ist. Und damit sind wir wieder beim Helfen. Dazu bedarf es der Liebe, einer tiefen, alles umfassenden Liebe, jener Liebe, die das eigene Ich vergißt.

Schauen Sie sich einmal in Ihrem Bekanntenkreis um und überlegen Sie sich, wem Sie solche Selbstlosigkeit zutrauen. Gewiß nicht vielen, oder? Und wie sieht es mit Ihnen selbst aus? Sind Sie imstande, sich selbst zu lieben? Das ist doch immerhin die Voraussetzung dafür, andere lieben zu können.

Nur wer gelernt hat, sich im tiefsten Sinn des Wortes selbst zu lieben – also sich selbst anzunehmen, wie er ist, ist auch fähig, anderen Liebe entgegenzubringen und ihnen somit zu helfen. Aber woher sollten wir diese Liebe nehmen, wenn wir sie niemals am »eigenen Leib« erfahren haben, wenn statt Liebe in uns nur ein tiefes Mißtrauen gegenüber der Welt verwurzelt ist?

In unserer Kindheit, als unsere Sinne noch offen waren, haben die meisten von uns noch das kindliche Urvertrauen und ein tiefes Gefühl der Einheit mit dem Universum empfunden. Unsere ganze Erziehung aber lief auf die Entwicklung einer isolierten Individualität hinaus, die das Gefühl der Vereinzelung höherstellte als die Empfindungen von Wärme und Sicherheit, nach denen sich jeder Mensch sehnt.

Die Jagd nach dem »Glück« als Krankheitsursache

Die Zwänge und Probleme unserer modernen Gesellschaft machen es für den einzelnen schwierig, sich »menschlich« zu verhalten; denn um im Geschäftsleben, in Freundschaftsbeziehungen und sogar im Spiel »erfolgreich« zu sein, sind wir geradezu gezwungen, uns in Konkurrenzkampf und Streß zu begeben, was Gefühle der Entfremdung und Angst hervorruft. Unsere Lebenserfahrungen, vom Schulbesuch bis zu der

Gründung einer Familie und der Gestaltung unserer beruflichen Laufbahn, sind mit Schwierigkeiten und Einschränkun-
gen verbunden, denen zu entrinnen unmöglich erscheint.
Selbst wenn wir versuchen, unser Leben offen zu gestalten, so
schränken zumeist »Sachzwänge« die Entfaltungsmöglichkei-
ten erheblich ein. Unsere geistige und körperliche Arbeit ist
nur in seltenen Fällen wirklich zutiefst befriedigend.

Weil wir nicht die Notwendigkeit einer Integration von
Körper und Geist in allen unseren Tätigkeiten erkennen,
betonen wir intellektuelle Züge übermäßig auf Kosten der
Gefühle und bestimmte Aspekte unserer Körperlichkeit auf
Kosten unserer umfassenden Empfindungsmöglichkeiten.
Schränken wir unsere Empfindungen und Gefühle jedoch ein,
so verhindern wir, daß sie uns mit jener Nahrung versorgen,
die wir brauchen, um gesund und glücklich zu sein. Unsere
Sinne lehnen sich zwar gegen diese Beschränkung auf und
drängen uns auf subtile Weise, uns zu öffnen, aber unser
»rationaler« Geist beherrscht die zarten Sinneseindrücke, so
daß wir uns der Verzerrung unserer Wahrnehmung nicht
einmal mehr bewußt werden.

Hungrig nach Erfüllung beginnen wir, in der äußeren Welt
zu suchen. Wir stürzen uns ruhelos von einem Vergnügen in
das nächste, um nur nichts zu »verpassen«. Wir verfangen uns
völlig in der Vorstellung, daß Befriedigung nur »da draußen«
möglich sei, wenn wir nur angestrengt genug suchen, arbeiten
und spielen. Wir fühlen uns zu aufregenden Tätigkeiten hinge-
zogen, die unseren Geist und unsere Sinne zwar anregen, uns
aber doch nur immer noch mehr wünschen lassen. Je schneller
wir laufen, desto weiter entfernen wir uns von der echten
Erfüllung, die in uns liegt, hinter dem Tor der Sinne.

Statt sich nach innen zu öffnen, wenden sich viele Menschen
dem Alkohol, Halluzinogenen oder anderen Drogen zu. Man-

che schließen sich einer spirituellen Richtung an, die ihnen die Lösung all ihrer Probleme verspricht. Aber sie entdecken zumeist sehr bald, daß sie auch dort nicht die erhoffte Befriedigung finden.

So verschwenden wir unsere Energien und taumeln von Erlebnis und von Einfall zu Einfall. Wir malen uns aus, was wir gerne hätten, oder erinnern uns, wie es früher einmal war; wir schmieden Pläne.

In Tagträume vertieft, spüren wir vielleicht einmal für einen kurzen Augenblick Freude oder eine tiefe Empfindung, aber wir können nicht den vollen Genuß dieses Gefühls erleben, irgendwie entzieht es sich uns. Wir bemühen uns vielleicht, als »Besitzer« einer Familie oder eines Vermögens das Gefühl der Ganzheit zu erlangen, um auf diese Weise die Natur und unser Leben zu beherrschen. Aber eine derartige Kontrolle ist künstlich und widerspricht den Gesetzen und Zyklen der Natur, denen sowohl Körper und Geist als auch unsere Umwelt unterworfen sind. Wir empfinden uns wiederum eingekreist und unerfüllt. Weil wir nicht erkennen können, daß unser eigener Mangel an Gleichgewicht die Ursache ist, geraten wir in Situationen, die unserer Gesundheit abträglich sind. Und dann fragen wir uns verwundert, wie wir wohl da hineingeraten sind.

Schließlich gelangen wir vielleicht sogar zu der Überzeugung, daß es uns unmöglich ist, die Verhältnisse zu durchschauen oder uns tiefen Erlebnissen zu öffnen. Wir erkennen nicht, daß sich unsere Sinne infolge grober Vernachlässigung verhärtet haben und deshalb die Fülle unserer Empfindungsmöglichkeiten eingeschränkt ist. Wenn wir nicht allmählich diese Verhärtungen aufweichen, indem wir die natürlichen Energien unserer Gefühle und Empfindungen aktivieren, so bleiben wir in der Erstarrung – und somit Unzufriedenheit –

stecken. Nur wenn wir dies erkennen, können wir am unendlichen Leben des Universums teilhaben, denn erst dann ist uns wirklich bewußt, daß wir von der Natur abhängig sind und die Natur und, in gewisser Hinsicht, das gesamte Universum wiederum von uns abhängen.

Die Welt wird sich für uns in dem Augenblick im Gleichgewicht befinden, da wir unser eigenes Gleichgewicht gefunden haben. Wir sind auf natürliche Weise mit der Welt verbunden: die Elemente, aus denen das Universum aufgebaut ist, befinden sich auch in uns. Unser seelisches Befinden kommt wiederum zum Ausdruck im Zustand unseres Körpers.

Wir sind nur ein Glied in der Kette des Seins

Jede unserer Handlungen, so unbedeutend sie uns auch erscheinen mag, beeinflußt das gesamte Universum, wie jede Welle die Küste beeinflußt. Wir haben auf allen Ebenen des Seins teil an unendlich vielfältigen und sich gegenseitig beeinflussenden Beziehungen und Prozessen, angefangen bei den subatomaren bis hin zu den kosmischen.

Wie auch alle anderen Systeme des Universums, sind wir in uns eine vollständige Einheit, bestehen aber wiederum aus vielen kleinen Einheiten, die untereinander genauso in einer Wechselbeziehung stehen wie mit dem Ganzen. Zusätzlich zu den vielen Systemen, aus denen der physische Körper besteht, Skelett, Muskeln, Nerven, endokrinen Drüsen, Zellen, Blutkreislauf, gibt es psychische oder emotionale Systeme. Das reibungslose Funktionieren jedes einzelnen dieser Systeme hängt vom Funktionieren aller anderen ab, während der Zustand der gesamten Einheit, die wir »Mensch« nennen, eng verbunden ist mit dem Zustand der uns umgebenden Welt.

Unsere engere geographische Umgebung ist ebenfalls abhängig von jedem anderen Gebiet der Erde, und die Erde wird wiederum beeinflußt von den Ereignissen in der Tiefe des Universums. Viele Kräfte wirken auf uns ein, wie die Ausführungen über den Einfluß des Wetters gezeigt haben sollten, von denen wir manche kaum wahrhaben oder nicht verstehen können, und unser Denken und Handeln beeinflussen wiederum andere Systeme, unter anderen auch die mikroskopischen Welten innerhalb unseres Körpers.

Wenn wir uns dieser vielseitigen Wechselbeziehungen bewußt sind, dann begreifen wir auch, wie wichtig es ist, in uns selbst Harmonie zu schaffen. Wir müssen uns nur klarmachen, daß in uns die notwendigen Fähigkeiten vorhanden sind, um ein ausgeglichenes und zufriedenes Leben zu führen; denn ein lebendiger, gesunder Körper und ein wacher Geist sind alles, was wir zum Leben und Wachsen brauchen.

Wenn es uns gelingt, ruhig und entspannt zu leben, unsere Sinne zu öffnen, wenn wir die ständigen Verspannungen unserer Muskeln und unseres Geistes lockern, dann werden wir empfänglicher für die subtilen Qualitäten der Gefühle. Wir beleben sie auf diese Weise, bis sie zu einer kräftigen und frischen Erfahrung werden, und stärken sie, so daß sie wachsen wie kräftige Schößlinge. So können wir an Körper und Geist genesen.

Die Freisetzung und Stärkung unserer psychischen und physischen Energien erlösen uns von der ständigen Jagd nach Neuem und dem Verlangen nach Fernliegendem oder überhaupt Unerreichbarem. Erst dann können wir uns des von Natur aus wachen und fließenden Zustandes von Körper, Geist und Energie bewußt werden und derart Erfüllung in uns selbst finden. Wenn unser Körper und unser Geist Freundschaft geschlossen haben, arbeiten auch alle Systeme in uns gut

zusammen. Aber vor den Sieg der »guten Gefühle« über unsere
Zerrissenheit hat Gott oder die Natur uns den »Schweiß«
gesetzt, das heißt, am Anfang dieses langen Weges müssen wir
uns zunächst einmal mit jenen Aspekten unseres Seelenlebens
auseinandersetzen, die CARL GUSTAV JUNG als »Schatten«
bezeichnet.

Selbsterkenntnis, der erste Schritt zur Heilung

Die Phase der bewußten Auseinandersetzung mit einer Krankheit, also die Dauer des Selbstfindungsprozesses, kann – je
nach Individuum – unterschiedlich lang sein. Ein Wesentliches
dieser Auseinandersetzung besteht darin, daß sich der Betroffene der Bedeutung seiner körperlichen Krankheit und ihrer
Funktion überhaupt erst bewußt wird und seine Erkenntnisse
dazu nutzt, notwendige Veränderungen seiner Einstellung und
seines Verhaltens in Angriff zu nehmen.

Ein mir bekannter fünfunddreißigjähriger Mann, der an
Magengeschwüren litt, erkannte im Laufe der Behandlung,
daß er viele Jahre lang sein Bedürfnis nach Liebe und Anerkennung allein mittels intellektueller und sozialer »Leistungen« zu
befriedigen versucht hatte. Ihm wurde allmählich klar, in
welchem Ausmaß er dabei persönliche Bedürfnisse zurückgestellt hatte. Langsam lernte er, Forderungen zurückzuweisen,
die er als zu belastend erlebte. Er fand heraus, in welchen
Lebenssituationen er die Krankheit »brauchte«, sozusagen als
Alibifunktion. In manchen Situationen sagte er, obwohl ihm
bewußt war, daß es sich dabei nur um einen Vorwand handelte: »Das schaffe ich nicht. Es tut mir leid, aber ich bin
krank. Ich fühle mich, obwohl ich das gern möchte, nicht stark
genug.«

In dieser Aussage scheint ein wichtiges Motiv für Krankheit überhaupt auf, nämlich ihre Funktion als Druckmittel gegenüber der Umwelt. Hat ein Kranker diesen Zusammenhang einmal erkannt, so dauert es im allgemeinen nicht mehr lange, bis auch sein Verhalten sich ändert und er andere Mittel findet, um sich gegenüber der Umwelt durchzusetzen. Häufig vermindern sich die körperlichen Krankheitssymptome aufgrund einer inneren Umorientierung; aber in bestimmten Lebenssituationen – wenn wieder ein wichtiges Lebensproblem zu lösen ist – brechen sie erneut auf. Gerade dies jedoch gibt dem Betroffenen die Gelegenheit, die Zusammenhänge zwischen seiner körperlichen Erkrankung und seiner inneren Notlage zu verstehen und an der Klärung seiner seelischen Probleme zu arbeiten.

Die Versöhnung mit dem »Schatten«

Jeder Mensch bildet im Laufe seiner Entwicklung bestimmte Einstellungen und Verhaltensweisen aus, die es ihm ermöglichen, mit einer gewissen Sicherheit, Reibungslosigkeit und Schmerzfreiheit unter den gegebenen Bedingungen zu leben. Allmählich spielen sich diese Einstellungen und Verhaltensgewohnheiten so ein, daß wir sie als natürlich, richtig und gültig empfinden. Von diesen abweichende Impulse und Ausdrucksformen lernen wir zu ignorieren und zu unterdrücken. Die Summe dieser unterdrückten Regungen und Impulse ist in der Terminologie CARL GUSTAV JUNGS der »Schatten« einer Persönlichkeit.

Der »Schatten« eines Menschen sind all die Antriebe und Gefühle, die unterdrückt beziehungsweise verdrängt wurden, beispielsweise der unerfüllte Wunsch nach Liebe, Bestätigung und Selbstentfaltung, aber auch nicht ausgelebte Aggressionen und Rachgefühle. Der Schatten ist die ungelebte Seite unserer Persönlichkeit, und er ist auch das Sammelbecken der »verbotenen« Gefühle.

Immer wenn wir wählen und werten, bricht unsere Welt entzwei. LAOTSE bringt diese Tatsache im zweiten Vers des *Tao-te-king* zum Ausdruck:

»Wenn auf Erden alle das Schöne als schön erkennen,
so ist damit schon das Häßliche gesetzt.
Wenn auf Erden alle das Gute als gut erkennen,
so ist damit schon das Nichtgute gesetzt.«

In dem Ausmaß, wie wir lernen, das »Gute«, »Schöne« oder »Richtige« zu bevorzugen und zu tun, lehnen wir ihr Gegenteil ab. Doch damit schaffen wir es nicht aus der Welt. Die ignorierten oder abgelehnten Aspekte der Wirklichkeit existieren weiterhin, auch wenn sie uns zumeist kaum bewußt sind. Und so folgt jedem Menschen sein »Schatten«, der um so undurchdringlicher und dunkler wird, je mehr Impulse ein Mensch in sich verleugnet, unterdrückt und abspaltet.

Den eigenen Schatten kann nur kennenlernen, wer die Begegnung mit dem Unbewußten in sich zuläßt. Ein solcher Schritt bedeutet, sich die eigene innere Zerrissenheit einzugestehen und sich ihr bewußt auszusetzen. Erst in diesem Schritt taucht die Vision seelischer Ganzheit auf. Sie ist jedoch solange nicht erreicht, als der innerlich zerrissene Mensch nicht bewußt in die »Verirdischung« geht, das heißt, solange er die eigene irdische Existenz mit all ihren Unvollkommenheiten nicht bejaht.

Erst wer diesen Schritt getan hat, ist darauf vorbereitet, neben dem Ich auch das innere Nicht-Ich zu erfahren und den Kontakt zwischen den beiden auseinandergefallenen Bereichen wiederherzustellen. Dieses Bemühen entspricht dem, was Psychologen die tiefenpsychologische Aufarbeitung des Unbewußten nennen.

Der in seine eigene Zerrissenheit Geworfene erlebt sich zunächst als einen Menschen, dessen Werdekräfte spannungsvoll erwacht sind. Er stößt aber in dieser Entwicklungsphase noch innen wie außen auf Widerstände. Er sieht sich gleichermaßen durch eigene Schattenkräfte wie durch Umweltfaktoren eingeengt. Er steht vor der schwierigen Aufgabe der Auseinandersetzung mit »Tod und Teufel« und ist zum Kampf aufgerufen, die feindlichen Kräfte in sich zu einer neuen Einheit zu verschmelzen.

Solange ein Mensch jedoch überall nur aneckt oder gegen sich selbst oder seine Umwelt kämpft, solange er noch leidet an Einengung und Gebrochenheit, solange er den Tod noch nicht ins Auge fassen und die Tatsache, sterben zu müssen, nicht annehmen kann, besteht noch die Gefahr, daß er in der Schattenwelt zugrunde geht oder zerbricht; denn in ihm hat sich noch keine Wandlung vollzogen. Daß sie vorläufig oder überhaupt ausbleibt, kann verschiedene Ursachen haben: Möglicherweise ist der Kern der Persönlichkeit so tief versehrt, daß die Verwandlungskraft kaum mehr wirksam werden kann – eine Erscheinung, wie sie bei Drogensüchtigen und potentiellen Selbstmördern häufig zu beobachten ist. Es kommt aber auch vor, daß unmittelbar vor dem Wendepunkt Angst den Menschen befällt und er sich lieber wieder der Lust, dem Erfolg und der Macht verschreibt. Grund für das Ausbleiben der Verwandlung kann auch ein Mangel an Reife sein, der die Zentroversion noch nicht zuläßt, was heißt, daß das überpersönliche Prinzip der Psyche, das zur Ganzheit drängt und führt, noch zu schwach ist.

Erst auf der Stufe des »Helden« ist das Individuum stark genug, um das Kreuz auf sich zu nehmen und die Gegenwart der Zukunft zu opfern. Erst in diesem Entwicklungsstadium ist genügend Bewußtseinselastizität vorhanden, um die notwendige Auseinandersetzung zwischen Außen und Innen, die Spannung zwischen dem der Gegenwart verhafteten Ich und dem auf Individuation (Selbstverwirklichung) ausgerichteten Selbst zu ertragen. Auf diese Weise erfüllt der Held die ihm zugewiesene Aufgabe, Neues aus den Klauen des Alten und Beharrenden zu entbinden.

Immer bieten körperliche und seelische Leiden dem Individuum eine Möglichkeit, Überpersönliches zu verstehen, wenn es ihm nämlich gelingt, über seine Schmerzpunkte hinweg zu einer echten Tiefenerfahrung zu gelangen. Welche inneren Ereignisse durch eine solche Erfahrung hervorgerufen werden, variiert je nach der Stufe, auf der der betreffende Mensch zu einem gegebenen Zeitpunkt steht. Je unbewußter er ist, um so mehr wird er auch hin- und hergeschleudert werden. So mancher muß sehr tief in seinen ihm bis dahin unbewußten Schattenbereich hinabsteigen, um sich dort auszutoben. Vielleicht ist dieses Phänomen dadurch verursacht, daß solche Menschen sich zuvor allzusehr mit ihrer »Himmelsseite« identifiziert haben, so als seien sie nicht »von dieser Welt«, sondern reiner Geist. Daher erschien ihnen die Erde fremd und böse, weshalb sie aus abgründiger Tiefe zurückholen müssen, was sie bis dahin dem Reich des Bösen zugewiesen haben.

Ohne die Auseinandersetzung mit dieser verbannten Seite gibt es jedoch keine Menschwerdung im eigentlichen Sinn. Nur wer sich auch den dunklen Tiefenkräften im eigenen Innern stellt, hat die Chance, ihre Verwandlung in hilfreiche und verfügbare Energien zu erfahren. Es geht in diesem Prozeß jedoch nicht darum, die dunklen Kräfte im Sinne einer Unterwerfung zu besiegen, sondern sie aus ihrer Destruktivität zu erlösen und zur »Kooperation« zu gewinnen.

In einem nächsten Schritt gilt es, solcherart neugewonnenes Potential zu differenzieren und zu strukturieren und der eigenen Persönlichkeit einzuverleiben. Dies fällt um so leichter, je weiter ein Mensch schon auf seinem Weg fortgeschritten ist; denn mit zunehmender Selbsterkenntnis wachsen ihm auch neue Kräfte zu.

Der reife Mensch bildet sich nur dort heraus, wo die Selbstfindung in immer neuen Kräftespielen und in immer feineren Brechungen vor den Bewußtseinsspiegel gerät. Solche Spiegelungen laufen letztlich auf eine Form der Vergeistigung hinaus, in der das Individuum seinen im Unbewußten verborgenen »Geist der Erde« erkennt. Darum muß derjenige, der sich aus »irdischen Gefilden« allzuweit in den »Himmel seines Geistes« geflüchtet hat, auch wieder tief hinuntersteigen, um aus dem Schoß der Erde die Wahrheit seiner Existenz zu befreien und neuerlich Wurzeln in ihr zu schlagen.

Eine Wandlung der Persönlichkeit zu bewirken ist unmöglich ohne aktives Tun, das heißt aber: nicht ohne bewußt gesetzte Akte. In solchen Akten holt das Individuum existentiell nach, was ihm als Notwendigkeit bereits vor dem Bewußtsein steht: es setzt seine bisherige Identität – sein Leben – aufs Spiel, um an einem reicheren Leben teilzuhaben.

Schöpfung ist immer Geburt aus der auf den Geist wartenden Erde, und wenn ein Mensch, der den Kontakt zur Erde verloren hatte, sich wieder bewußt an sie anschließt, gestaltet er sich neu als den vollen Menschen, den »zweiten Adam«. Dann regiert in ihm nicht mehr der Intellekt als ein losgelöster und gleichsam freischwebender Geist der Unverbindlichkeit, sondern mit der Erdung des Geistes im Wurzelgrund der Leib-Seele wird dem doppelten Ursprung des Menschen Rechnung getragen. Derart wird eine Vergeistigung »von unten nach oben« möglich, und die Erde verliert ihren verschlingenden

Charakter und wird statt dessen zu einem Symbol der Lebensfülle.

Märchen und Mythen, in denen – in symbolischer Verkleidung – häufig die Suche des Menschen nach sich selbst in sehr schöner Weise Ausdruck findet, umschreiben seelische Krisen oft mit Bildern der Not und des Elends. Diese Not ist aber, richtig verstanden, ein an das Individuum gerichteter Aufruf, aus einer festgefahrenen Situation auszubrechen.

Symbolischen Ausdruck findet diese Situation in den Motiven von dem kranken alten König, dem kinderlosen Königspaar, dem Ungeheuer, das Frauen und Kinder oder die Schätze des Reiches stiehlt, oder dem Teufel, der des Königs Heer oder Schiff festbannt, von einer Finsternis, die sich über der Erde ausbreitet, von versiegenden Quellen, Flutkatastrophen, Dürreperioden und anderen Heimsuchungen. Immer ist es in den Mythen etwas Bestimmtes, das der Not ein Ende bereiten kann. Auch in Träumen tauchen ähnliche Bilder auf.

Wenn im realen Leben ein Mensch in eine Krise gerät, so äußert sich das häufig in der Weise, daß er ein unbestimmtes Gefühl hat, ihm fehle etwas, meist ohne zu wissen, was es ist. Vertraute Bewältigungsstrategien helfen ihm nicht mehr weiter. Seine einzige Möglichkeit besteht daher darin, sich dem »Dunklen« zuzuwenden, es zu erforschen und kennenzulernen. Dabei können durchaus unangenehme Seiten der eigenen Persönlichkeit zum Vorschein kommen, die man nicht wahrhaben möchte: Egoismus, Haß, Kleinlichkeit, Feigheit – lauter Eigenschaften, die man normalerweise gern an anderen kritisiert und verurteilt.

Auch in unseren Träumen gelangt der »Schatten« in den unterschiedlichsten Gestalten zur Darstellung. CARL GUSTAV JUNG war davon überzeugt, daß unsere Träume uns Einsichten von enormer Weisheit erschließen können, die eine unschätzbare Hilfe in unserem Bemühen um Gesundheit und Reife sein können.

Nur wer bereit ist, die Verantwortung für seine Gefühle und Verhaltensweisen selbst zu übernehmen, und nicht anderen die Schuld zuschiebt, befindet sich wirklich auf dem Weg der Individuation. Die Voraussetzung dafür ist jedoch, daß er sich keinen Illusionen über seine »dunkle Seite« hingibt, sondern sie anerkennt und sich mit ihr aussöhnt.

Ob uns unser Schatten nun zum Feind wird oder zum Freund, hängt von uns selbst ab: Er ist, genau wie jeder äußere Mitmensch, ein Wesen, mit dem man durch Zugeständnisse, Abwehr oder Liebe – je nachdem – auskommen muß. Feindselig reagiert er nur, wenn man ihn ganz verständnislos behandelt oder ihn links liegenläßt.

Ein Mensch, der anfängt, sich ernsthaft mit seinem Schatten auseinanderzusetzen, lernt allmählich bestimmte seelische Gesetzmäßigkeiten kennen. Er begreift, daß, was immer auch in der Welt verkehrt sein mag, auch in ihm manches verkehrt ist und er lernen muß, mit seinem eigenen Schatten fertigzuwerden, um derart seinen Beitrag zur »Heilung« seiner selbst und der Welt zu leisten.

Nicht anders als die westliche Psychologie lehrt auch der Buddhismus, daß unsere Gefühle gegenüber Menschen und Objekten größtenteils Projektionen sind. Weil wir begehren, machen wir bestimmte Dinge begehrenswert. Weil wir Angst haben und hassen, machen wir aus bestimmten Menschen Schurken.

Wir brauchen ganz einfach den äußeren Schurken, um uns darüber hinwegtäuschen zu können, daß auch wir selbst irgendwo in unserem Innern Schurken sind. Wenn wir den Dingen jedoch »auf den Grund« gehen, dann mag in manchen Situationen zwar immer noch Zorn in uns aufsteigen, aber dieser Zorn kann sich nicht mehr auf die gleiche Weise gegen einen anderen Menschen richten. In einem Menschen, der sich durch seine Schattenwelt hindurchgearbeitet hat, findet Zorn keinen dauerhaften Boden mehr. Zorn kann sich in einem solchen Menschen sowenig halten »wie ein Senfkorn auf der Spitze einer Ahle oder wie ein Gemälde im Luftmeer«, wie es in einem bekannten buddhistischen Text heißt.

Wenn sich unsere Wut nicht mehr an bestimmten Menschen aufhängt, wenn unser Begehren nicht mehr wie früher an bestimmten Verhaltensweisen und Dingen festhält, dann ändert sich auch unser Verhalten zur Umwelt. Vermutlich entdecken wir, daß wir auf die Befriedigung einiger materieller Bedürfnisse verzichten können und unser Leben dadurch einfacher wird, aber zugleich auch reicher an echten Empfindungen. Eine solche Umstellung ist nur der natürliche Ausdruck eines tieferen Verständnisses unserer wahren Bedürfnisse. Dabei brauchen wir letztlich nichts aufzugeben oder zu »opfern«. »Entsagung«, so sagt ein Zen-Meister, »heißt nicht, die Dinge dieser Welt wegzugeben, es heißt zu akzeptieren, daß sie weggehen.«

So mysteriös und undurchsichtig manche Aspekte des Buddhismus auch erscheinen mögen, an seiner entscheidenden Lehre ist absolut nichts geheim. Seine Wahrheit ist jederzeit zugänglich, der Weg liegt offen vor uns. Sein wichtigster Grundsatz lautet: »Sei aufmerksam. Beobachte deine Gedanken und Empfindungen. Schaue dir genau an, was vor sich geht. Sei wahrhaftig zu dir selbst.«

Die Auflösung krankmachender emotionaler Fixierungen

Wir alle haben schon erfahren, wie es ist, wenn wir etwas
loslassen, an dem wir gehangen haben. Das ist eine so alltägliche Erfahrung, daß wir darüber normalerweise nicht einmal
mehr ein Wort verlieren. Aber man sollte sich auch bewußt
sein, daß ein wirklich reifer Mensch sich vom Anklammern an
so vieles löst: von eingeschliffenen Meinungen, Neigungen,
Ängsten und Bedürfnissen. Jeder von uns weiß das im Grunde
genommen, aber leider leben wir nun einmal in einer Gesellschaft, die sich gerade gegen diese Erkenntnis verschworen
hat. Pausenlos hämmern Slogans auf uns ein, die uns zum
Anklammern auffordern; es wimmelt von solchen »Botschaften«.

Fast in jedem Schlager, den wir hören, wird beteuert, daß
der Weg zum Glück darin besteht, den »Richtigen« oder die
»Richtige« zu finden und sich so fest wie möglich an ihn oder
sie zu klammern. Ohne diesen »Einen«, diese »Eine« ist das
Leben angeblich eine trostlose Einöde.

Unsere Liebeslieder und Liebesgeschichten sind in der
Sprache des Ich abgefaßt: Sie reden zwar von Liebe, lehren
jedoch das Anklammern. Sie lassen in unserem Bewußtsein ein
festes Bild vom Glück entstehen, und wir sollen mit diesem
Bild vor Augen durchs Leben stürmen, immer auf der Suche
nach Menschen und Situationen, die mit diesem Traumgebilde
übereinstimmen. Alles, was diesem Bild entspricht, sollen wir
innig lieben und festhalten, was hingegen von ihm abweicht,
zurückweisen. Deshalb erscheinen heutzutage vor dem Schei-
dungsrichter Legionen von Enttäuschten, die zu dem Schluß
gekommen sind, daß der Partner nicht das getan hat, was er
nach der gesellschaftlich sanktionierten Vorstellung hätte tun
müssen – er hat ihrer beider Leben nicht »glücklich« gemacht.

Die Werbebranche tut ein übriges, um uns Konsumware aufzuschwatzen: »Ihr Glück ist dieser neue Wagen!« Werbestrategen sagen uns, wer wir sind, wie wir uns zu verhalten haben und was wir glauben sollen. All diese Einflüsse zwängen uns in Denkschablonen, die trotz ihrer Unterschiede im Detail durchgehend gewisse grundsätzliche Übereinstimmungen aufweisen. Sie modellieren ein völlig unrealistisches, starres, gesellschaftlich verfügtes Selbstbild und kreieren eine Phantasiewelt, bestehend aus Gegenständen und zu Personen abgewerteten Menschen, die unser Leben sinnvoll machen sollen, wenn wir uns nur genügend von all dem Vorhandenen aneignen können.

Es gibt Anzeichen dafür, daß Menschen, die psychosomatische Störungen entwickeln, ihre Identität und ihren Bezug zur Welt überwiegend im rational-logischen Bewußtseinsmodus erfahren und sich gegenüber körperlichen und gefühlsmäßigen Empfindungen weitgehend verschlossen haben. Vor allem lassen sie solche Wahrnehmungen nicht zu, die ihren vertrauten Annahmen, Normen und Werten nicht entsprechen – zum Beispiel negative Gefühle, Affekte und Antriebe.

Auch sind diese Menschen meist nicht in der Lage, tiefgreifende Verunsicherungen und Angst, beispielsweise anläßlich gravierender Lebenseinschnitte, angemessen wahrzunehmen und zu akzeptieren. Es fällt ihnen schwer, Zusammenhänge zwischen Körpervorgängen, inneren Haltungen, Gefühlen und situationsbedingten Gegebenheiten zu verstehen. Dieses Wahrnehmungs- und Verständnisdefizit führt, vor allem in Lebenskrisen, zu einem starken, jedoch verdrängten Gefühl der Hilf- und Hoffnungslosigkeit, und es erklärt auch das besondere Bedürfnis dieser Menschen nach rationaler Kontrolle.

Die Verantwortung für seine Gesundheit trägt jeder Mensch selbst

Wie kann man aber nun Menschen mit psychosomatischen Beschwerden helfen? Ein wichtiger Schritt besteht darin, ihr Gefühl der Hilflosigkeit zu verringern. Schon wenn der Erkrankte anfängt, gewisse Zusammenhänge zwischen seiner Störung und seiner Lebenssituation wahrzunehmen, beginnt er im allgemeinen auch wieder zu hoffen. Das Gefühl des Ausgeliefertseins verliert an Macht, und an seine Stelle tritt das Bewußtsein: Die Störung ist nicht unabhängig von mir, sie entsteht und entwickelt sich im Zusammenhang mit meinem inneren Erleben und Verhalten. Ich bin nicht etwas Unbekanntem ausgeliefert, ich selbst kann zur Heilung beitragen.

Unter diesem Aspekt betrachtet sind alle therapeutischen Maßnahmen hilfreich, die den Kranken dazu anregen, die Lebenssituation, in der er sich zu Beginn der Störung befunden hat, und die mit dieser Situation verbundenen Gefühle zu erforschen und noch einmal zu durchleben. So führe ich beispielsweise Seminare durch, in denen die Kranken ganz bestimmte Entspannungstechniken erlernen, die sehr tief in das Körpergeschehen eingreifen. Sie lernen darüber hinaus, eine Art »analytisches Tagebuch« zu führen, um Zusammenhänge zwischen frühkindlichen Erfahrungen und ihrer Erkrankung zu durchleuchten. Weiterhin werden sie mit einer Selbstheilungsmethode bekanntgemacht, die die tibetischen Lamas nach der Flucht aus ihrer Heimat in den Westen gebracht haben. Entscheidend für die Überwindung psychosomatischer Erkrankungen ist jedoch, daß die Betroffenen Erfahrungen und Gefühle, die sie bis dahin unterdrückt haben, zuzulassen und auszudrücken lernen. Nur so gewinnen sie Zugang zu der Bedeutung ihrer Krankheit.

Das Vordringen zu neuen Erfahrungen ist ohne therapeutische Unterstützung häufig recht schwierig. Verzerrungen und Blockierungen der Wahrnehmung gehen gewöhnlich mit Verwirrung und Angst einher. Entsprechend empfinden die Betroffenen auch Verwirrung und Angst, wenn diese Blockierungen gelöst werden – vor allem, wenn sie mit traumatischen Kernerfahrungen verbunden sind. Um den Mut zu einer solchen Konfrontation aufzubringen, bedarf es in der Regel der verständnisvollen Anleitung und Unterstützung eines Therapeuten.

Eine therapeutische Begleitung ist auch hilfreich bei der Aktualisierung konfliktbeladener Erfahrungen und mit diesen verbundener Gefühle, die Ursache gewisser Wahrnehmungsblockierungen sind. Ein erfahrener Therapeut wird meist auch dann benötigt, wenn es darum geht, neue Verhaltensmöglichkeiten zu riskieren und auszuprobieren und sich neue Formen des Erlebens und Wahrnehmens anzueignen. Das Ziel eines solchen Lern- und Entwicklungsprozesses wird immer die schrittweise Erweiterung alter Grenzen sein und damit die Förderung eines neuen Vertrauens in das Dasein und die eigenen kreativen Ausdrucks- und Erlebnismöglichkeiten – ohne Ausgrenzung bestimmter Erfahrungen.

Manche Menschen laufen von einem Therapeuten zum nächsten, zeitweilig folgen sie einem Guru, um dann, wenn der erhoffte Erfolg ausbleibt, sich einer anderen Gruppe anzuschließen, dies alles in dem ständigen Bemühen, sich selbst zu finden und allem, was krankmacht, zu entfliehen. Dabei nehmen sie immer gerade das, was krankmacht, mit: ihre falsche Grundeinstellung!

Der Weg der Selbsthilfe, den ich im Vorstehenden zu erklären versucht habe, ist der Weg der Entfaltung unseres *ganzen* seelischen Potentials. Zu diesem Zweck müssen wir uns auch mit unserer »negativen« Seite, dem »Schatten«, auseinandersetzen.

Bücher können uns in unserem Bemühen um Selbsterkenntnis wichtige Anregungen bieten, ebenso Gespräche mit Freunden, aber den Sprung in die Abgründe unserer eigenen Existenz und den Vorstoß zu unserem eigentlichen Potential kann uns niemand abnehmen.

Wenn also unser Lernen eines Tages zur Achterbahn ohne Ende wird, wenn eigentlich nichts Neues mehr passiert, dann müssen wir uns auf uns selbst besinnen. Wenn wir etwas erreichen wollen, dann müssen wir Bilanz ziehen und Soll und Haben miteinander vergleichen. Wir müssen uns von altgewohnten Gefühlen, in denen wir zu ersticken drohen, befreien, um Raum zu schaffen für neue Erfahrungen.

Wie soll das wirkliche »Glück« in den Menschen einziehen können, wenn er von unverarbeiteten Gefühlen besessen ist? Deswegen ist der sogenannte »geistige Weg«, der Weg zur Befreiung, ein so unendlich mühsamer und schwieriger; denn in dem Prozeß der Verarbeitung festgefahrener Gefühle kommen auch all die negativen Gefühle an die Oberfläche, nämlich gerade die, die wir bis dahin so erfolgreich verdrängt oder unterdrückt hatten.

Das Unangenehme an der Sache ist, daß wir sie nicht nur an die Oberfläche befördern, sondern uns diese »alten Leichen« auch genau ansehen müssen, damit wir verstehen, womit wir es eigentlich zu tun haben, und neuer Belästigung durch sie vorbeugen können.

Gerade das Wegsehen haben wir ein Leben lang gelernt. Befreiung heißt jedoch hinsehen lernen. Denn »Erleuchtung« ist nichts anderes als Hinsehen; nur das Hinschauen bringt Erkenntnis, und wahre Erkenntnis führt zum richtigen Handeln und somit zur Freiheit.

12
Befreiung durch Alphatraining

Die Kontaktaufnahme mit dem Unbewußten
durch Entspannung

Es gibt bestimmte meditative Desensibilisierungstechniken, die zu einer Harmonisierung der Körperrhythmen und zu innerer Ruhe führen. Sie zielen jedoch zusätzlich auf eine andere Erfahrung ab: auf die einer neuen existentiellen Selbstwahrnehmung, auf eine Fühlungnahme mit dem eigenen innersten Wesenskern.

Eine dieser Techniken, das sogenannte Alphatraining, wird nun schon seit sieben Jahren mit Erfolg an unserem Institut praktiziert. Um diese Technik anzuwenden, bedarf es auf seiten des Übenden keinerlei theoretischen Vorwissens; das Alphatraining bietet eine Möglichkeit, unmittelbaren Zugang zu den tiefsten Gefühlsschichten zu gewinnen.

Es gibt sehr unterschiedliche Meditationsübungen. Sie können zum einen in der ruhigen Hinwendung zu einem gedanklichen Inhalt oder zu einem symbolträchtigen Objekt bestehen. So ist Meditation jedes innige christliche Gebet wie auch die Versenkung in ein buddhistisches Sutra, einen Lehrsatz der Weden. Die innere Hinwendung kann auch dem Symbol des Kreuzes, der Rose, des Lotus gelten. Oder die Meditationsübung besteht in der Wiederholung eines bestimmten Lautes oder bestimmter Silben (Mantra), in der Konzentration auf ein nicht lösbares Rätsel (Koan), der aufmerksamen Hinwendung auf die eigenen Atembewegungen und dabei auftauchende Wahrnehmungen, Empfindungen und Gedanken (Zazen), der achtsamen Ausführung bestimmter Bewegungen (Mudra), der konzentrierten Praktizierung aktiver Übungen (Schwertfechten, Bogenschießen) und anderem mehr.

Wie schon aus dieser Aufzählung deutlich wird, handelt es sich vorwiegend um Übungen, die fernöstlichen Kulturen entstammen. Wenn Christen beten, werden nur wenige das als Meditieren bezeichnen, obgleich es das ist. Es ist daher verständlich, daß den im Fernen Osten praktizierten Meditationsübungen die überdies sehr viel Zeit erfordern, bevor sie Früchte tragen, der westliche Mensch häufig Widerstände entgegensetzt. Es galt also Techniken zu entwickeln, die für westliche Menschen annehmbar und aufgrund der Tiefe der durch sie aktivierten Gefühle zielführend sind.

Das Alphatraining ist eingangs eine Entspannungs- und Entstressungsmethode. Ist der Zustand der Tiefenentspannung erreicht, gibt sich der Übende Bildvorstellungen hin. An diesem Punkt beginnt das Alphatraining als Imaginationsmethode, die dem Übenden gestattet, seinen eigenen Gefühlen zu begegnen und sich mit ihnen auseinanderzusetzen.

Unerläßlich für den Erfolg der Methode ist es jedoch, daß die Übungen in einer völlig offenen Geisteshaltung durchgeführt werden, also ohne bestimmte Erwartungen und ohne Werturteile. Das ist notwendig; denn wer in einer bestimmten Erwartungshaltung zu üben anfängt, wird sich meist seinen wahren inneren Empfindungen verschließen.

Werturteile gehören zu den Hindernissen, die einem unmittelbaren Erleben der eigenen Gefühle im Wege stehen. Am Anfang fällt es manchmal schwer, keine kritische Haltung einzunehmen, denn wir haben gelernt, ständig Urteile zu fällen und alles in bestimmte Schubladen zu schieben, und versperren uns damit die Möglichkeiten, die wir uns ja gerade eröffnen wollen. Nur zu oft stellen wir uns gleichsam neben uns selbst, beurteilen den Wert oder Unwert unserer Erfahrungen und lassen uns auf innere Zwiegespräche ein, die dann unsere Energie nicht nur in Anspruch nehmen, sondern sie auch noch blockieren. Typisch für derartige Beurteilungen sind Aussprüche wie: »Das läßt sich aber toll an!« oder: »Irgend etwas mache ich offenbar falsch!«

Wichtigste Voraussetzung für einen Erfolg im Alphatraining ist, die Erfahrung nicht durch ein »Aufklebeschild« zu etikettieren, die Gefühle nicht zu manipulieren oder verstandesmäßig zu deuten. Wann immer während des Alphatrainings ein Urteil in uns aufsteigt, sollte es uns eigentlich dazu bewegen, noch tiefer in die jeweiligen Gefühle und Empfindungen hinunterzusteigen.

Die Teilnehmer an unseren Seminaren lernen, darauf zu achten, welche Organe, Gewebsschichten und Muskeln während der Übung »zum Leben erwachen«; sie lernen, an den »Ort« ihrer Empfindungen hinzugehen und auszumachen, wodurch sie bedingt sind und ob Freude oder Wärme, Energie oder Druck mit ihnen verbunden ist. Ferner ist zu erkunden: Wie ist die Erfahrung beschaffen? Wie ist die Stimmung, und welche Qualität hat sie?

Obwohl man diesen Modus der Wahrnehmung durchaus als »Achtsamkeit« oder »Bewußtheit« bezeichnen kann, ist es im Grunde genommen völlig gleichgültig, wie wir ihn benennen oder definieren. Der kritische Verstand spielt für das Alphatraining nicht die geringste Rolle. Es geschieht einfach etwas. Dazu ist es nicht notwendig, Fragen zu stellen oder sich selbst argwöhnisch zu beobachten. Die Gefühle und Empfindungen sprechen für sich selbst.

Wie bereits gesagt, ist Alphatraining zunächst einmal einfach Entspannung. Wenn wir jedoch lernen, uns zu entspannen, so glauben wir am Anfang normalerweise, daß es irgendein Ziel gebe und daß wir etwas tun müssen, um dieses Ziel zu erreichen. Irgendwo haben wir immer die Vorstellung im Hinterkopf, daß wir uns eigentlich anstrengen müßten. Dieser Gedanke steht jedoch einer Entspannung ganz entschieden im Weg. Wichtig ist für den, der das Alphatraining angeht, nur, natürlich zu sein und sich so zu verhalten, wie man gerade ist.

Es ist ganz einfach, sich tief zu entspannen, das heißt, einen Zustand zu erreichen, in dem Ruhe und tiefer Friede herrschen. In unseren Sitzungen benutzen wir dazu ein Farbpunktsystem, dessen einzelne Farben – dem Regenbogen gleich – ihre Wirkung auf Körper und Geist ausüben. Gibt man sich der Wirkung dieses Farbenspiels rückhaltlos hin, so stellt sich die Entspannung von allein ein.

Wir sind alle daran gewöhnt, uns immer wieder einzureden, daß es eine ganz bestimmte Art und Weise gibt, wie man sich zu verhalten oder etwas richtig zu machen hat, so daß wir uns ständig, entsprechend unseren diesbezüglichen Erwartungen, selbst manipulieren. Wenn wir jedoch völlig entspannt sind, dann verschwindet das Gefühl des Drucks und des Unbehagens.

Erst in einem tiefen Entspannungszustand können wir uns wirklich unseren inneren Wahrnehmungen widmen. Wenn unsere Aufmerksamkeit auf ein Minimum an äußeren Reizen gerichtet ist, so reinigt, vertieft und entfaltet sich unsere Wahrnehmung, und wir bemerken, daß unsere alltägliche Wahrnehmung eher »stumpf«, unempfindsam und begrenzt ist.

Messungen haben ergeben, daß sich die Stoffwechselprozesse von sich im Alphazustand befindenden Menschen erheblich verlangsamen: Der Sauerstoffverbrauch geht um zwanzig Prozent zurück, die Herzleistung um fünfundzwanzig und die

Muskeltätigkeit mitunter um hundert Prozent. Diese Zahlen entsprechen Werten, wie sie sonst nur im Tiefschlaf erreicht werden. Dies erklärt auch die belebende Wirkung des Alpha-trainings.

Die meisten Menschen, die gänzlich frei von allem Leidens-druck zu sein scheinen, haben gewisse unangenehme Erfah-rungen in ihrem Leben nur erfolgreicher als andere verdrängt, so daß die entsprechenden Gedanken und Gefühle scheinbar gänzlich verschwunden sind. Sie bieten daher das Bild des gut angepaßten Menschen. Das Gefährliche an dieser Scheinhar-monie ist jedoch, daß die gewaltsam unterdrückten Gedanken und Gefühle sich nicht selten somatisieren, das heißt in körperlichen Leiden Ausdruck suchen. Im übrigen versperren sich solche Menschen durch die Vermeidung des Leidens-drucks den Zugang zum eigenen Unbewußten. Bewußtsein und Unbewußtes sind in ihrem Fall zwei scharf getrennte Bereiche, zwischen denen auch nur der geringste »Grenzver-kehr« ausgeschlossen ist.

Die Primärvorgänge, also innere Bilder, Intuitionen und Körpersignale des psychisch-physischen Apparates, können von derart selbstbeherrschten und angepaßten Menschen als Energiequelle und zur Selbstreinigung ihres Seelenhaushaltes gar nicht mehr genutzt werden. Der total Angepaßte treibt gewissermaßen eine seelische Monokultur, die den Mutterbo-den auslaugt und unfruchtbar werden läßt. Die Folgen sind innere Vertrocknung, Versteppung und Verwüstung. Schöp-ferische Energie und Kreativität gehen verloren. Zurück bleibt ein im allgemeinen leidlich, gelegentlich auch perfekt funktio-nierender Arbeitsmensch, ein Prinzipienreiter, ein Bürokrat oder ein Technokrat: ein Mensch, der kein richtiger »Mensch« mehr ist, weil er seine unbewußten Seelenfunktionen ständig abwürgt.

Die meisten aus der Kindheit stammenden mit Angst oder negativen Assoziationen besetzten Gefühle sind unbewältigt gebliebene Streßerfahrungen und ein latenter Sprengstoff; sie bedürfen zu ihrer Aktivierung meist nur eines geringen Anstoßes. Der Mensch verfügt jedoch glücklicherweise nicht nur über die Fähigkeit der der physischen und psychischen Belastung entgegenwirkenden Streßreaktion, sondern ebenso über die Fähigkeit der Entspannung. Während bei Streß alle erhaltenden zugunsten der aktivierenden Funktionen gedrosselt werden, geschieht im Zustand der Entspanntheit genau das Gegenteil – alle aktiven, zur Verteidigung gegen die Umwelt notwendigen Funktionen des Körpers werden zugunsten der erhaltenden Funktionen zurückgestellt.

Entspannung befreit uns nicht nur vom Streß des Alltags und verschafft uns eine kleine Ruhepause; wir können sie vielmehr auch dazu nutzen, alte, zum größten Teil unbewußte Streßerfahrungen abzubauen und zu lösen; denn zum einen setzt Entspanntheit den Widerstand gegen unbewußtes Material – seelische Verdrängungen verursachen Muskelverspannungen – herab, so daß man sich unter solchen Bedingungen leichter mit solchem Material konfrontieren kann, und zum anderen hat man im Zustand der Entspanntheit keine Angst.

Im Grunde genommen vollzieht sich während einer Alphaübung ein dauernder Wechsel zwischen Entspannungsvertiefung und Desensibilisierung. Ist erst einmal eine bestimmte Entspannungstiefe erreicht, so kann neues Material aus dem Unbewußten aufsteigen und durchgearbeitet werden, das heißt, negative Gefühle wie Angst, Ärger, Haß und Aggression werden »ausgeschwemmt«, wohingegen positive Gefühle freigesetzt werden.

Der sanfte Weg zu innerem Wachstum

Die Aufarbeitung früher unterdrückter Gefühle geschieht im zweiten Stadium des Alphatrainings, und zwar mit Hilfe innerer Bilder. Wenn ich von inneren Bildern spreche, dann muß ich voranstellen, daß zwischen Phantasien, Vorstellungsbildern und Imaginationsbildern zu unterscheiden ist. Phantasien, das sind ungelenkte Wunschvorstellungen, »Wolkenschlösser«, die aus dem Nichts unrealistisches und märchenhaftes Bildmaterial entstehen lassen. Vorstellungsbilder hingegen sind innere Bilder, die eine konkrete Vorstellung davon vermitteln, was einmal war, was sein wird, oder was wir erreichen möchten. Imaginationsbilder schließlich sind Bilder, die aus den tiefsten Schichten unseres Unbewußten auftauchen, und zwar zum einen aus dem individuellen Unbewußten, aber auch aus jenem Bereich, den Carl Gustav Jung die »Kollektivseele« genannt hat. Im Alphatraining wird mit Vorstellungsbildern, aber auch – und in erster Linie – mit Imaginationsbildern gearbeitet.

Gefangene, die mehr oder weniger lange in Isolationshaft gesessen sind, berichten, daß sie sich nur kraft ihrer Vorstellungen vor dem psychischen Zusammenbruch bewahrt haben. Wir können dank unserer Vorstellungskraft die entferntesten Wirklichkeiten herbeischaffen. Die Fähigkeit, klare und lebhafte Bilder in uns zu wecken, ist jedoch von Mensch zu Mensch verschieden stark ausgeprägt. Doch wie Dr. Joseph E. Shorr, der Direktor des Institute of Psychoimagination Therapy in Los Angeles, nachgewiesen hat, haben die meisten Menschen innere Bilder in sich, und zwar unabhängig davon, was sie wünschen, denken, folgern oder wie sie ihre Probleme lösen. Diese Vorstellungskraft wird daher von manchen auch das »Auge der Seele« genannt.

Das Alphatraining hat sich, ebenso wie das autogene Training, aus der Hypnose entwickelt, ist jedoch heutzutage eine völlig eigenständige Technik. Ein Hypnotiseur übernimmt in der Regel die Rolle des »Magiers« und zwingt dem Hypnotisierten das auf, was er selbst unter einem Reifungsprozeß versteht. Er arbeitet mit Suggestionen. Der auf diese Weise Beeinflußte handelt fremdbestimmt, das heißt, er ist den Suggestionen mehr oder weniger hilflos ausgeliefert. Sein natürlicher innerer Widerstand führt dazu, daß er sich nicht weiterentwickelt. Nimmt er die Suggestionen hingegen an, dann wird er sich so entwickeln, wie der Hypnotiseur es will.

Anders beim Alphatraining: Schwerpunkt dieser Technik ist es gerade, das in dem jeweiligen Individuum verwurzelte eigene Potential diesem zu Bewußtsein zu bringen und es in der eigenständigen Entfaltung desselben zu fördern. So werden im Alphatraining folgerichtig keinerlei Suggestionen erteilt, vielmehr nur die verborgenen eigenen Kräfte aktiviert.

Um den Patienten in Trance zu versetzen, sagt ein Hypnotherapeut beispielsweise: »Ihre Arme werden bleischwer, immer schwerer. Sie gehen immer mehr in die Tiefe!« Diese Situation kann Angst erzeugen, denn sie ist nicht frei von einem magisch-dämonischen Element. Und eben wegen dieser Angst stellt sich auf seiten des Patienten ein gewisser Widerstand ein.

Das Alphatraining geht den »sanften Weg«. Wenn infolge der Farbentspannung eine leichte Trance eingetreten ist, dann tauchen die ersten inneren »Traumbilder« auf. Der Übende wird dann indirekt in die Tiefe geleitet. Der Therapeut fordert ihn auf, sich das Bild einer Rose vorzustellen und zu erleben, wie diese Rose sich zu voller Blütenpracht öffnet. Dann fordert er ihn auf, sich vorzustellen, er sei klein wie ein »Däumling« und sitze in dem Kelch der Rose. Der lange Stiel hat vielleicht zwanzig Dornen, und diese Dornen sind auch im Stengel als eine Art Leiter zu erkennen. So wird die Neugierde erweckt, was es wohl ganz unten, am unteren Ende des Stengels, zu sehen gibt und ob er nicht an den Dornen innerhalb des Stengels nach unten steigen kann. Mit anderen Worten: Der Therapeut hat ihm zunächst ein »Spielzeug gegeben, das seine Neugier weckt«. Voller Unternehmungslust wird der Imaginierende nun die zwanzig Dornenstufen nach unten steigen.

Ein Hypnotiseur befiehlt: »Gehen Sie tiefer!« Der Alphatherapeut hingegen rät: »Schauen Sie sich die Wurzel der Rose doch einmal von innen an.« Beide Versionen enthalten die Aufforderung, in die Tiefe zu gehen; nur erfolgt im zweiten Fall die Aufforderung indirekt, und der Imaginierende geht aufgrund seiner eigenen Neugierde »nach unten«.

Zu einem Raucher, der sich sein »Laster« abgewöhnen möchte, sagt der Hypnotherapeut: »Ab sofort stellen Sie das Rauchen ein, es ist für Sie unwichtig geworden; wichtig ist für Sie allein, daß Ihre Bronchien wieder rein und frei werden.« Damit aber hat er den Patienten daran erinnert, daß dieser krank ist. Der Alphatherapeut würde in einem solchen Fall sagen: »Früher oder später möchten Sie vielleicht das Rauchen aufgeben. Sie lassen sich dabei Zeit. Ihr unbewußtes Ziel braucht Zeit, seine eigene Zeit, sich die Dinge entwickeln zu lassen.« Der Raucher bekommt in diesem Fall nicht die Suggestion vermittelt, er sei krank. Der Therapeut wird ihm statt dessen eine Reise in den eigenen Körper vorschlagen. Er wird ihn auffordern, sich seine eigene Lunge und seine Bronchien anzusehen, eine Reise durch die Herzkranzgefäße zu unternehmen und dann selbst zu beurteilen, ob er weiterhin rauchen möchte. Es sollte nämlich immer, ja es muß seine eigene Entscheidung bleiben, ob er das Rauchen aufgeben will oder nicht.

Die Schwierigkeit liegt häufig darin, daß ein Arzt oder sonst ein Therapeut, ein Ehepartner oder wer immer sich für befugt hält, Verbote erteilt; das weckt auf seiten des Betroffenen regelmäßig Widerstand. Er wird daher unbewußt alles daransetzen, das Rauchen oder welche Gewohnheit auch immer nicht aufzugeben. Die Erfahrung zeigt ja, daß die »Kirschen in Nachbars Garten« die verlockendsten sind. Verbote reizen geradezu zum Widerstand.

Im Alphatraining hingegen erfährt ein Mensch aufgrund eigener innerer Bilder, wie vorteilhaft es für ihn ist, abträgliche Gewohnheiten loszuwerden und etwas Neues dafür einzutauschen. Und das ist ein sehr wichtiger Punkt jeder Therapie; gegenteiligenfalls hat der betreffende Mensch nämlich das Gefühl, man wolle ihm etwas nehmen: das Rauchen, das Trinken, eine bestimmte innere Einstellung oder was auch immer. Sogar eine Krankheit, die lange Zeit als »Waffe« gegen die Umwelt benutzt worden ist, kann bei ihrem Verschwinden ein Verlustgefühl hervorrufen. Für jeden derartigen »Verlust« muß man dem Genesenen zusätzlich noch etwas Neues »anbieten«. Im Alphatraining wird einem Menschen im Zuge einer imaginierten Körperreise der Spiegel seiner eigenen inneren Bilder vorgehalten, und er entscheidet in der Folge selbst, ob er etwas an seinem Leben ändern will oder nicht.

Imaginationen als symbolische Verdichtungen innerer Konflikte

Während körperlich und seelisch »intakte« Menschen im Alphazustand in erster Linie anmutige Landschaften und freundliche Lebewesen in ihren Bildern erleben, werden gestörte Menschen häufig mit Kampf- und Gewaltszenen konfrontiert. Mit zunehmender Behandlungsdauer und unter fachmännischer therapeutischer Anleitung verlaufen diese Kämpfe, in denen sich der Imaginierende mit einer bestimmten Seite identifiziert, immer häufiger »zu seinen Gunsten«.

Im Alphatraining soll ein Mensch wie im Leben zunächst einmal lernen, den Gefahren und Schwierigkeiten ins Auge zu sehen. Das Überwinden von Schwierigkeiten wird mit Hilfe innerer Bilder »geprobt«. So kann es beispielsweise passieren, daß sich Angst in der Gestalt eines schwachen Tieres und Aggressivität als Löwe darstellt. Menschen, die allen Unannehmlichkeiten des Lebens immer wieder auszuweichen versuchen, lernen mit Hilfe solcher »Märchenspiele« – indem sie beispielsweise mit den Tieren kämpfen – sich auch im Leben durchzusetzen und vor Gefahren nicht mehr davonzulaufen.

Nie ist der Imaginierende in seinem Bilderleben (Bild-Erleben) »schutzlos« bedrohlichen Bildern ausgeliefert. Der Therapeut gibt ihm Mittel an die Hand, wie er solche Bedrohungen entschärfen oder aufheben kann. Wenn gefährliche Raubtiere übermächtig werden, so verfügt er beispielsweise über einen imaginierten Zauberstab oder Zauberring und kann das Tier in ein ungefährliches Wesen verwandeln. Nicht selten kommt es in solchen Situationen vor, daß sich ein gefährliches Tier dann in die eigene Mutter oder den eigenen Vater verwandelt, und der innere Dialog, also die Auseinandersetzung mit seinem Gefühlsleben, wird dann auf dieser Ebene fortgesetzt.

Was wir aus einer Krankheit lernen können

Wenn wir den Signal- und Ausdruckscharakter einer körperlichen Störung wirklich verstehen wollen, so müssen wir uns davon lösen, die Störung als Feind zu betrachten oder als von außen verursachte Bedrohung zu bekämpfen. Voraussetzung einer echten Einsicht ist vielmehr die grundsätzliche Bereitschaft, die körperliche Erkrankung als Partner und Freund zu akzeptieren, der uns über etwas belehren kann, das wir bisher noch nicht in seinem ursächlichen Zusammenhang verstanden haben.

Wir gehen also davon aus, daß körperliche und seelische Prozesse miteinander verbunden sind und daß körperliche Symptome Hinweise auf psychische Störungen enthalten. Auf diesem Weg hilft uns zunächst ein logisch-rationales, analysierendes Vorgehen nicht sehr viel weiter. Wir müssen vielmehr unsere Fähigkeit zur Wahrnehmung ganzheitlicher symbolischer Prozesse, das heißt unser bildhaft-intuitives Denken, einsetzen, um die Bedeutung eines körperlichen Symptoms hinsichtlich seiner seelischen Ursachen zu verstehen.

Zuallererst sollten wir die »Schwachstellen« unseres Organismus ausfindig machen, jene Körperfunktionen und -systeme, die in unserem speziellen Fall häufig oder chronisch gestört sind.

Ein Schriftsteller, der in unser Institut kam, weil er unter äußerst schmerzhaften Gallenbeschwerden litt, machte eine Körperreise in die Galle. Er erlebte dieses Organ als eine Mine, wie sie im Zweiten Weltkrieg verwendet wurden. Der Hinweis auf ein solches »Mordinstrument« war schon sehr aufschlußreich; denn eine Mine ist ein »Aggressionsbündel«. Sie besteht im übrigen aus Metall, was auf eine innere Verhärtung in einer bestimmten Sache schließen ließ. Der Mann wurde nun aufgefordert, in seiner Imagination die Mine zu entschärfen und sie zu entleeren. Was herauskam, war altes, stinkiges, fauliges Wasser.

Wasser ist ein Symbol des Lebensflusses und der Lebensenergie. Dieses Wasser jedoch war faul, es stank. Daraus schlossen wir, der Mann habe angestaute Energie, wohl Wut, im Bauch. Es gab in seinem Leben eine Sache, an der etwas »faul« war, die »stank«. Was das für eine faule und stinkende Sache war, fanden wir heraus, als wir fragten, ob sich etwas in dem Wasser befinde. Es waren viele alte, klebrige, verfaulte Bücher.

Und nun brach es aus dem Mann heraus: Seit seine Frau und er sich getrennt hatten, liefen seine Geschäfte nicht mehr. Sein Hausverlag und auch andere Verlage waren nicht mehr mit dem einverstanden, was er anbot. Er war aber nach wie vor von sich überzeugt. Er schob die Schuld an der Wut, die er eigentlich wegen der Trennung von seiner Frau empfand, seinem Verleger zu und machte diesen dafür verantwortlich, daß es ihm finanziell schlechtging. Allmählich ging ihm jedoch auf, daß er seine wirklichen Gefühle verdrängt, sich innerlich verhärtet hatte und darum seine Situation falsch einschätzte. Weil er seine wahren Empfindungen nicht herauslassen konnte, war er nicht mehr in der Lage, etwas Gutes zu schreiben.

Man braucht sich nur einmal die in der Umgangssprache enthaltenen Assoziationen der Galle mit gewissen Seelenzuständen vor Augen zu führen, um für den geschilderten Fall sprachliches Anschauungsmaterial zu bekommen. So sagt man zum Beispiel »jemand spuckt Gift und Galle« oder »ihm läuft die Galle über« (fauliges, brackiges, stinkendes Wasser). Damit ist gesagt, daß für den Betreffenden der eigene Zustand unerträglich wird. Er möchte auf den Tisch hauen, bringt es aber nicht fertig (Gallenblase aus Eisen).

Ich habe bereits im Zusammenhang mit den Krebserkrankungen über die Möglichkeit gesprochen, die Behandlung durch Visualisierungen zu unterstützen. Dr. CARL SIMONTON umschreibt die Möglichkeit dieser Methode wie folgt:

»Die Visualisierung ist einfach ein Prozeß, bei dem nach einer vorangegangenen Entspannungsübung in einem entspannten Zustand bestimmte Inhalte vorgestellt werden. Die meisten von uns denken bildhaft. In diesem Entspannungszustand werden bildhafte Gedanken, Vorstellungsbilder produziert, die sich auf für den Betreffenden gute und von ihm gewünschte Ergebnisse beziehen. Ich begann damit 1971 bei Krebspatienten, die ich in einen entspannten Zustand gehen und dann sich vorstellen ließ, sie würden wieder gesund. Ich ließ sie sich auch den Krebs in ihrem Körper vorstellen, die Behandlung, die sie erhielten, und ihre körperlichen Abwehrmechanismen – die weißen Blutkörperchen, wie sie die Krebszellen zerstören. Aufgrund der bildhaften Vorstellung der Krankheit, der Behandlung und schließlich der körpereigenen Gegenkräfte visualisierten sie den Prozeß der Gesundung.

Nun ist das nicht ganz so einfach. Wenn jemand schwer krank ist, so kann er sich nicht vorstellen, wie es ist, wenn er kerngesund ist, beziehungsweise wie es ist, wenn all die Beschwerden eines Tages verschwunden sind. Das ist unmöglich. Also muß das Problem dadurch bewältigt werden, daß die Visualisierungen ständig geübt werden, damit so die Vorstellung, krank zu sein, aufbricht und die Hoffnungslosigkeit und einige der Ängste hinsichtlich der Krankheit zum Vorschein kommen können. Aber dieser Teil der Behandlung kann dem Patienten nur zeigen, was er tun kann; denn der eigentliche Heilungsprozeß wird nicht durch Visualisierungen ausgelöst, sondern durch unsere Lebensführung – die sich allerdings mit Hilfe von Visualisierungen im günstigen Sinn ändern läßt.«

Wenn also eine falsche Lebensführung, falsche Überzeugungen, Einstellungen und verdrängte Gefühle einen Menschen krankmachen können, dann müßte eigentlich der umgekehrte Weg, nämlich das Loslassen von alten Kindheitserlebnissen, von unguten Gedanken und Gefühlen, wieder einen Weg der Besserung und möglicherweise auch der Gesundung eröffnen. Wenn man unter Bewußtsein die Summe unserer geistigen und seelischen Funktionen versteht, also nicht nur das, was uns bewußt ist, dann kann man sagen, daß Krankheit Folge eines »falschen Bewußtseins« und, daraus resultierend, einer falschen Lebensführung ist.

Wenn Ursache und Folge des kranken Bewußtseins seelische und körperliche Disharmonie ist, so muß ein gesundes Bewußtsein sich notwendigerweise auf Harmonie hinbewegen. Wenn wir schließlich den Menschen als eine Einheit von Körper, Geist und Seele betrachten, dann muß ein gesundes Bewußtsein die Balance zwischen diesen drei Komponenten wahren, die natürlich voneinander nicht abzugrenzen sind. Es gibt spirituelle Aspekte körperlicher Übungen, wie es auch körperliche Aspekte psychischer Abläufe gibt.

Wir haben daher ein spezielles Programm entwickelt, das kranken Menschen dabei helfen soll, Körper, Geist und Seele und damit auch ihre Lebensführung zu harmonisieren. Dieses Programm beinhaltet jedoch auch, daß ihnen die Zeit für sanfte Veränderungen ihrer Persönlichkeit eingeräumt wird, damit sie lernen, sich so zu akzeptieren, wie sie sind.

Alles, was uns widerfährt, verwandelt sich in innere Erfahrungsinhalte. Unsere Erfahrungen sind in unserem Gehirn gespeichert und beeinflussen unsere Überzeugungen und Handlungen; sie sind bestimmend für unsere Reaktionen.

Der griechische Philosoph EPIKTET (etwa 50 bis 138 n. Chr.) schrieb schon vor zweitausend Jahren: »Nicht die Ereignisse stören den Geist des Menschen, sondern vielmehr seine Beurteilung dieser Ereignisse. Und wenn uns etwas hemmt, beunruhigt oder quält, so laßt uns niemals andere dafür beschuldigen, sondern nur uns selbst, das heißt unsere Beurteilungen.

Andere wegen des eigenen Unglücks zu beschuldigen ist ein Zeichen von Mangel an Erziehung; sich selbst zu beschuldigen ist ein Zeichen dafür, daß die eigene Erziehung begonnen hat; weder sich selbst noch andere zu beschuldigen heißt, daß die eigene Erziehung vollendet ist.«

Aktive Imagination zur Umgehung der Ich-Zensur

Um in akuten Fällen schnell und wirksam zu helfen, setzt man heutzutage gewisse Desensibilisierungstechniken ein. Meist ist es jedoch unumgänglich, in der Folge auch die im allgemeinen weit in die Vergangenheit zurückreichenden Ursachen einer seelischen oder körperlichen Erkrankung aufzudecken. Diesem Zweck dienen ausgeklügelte Techniken, mit deren Hilfe man in tiefe Schichten des persönlichen und kollektiven Unbewußten vordringen kann, um dort die Hintergründe einer Störung zu erfahren.

CARL GUSTAV JUNG, dem Pionier in der Erforschung des Unbewußten und des Traumlebens, verdanken wir die Technik der aktiven Imagination. Andere Wissenschaftler, wie ROBERT DESOILLE und JOSEPH E. SHORR, haben seine diesbezügliche Arbeit fortgesetzt, so daß wir heute über ein umfangreiches System von Methoden verfügen, das Unbewußte zu befragen.

Richtet man jedoch »brisante« Fragen direkt an das Unbewußte, so erhält man keine Antwort. Dieser Versuch wird häufig vergeblich von Hypnotiseuren unternommen. Das Unbewußte sperrt sich in solchen Fällen einfach dagegen, die gewünschten Informationen freizugeben. Wenn wir jedoch einen weisen alten Mann imaginieren oder vielleicht eine Hexe oder Magierin, ein Reh oder einen Hund (Tiere können in der

Welt der Imagination sprechen) und solche Gestalten befragen, dann handelt es sich um eine indirekte Fragestellung, und dennoch sind die antwortenden Figuren nichts anderes als Aspekte des Unbewußten.

Es ist daher viel einfacher, von einem imaginierten Wesen eine Antwort zu bekommen als von der »inneren Realität« selbst. Anders ausgedrückt: Wenn wir das Unbewußte direkt befragen, dann muß diese Frage das Ich mit all seinen Kontrollfunktionen passieren, und diese Zensurinstanz läßt die Frage gar nicht erst zum Unbewußten durch. Daher ist die Befragung imaginierter Gestalten des Unbewußten ein »Trick«, um die Ichschranke zu umgehen und so mittelbar das Unbewußte anzusprechen.

Handelt es sich um eine organische Krankheit, so besteht auch die Möglichkeit, eine Körperreise zu imaginieren und in einen direkten Dialog mit dem erkrankten Organ zu treten. Indem wir uns entspannen und unsere Wahrnehmung nach innen richten, können wir das Körper- und Organbewußtsein aktivieren. Das einfühlende Verstehen körperlicher Vorgänge und das innere Gewahrwerden der eigenen körperlichen Befindlichkeit ermöglichen es dem Imaginierenden, in einen intimen Kontakt mit seiner Störung zu treten. Er erfährt gleichsam in einem inneren Dialog, was ihm fehlt. Im allgemeinen wird er recht schnell herausfinden, was ihm fehlt. Was ist es denn, was so vielen Menschen heutzutage fehlt? Meist sind es Liebe, Zuwendung und Zärtlichkeit.

Je tiefer der Imaginierende sich in sein erkranktes Organ hineinversetzen vermag, desto wahrscheinlicher ist es, daß er auch eine klare und hilfreiche Antwort erhält, die ihm den Weg zur Heilung weist.

Das Alphatraining ist jedoch nicht nur hilfreich bei organischen Erkrankungen, sondern auch zur Lösung einer Vielzahl von Lebensschwierigkeiten geeignet. Selbst die Erweckung kreativer Kräfte ist auf diese Weise möglich. So haben wir in unserem Institut beispielsweise schon vielen bekannten Schauspielern geholfen, sich auf eine schwere Rolle vorzubereiten. Sportler können mit Hilfe des Alphatrainings ihre Leistungsfähigkeit, Schüler ihre schulischen Leistungen steigern oder sich von Prüfungsangst befreien.

Jeder von uns versucht, sein Körperbild durch die Augen der anderen zu sehen. Der Blick in den Spiegel und unsere Zufriedenheit beziehungsweise Unzufriedenheit mit dem Resultat sind einem »Set« sozialer Werte unterworfen. Wir beurteilen unser Körperbild beständig nach einem Ideal oder einem bevorzugten Standard, der unsere kulturelle Neigung und Prägung widerspiegelt.

Unser idealisiertes Körperbild hängt auch mit jenen Körperbildern zusammen, die wir bei geschlossenen Augen haben können. Selbstbeobachtung kann daher innere Genugtuung auslösen oder das Gegenteil, nämlich Abscheu und Selbsthaß.

Wissenschaftliche Untersuchungen haben ergeben, daß die meisten Menschen in irgendeinem Organ oder einem Körperteil ihre Seele zu spüren glauben, indem sie sich diese dort vorstellen. Ebenso ist es möglich, quasi den »Sitz« der Eltern im Körper zu imaginieren. In entsprechenden Versuchen zeigte sich, daß beispielsweise bei manchen Patienten mit einem Magengeschwür der Vater oder die Mutter den Magen »besetzt« hielt. Andere Patienten wiederum erleben ihre Eltern im Herzen, in den Gedärmen, den Armen, der Niere, manche sogar in den Genitalien. Die meisten Befragten sind über den Zusammenhang des Elternbildes mit bestimmten Organen oder Körperzonen nicht sonderlich überrascht und geben auf diesbezügliche Fragen bereitwillig Antwort. Das Elternbild steht in solchen symbolischen Zuordnungen für eine zerrissene Persönlichkeit oder einen neurotischen Konflikt. Wird der Betreffende aufgefordert, die feindlich empfundene Elternfigur »auszutreiben« und ihren Einfluß umzuwandeln, und gelingt dies, so trägt das erheblich zur Reifung der Persönlichkeit bei.

In der Praxis werden Körperimaginationen etwa mit folgenden Sätzen eingeleitet:

○ In welchem Körperteil wohnt deine Angst (dein Zorn, deine Liebe, Freude, Schuld, Scham)?

○ In welchem Körperteil wohnt deine Mutter (dein Vater)?

○ Imaginiere eine Reise durch deinen Körper und beschreibe diese Reise.

○ Laß deinen Vater (deine Mutter) deinen Körper betreten und beschreibe die Reise.

○ Betrete den Körper deines Vaters (deiner Mutter) und beschreibe die Reise.

○ Laß deinen Kopf sich mit deinem Herzen unterhalten (den Kopf mit den Genitalien, den Kopf mit deinem Magen und so weiter).

Abschließend möchte ich noch einmal auf die Hauptvorteile des Alphatrainings hinweisen. Diese Methode

○ eröffnet einen Zugang zu der unbekannten und unermeßlich weiten inneren »Märchenwelt« des Menschen;

○ ermöglicht es seelisch und körperlich Leidenden, in ihr Unbewußtes hinabzusteigen und »dort« in symbolischer Form Aufschluß über ihre wesentlichen Lebenskonflikte und -aufgaben zu erhalten;

○ gestattet es, Aggressionen symbolisch auszuagieren und somit zu verarbeiten;

○ bietet die Möglichkeit, belastende, meist im Unbewußten schwebende Konflikte zu erkennen und zu lösen und spezifische Probleme zielgerichtet anzugehen.

Ich kenne mehrere Menschen, die ihre innere Reise im Alphazustand mit der Entdeckungsfahrt eines Unterseebootes verglichen, mit dem sich – nach anfänglicher Führung durch den Therapeuten – zielsicher gerade die tiefsten und gefährlichsten Zonen des Unbewußten erforschen lassen. Aber die Möglichkeiten des Alphatrainings sind damit keineswegs erschöpft. Es bietet außerdem geeignete Techniken zur Entspannung, Erholung und vegetativen Umschaltung, zur Resonanzdämpfung der Affekte und Steigerung des Gedächtnisses, zur Schmerzmilderung sowie zur Unterstützung der ärztlichen Therapie in vielen Bereichen der Medizin.

13
Die Verwandlung der Leib-Seele

Die Rolle des Selbstbildes für unser Verhalten

Die Arbeit auf dem Gebiet der Charakteranalyse führte WILHELM REICH zu dem Schluß, Charakter selbst sei eine Störung des psychischen Gleichgewichts, denn in ihm habe sich die Existenz des Menschen, ihrem Wesen nach eigentlich ein ständiges Fließen, zu einem begrenzten und festgefahrenen Verhaltensmodus verhärtet. Dies muß geradezu naturnotwendig zu seelischen und körperlichen Beschwerden führen. Der Körper gibt dieser seelischen Verhärtung Ausdruck, indem er sich als Abwehr gegen die beängstigenden Unsicherheiten des Lebens einen »Charakterpanzer« zulegt und damit unvermeidlich auch die eigenen Gefühle und Empfindungen blockiert. Reich vertrat daher die Überzeugung, man könne mit Hilfe von Körpertechniken auch auf das Gefühlsleben einwirken, da emotionale Probleme ja auf körperlicher Ebene ebenfalls zutage treten. Deswegen führte er Atemübungen und Massagen in die Psychotherapie ein.

Nach buddhistischer Anschauung stellt die Ichfunktion eine Begrenzung der Wirklichkeit des menschlichen Seins dar und wirkt sich daher nicht nur auf geistiger, sondern auch auf seelischer Ebene störend aus. Es ist nicht leicht, an einem festumrissenen Selbstbild festzuhalten, es mit aller Kraft zu verteidigen und alle Erfahrungen derart zu zensieren und zu manipulieren, daß sie nur ja den Erfordernissen dieses Selbstbildes entsprechen. Körperliche Verspannungen und körperlicher Schmerz sind die natürliche Folge.

Die erste von den drei Ebenen des Leidens, auf die sich BUDDHA in den *Vier edlen Wahrheiten* bezieht, ist leicht als ein körperlicher Zustand zu verstehen: als die ständige körperliche Verspannung, die wir alle in mehr oder weniger chronischer Form mit uns herumschleppen. Und wie ließe sich »Samsara«, das endlose Im-Kreis-Herumirren alles ichzentrierten Lebens, besser veranschaulichen als durch einen Blick auf das Leid psychosomatisch Kranker.

Einer der wichtigsten Begriffe im chinesischen Taoismus ist *wu wei*, das »Nichttun«, was soviel bedeutet, wie nur das zu tun, was in natürlicher Übereinstimmung mit der Situation steht, und nicht nach eigenem Gutdünken willkürlich einzugreifen. »Nicht tun« ist nicht etwa gleichzusetzen mit »nichts tun«; ein »Nichtstuer« ist sicher noch lange kein Weiser. »Nicht tun« ist in dem dualistischen Rahmen unserer Existenz gleichsam ein Tun unter umgekehrten Vorzeichen. Es ist, als würden wir ein wildes Tier in einen Käfig sperren. Nur scheinbar ist es nun nicht mehr da, und wild ist es immer noch. Zähmen jedoch können wir es nur, wenn wir eine Beziehung zu ihm aufnehmen. So ist denn der Dompteur, der unseren Geist zähmen soll, die Achtsamkeit.

MOSHE FELDENKRAIS, Lehrer an dem in den USA etablierten NaRopa-Institut, der ersten buddhistischen Universität des Westens, äußert sich folgendermaßen über die Möglichkeit der Selbsterziehung durch die Bewußtmachung des Körpers:

»Ein jeder Mensch bewegt sich, empfindet, denkt, spricht auf eine ihm eigentümliche Weise, und zwar dem Bild entsprechend, das er sich im Lauf seines Lebens von sich gebildet hat. Um sein Verhalten zu ändern, muß er das Bild von sich ändern, das er in sich trägt. Das bedeutet natürlich nicht nur den Austausch eines äußeren Verhaltens gegen ein anderes; eine Veränderung in der Dynamik unseres Verhaltens ist vielmehr gleichbedeutend mit einer Veränderung unseres Selbstbildes, einer Veränderung unserer Beweggründe und der Mobilisierung aller betroffenen Teile unseres Körpers.«

Es ist gar nicht so schwierig, uns mit unserem Körper in Beziehung zu setzen, denn mit nichts anderem ist unser Nervensystem so sehr befaßt wie mit der Steuerung unserer Bewegungen. Von unseren Bewegungen wissen wir mehr als von unserem Seelen- und Gefühlsleben, die ja soviel komplizierter sind. Schlaffe, spannungsarme Bewegungen oder nervöse, hektische Gesten, eine straffe, aufrechte oder eine sorgenvoll gebeugte Haltung sagen viel über einen Menschen oder – korrekter gesagt – über sein Selbstbild aus.

Auch der Atem ist Bewegung. Er kann kurz oder schnell sein oder langsam und tief; er kann den Brustkorb in Bewegung versetzen oder den Bauch. Unser Atem reagiert unwillkürlich auf jeden Stimmungswechsel, und er unterliegt ganz bestimmten, konditionierten Mustern muskulärer Abläufe. In dem großen psycho-physischen Zusammenspiel von Haltung, Sinneswahrnehmung, Emotion, Denken und biochemischen Prozessen ist der sichtbarste Faktor die Bewegung.

Auf diesem Wissen beruht die traditionelle chinesische Atemheilkunst, und die westliche Atemtherapie hat sich zu ihrem Vorteil von ihr befruchten lassen. Aus der buddhistischen Tradition stammt auch die meditative Praxis, den eigenen Atem genau zu beobachten. Zu diesem Zweck soll man ganz still sitzen und sich sammeln. Sammlung ist jedoch nicht gleichzusetzen mit Konzentration. Während die Konzentration den Gegenstand der Aufmerksamkeit gewissermaßen aufspießt, schafft die Sammlung eher einen freien Raum für die Wahrnehmung. Konzentration, die von Anfängern oft mit Sammlung verwechselt wird, klammert unser Denken ein; sie kann einen leicht in die Situation des Tausendfüßlers bringen,

der gefragt wurde, in welcher Reihenfolge er seine Füße
bewege, und der daraufhin nicht mehr von der Stelle kam.

Bioenergetik: Der Mensch ist sein Körper

Eine weitere Möglichkeit, sich mit dem Körper auseinanderzusetzen, bietet die von ALEXANDER LOWEN entwickelte Bioenergetik. Lowen und seine Anhänger sind bemüht, die bisher
zuwenig beachteten und ungenutzten Kommunikationsmög-
lichkeiten zwischen Körper und Psyche zu öffnen und den
Fluß von körperlichen und seelischen Energien in Einklang zu
bringen.

Viele Menschen suchen Bioenergetiker in der Erwartung
auf, die Behandlung werde ihr inneres Wachstum wieder in
Gang bringen und zur Bewußtwerdung der körperlichen
Vorgänge beitragen. Die Bioenergetik kann das tatsächlich
bewirken, weil sie neue Erfahrungen liefert und die Blockaden
und Sperren, die die Verarbeitung solcher Erfahrungen bisher
verhindert haben, beseitigt oder jedenfalls teilweise abbaut.

Diese Sperren sind eingeschliffene Verhaltensmuster, die
einen Kompromiß, eine unbefriedigende Lösung von Kind-
heitskonflikten darstellen. Auf sie ist das neurotische,
begrenzte Ich zurückzuführen, das die Ursache so vieler
leidvoller Erfahrungen ist. Wenn ein Patient sich im Laufe
einer psychotherapeutischen Behandlung in seine Vergangenheit zurückarbeitet, deckt er seine Primärkonflikte auf und
findet so neue Wege einer sinnvollen Lebensgestaltung.

Man kann nur dann in der Gegenwart wachsen, wenn man
zuvor die Vergangenheit noch einmal zum Leben erweckt hat.
In dieser Hinsicht stimmen die Grundsätze der Bioenergetik
mit denen anderer Richtungen der Psychotherapie überein.

Wer die Vergangenheit unterdrückt oder verdrängt, bringt sich damit auch um seine Zukunft.

Eine Methode der Bioenergetik beruht auf der Annahme, daß jeder Mensch identisch mit seinem Körper ist. Kein Mensch kann losgelöst von seinem Körper existieren, in dem seine ganze Existenz sich vollzieht und durch den er sich ausdrückt und mit seiner Umwelt in Beziehung tritt.

Unser Körper bringt zum Ausdruck, was wir sind. In ihm stellt sich unser Verhältnis zur Welt dar. Je lebendiger unser Körper ist, desto intensiver sind wir am Leben. Ein enttäuschter oder erschöpfter Mensch, der sich nach Möglichkeit aus der Welt zurückzieht, büßt auch einen Teil seiner Lebendigkeit ein. Auch der depressive Mensch zieht sich »aus der Welt« zurück; er hat allerdings den Eindruck, die Welt habe sich von ihm zurückgezogen, er sieht die Welt nur noch durch einen Schleier.

Es gibt Tage, an denen unser Lebensgefühl so gesteigert ist, daß wir förmlich Leben ausströmen; dann erscheint uns die Welt strahlender, schöner, näher und auch wirklicher. Viele Menschen würden gerne lebendiger sein. Die Bioenergetik ist ein Weg zu mehr Lebendigkeit.

Da unser Körper ausdrückt, wer und was wir sind, zeigt er uns auch, wie sehr wir am Leben sind. Es gibt Menschen, die uns von ihrer Ausstrahlung her überhaupt nicht beeindrucken. Sie verströmen sich nicht, kommen nicht bei uns an. Es bleibt unseren Mitmenschen umgekehrt auch nicht verborgen, wenn wir selbst uns auf uns zurückziehen, uns »von der Welt« absetzen; sie spüren es genauso, wie wir es spüren, wenn jemand müde und krank ist.

Müdigkeit drückt sich in vielen optisch und akustisch wahrnehmbaren Botschaften aus. Die Schultern sinken zusammen, das Gesicht fällt ein, der Blick wird stumpf. Wir bewegen uns langsamer und schwerfälliger als gewöhnlich, und die Stimme verliert an Resonanz.

Was ein Mensch fühlt, läßt sich also leicht vom Ausdruck seines Körpers ablesen. Emotionen sind körperliche Ereignisse. Zorn erzeugt Spannung und lädt, wie wir gesehen haben, die obere Hälfte des Körpers auf, wo sich die wichtigsten Angriffsorgane, die Zähne und die Arme befinden. Einen zornigen Menschen erkennt man an seinem geröteten Gesicht, seinen geballten Fäusten und seinem verkniffenen Mund.

Wenn ein Mensch Zuneigung oder Liebe empfindet, wirken seine Gesichtszüge weich, und Haut und Augen werden von Wärme durchflutet. Bei Trauer oder Kummer erwecken wir den Eindruck, wir würden gleich zerschmelzen oder in uns zusammenfallen.

Der Körper offenbart aber noch weit mehr. Die Lebenseinstellung eines Menschen oder die Summe seiner persönlichen Überzeugungen widerspiegelt sich in seiner Haltung, seinem Gang, in der Art seiner Gesten und Bewegungen. Ein Mensch mit aufrechtem Gang und einer souveränen Haltung unterscheidet sich auf den ersten Blick von einem Menschen, der den Rücken gebeugt hält, die Schultern hängen läßt und den Kopf nach vorn geneigt trägt. Man meint förmlich zu sehen, daß er sich mit der Bürde abgefunden hat, die auf ihm lastet. ALEXANDER LOWEN schildert aus seiner Praxis den kennzeichnenden Fall eines seiner Patienten wie folgt:

»Ich behandelte einen jungen Mann, er hatte einen großen, dicken Körper. Er klagte, er schäme sich so sehr über seinen Körper, daß er es nicht wage, sich in der Badehose am Strand zu zeigen. Er fühlte sich auch sexuell beeinträchtigt. Er hatte mehrere Jahre lang versucht, seine körperlichen Handikaps durch Hungerkuren und Sport zu überwinden, aber ohne Erfolg. Im Verlaufe der Behandlung begriff er, daß sein körperliches Erscheinungsbild einen Aspekt seiner Persönlichkeit ausdrückte, mit dem er sich bisher nicht abfinden konnte. Er war in gewisser Hinsicht ein großer, dicker Faulpelz, eher ein Baby als ein Mann.

Das drückte sich auch darin aus, wie er sich in einen Sessel fletzte und wie wenig Wert er auf gute, ansprechende Kleidung legte. Ihm wurde klar, daß das Erscheinungsbild des großen dicken Babys eine unbewußte Abwehrhaltung war, die er eingenommen hatte, um sich gegen seine Eltern zu wehren. Sie hatten immer wieder von ihm gefordert, er solle erwachsen werden, ein richtiger Mann sein und etwas leisten. Seine tatsächlichen Konflikte lagen tiefer, aber sie wurden alle von dieser Haltung verkörpert. Im bewußten Bereich, also auf der Ich-Stufe, beugte er sich den Forderungen seiner Eltern, aber seine unbewußte, körperlich zur Geltung kommende Abwehr ließ sich nicht durch gezielte Bemühungen beeinflussen. Ein Mensch kann das Leben nicht dadurch erfolgreich meistern, daß er sich selbst bekämpft.

Niemand kann seinen Körper überwinden. Man muß sich über die Übereinstimmung und die Divergenz zwischen psychischen und physischen Prozessen im klaren sein. Mein Patient war nicht nur ein dicker, infantiler Kerl, er war zugleich ein Mann, der sich ernsthaft bemühte, im Leben zu bestehen. Er war aber kein gereifter Mann, denn sein Unbewußtes und sein Körper fixierten ihn auf irgendeine kindliche Entwicklungsstufe. Er versuchte zwar, seine Möglichkeiten zu erkennen und auszuschöpfen, aber es gelang ihm nicht. Sein Körper offenbarte beide Seiten seiner Persönlichkeit: er war groß wie der Körper eines Mannes, doch die Fettwülste ließen ihn babyhaft wirken.«

Viele Menschen werden durch einen unbewußten Konflikt zwischen verschiedenen Aspekten ihrer Persönlichkeit ganz ähnlich behindert. Am weitesten verbreitet ist der Konflikt zwischen den unerfüllten Bedürfnissen des Kindes in einem Menschen und den Erwartungen seines erwachsenen Ich. Wer erwachsen sein will, muß auf eigenen Füßen stehen und imstande sein, für die Erfüllung seiner Wünsche und seines Verlangens selbst zu sorgen.

Bei Menschen, die unter diesem Konflikt leiden, wird das Streben nach Selbständigkeit und Verantwortung jedoch durch das unbewußte Verlangen nach Halt und Geborgenheit unterminiert. Das Ergebnis ist ein widersprüchliches psychisches und körperliches Erscheinungsbild. In dem Verhalten eines solchen Menschen zeigen sich vielleicht zugleich übertriebene Selbständigkeit einerseits und Angst vor dem Alleinsein oder vor Entscheidungen andererseits. Die gleiche Widersprüchlichkeit läßt sich an seinem Körper beobachten. Die infantilen Aspekte seiner Persönlichkeit können sich beispielsweise in auffallend kleinen Händen und Füßen oder in spindeldürren Beinen äußern, die kaum imstande zu sein scheinen, den Rumpf zu tragen; oder sie äußern sich in einem unterentwikkelten Muskelsystem, was auf die Unfähigkeit hindeutet, sich die Dinge zu beschaffen, die der betreffende Mensch braucht oder begehrt.

Der erfahrene Bioenergetiker ist in der Lage, im Körper eines Menschen wie in einem offenen Buch zu lesen. Eine wichtige These der Bioenergetik lautet, daß Veränderungen der Persönlichkeit erst durch Veränderungen im Ablauf der körperlichen Funktionen ermöglicht werden, nämlich infolge einer tiefen Atmung, erhöhter Mobilität und eines umfassenden und freien Selbstausdrucks.

Die Aufgabe besteht also darin, die seelischen und körperlichen Abwehrmechanismen aufzulösen und abzutragen. Zu diesem Zweck muß man die Abwehrmechanismen allerdings in ihrer Entstehung begreifen und sie Schicht für Schicht abtragen. Die Ich-Schicht enthält die psychischen Abwehrmechanismen. Solche Mechanismen sind Leugnung, Projektion, das Abwälzen von Schuld, Mißtrauen, Rationalisierung und Intellektualisierung.

In der Muskelschicht äußert sich die Abwehr als chronische Verspannung. Diese Muskelverspannung stellt die körperliche Basis der Abwehr dar; sie schützt den betreffenden Menschen nach außen wie nach innen vor dem Einbruch von »unerlaubten« Gefühlen in das Bewußtsein. Solche unterdrückten Gefühle sind unter anderen Wut, Panik, Schrecken, Verzweiflung, Trauer und Schmerz. Der Kern allen Gefühlslebens, sozusagen das »Herz« des Menschen, dreht sich um das Bedürfnis, zu lieben und geliebt zu werden.

Eine erfolgreiche psychotherapeutische Behandlung, die das Körperliche mitberücksichtigt, wird sich nicht auf die erste Ich-Schicht beschränken, so wichtig diese auch sein mag. Was nützt es einem Menschen zu erkennen, daß er zum Leugnen, Projizieren, Schuldabwälzen oder Rationalisieren neigt, wenn er zugleich unfähig ist, seine körperliche Verspanntheit aufzugeben und seine wahren Gefühle zuzulassen? Deshalb müssen Psycho- und Körpertherapie kombiniert werden.

Psychotherapie und Körpertherapie

Die Psychotherapeuten sind bemüht, dem Gefühlsleben eines Menschen auf den Grund zu kommen und seine emotionale Integrität wiederherzustellen. Sie stoßen oft in beachtliche Tiefen vor, aber die Körperpanzerung bleibt »ungeknackt«. Daher stoßen sie regelmäßig auf die erwähnten Abwehrmechanismen und kommen nicht weiter. Beklagt sich nun der

Behandelte voller Verzweiflung darüber, daß ihm das Ganze nichts gebracht hat, so sind viele Therapeuten der Meinung, daß er selbst die Verantwortung für das Scheitern der Therapie trage, da er seine Widerstände nicht wirklich aufgegeben habe. Damit mögen sie zum Teil sogar recht haben. Aber auf der anderen Seite ist dem Hilfesuchenden nicht der Erfolg zuteil geworden, den er zu Recht erwartet hat: ihm hätte auch gezeigt werden müssen, wie man die Körperpanzerung aufbrechen kann.

Andere Menschen wiederum begeben sich zu einem Körpertherapeuten. Einem solchen gelingt es im allgemeinen recht gut, ihre Panzerung aufzumachen und sie mit ihren frühkindlichen Gefühlen zu konfrontieren. Aber Körpertherapeuten sind nun wiederum nur selten in der Lage, diese Gefühle mit dem Betreffenden richtig durchzuarbeiten. Von ihnen fühlt sich der leidende Mensch also letztlich ebenso im Stich gelassen, weil sie ihm nicht zeigen können, wie er mit diesen Gefühlen richtig umgehen kann. Deshalb wird er sich – das heißt seine Gefühle – irgendwann von neuem einmauern und vielleicht für immer resignieren.

Das Durchlaufen einer Psychotherapie ist ein Reifungsprozeß. Ein Individuum hat Jahre gebraucht, um sich zu dem zu entwickeln, was es geworden ist. Es bedarf daher gewiß auch einiger Jahre, um innerlich zu einem reifen Menschen zu wachsen. Um dieses Ziel jedoch zu erreichen, müssen psychotherapeutische und Körperarbeit Hand in Hand gehen. Es gibt schon eine ganze Reihe von Therapeuten, die das erkannt und daher begonnen haben, in dieser Richtung zu arbeiten. Aber es besteht die dringende Notwendigkeit, daß die großen psychotherapeutischen Schulen dieses Anliegen beachten und endlich Therapeuten ausbilden, die ganzheitlich behandeln.

Ähnlich wie die Urschreitherapie zielt die Bioenergetik darauf ab, aufgrund energetischer Entladungen und der mit diesen verbundenen Schmerzen und Schreie körperliche und seelische Blockaden aufzumachen. Alexander Lowen sagt in diesem Zusammenhang:

»Da es mit verbalen Therapien nicht gelungen ist, entscheidende Änderungen der Persönlichkeit zu erzielen, haben sich immer mehr Leute den nichtverbalen und körperlichen Ansätzen zugewandt. Diese neuen therapeutischen Methoden sollen die unterdrückten Gefühle wachrufen und entladen. Sie zielen oft in erster Linie darauf ab, Schreie hervorzulocken. Nicht selten »erfährt« der Patient auch seine Wut und Trauer und drückt seine Sehnsucht oder sein Verlangen nach etwas aus. Schreien hat einen durchschlagenden Reinigungseffekt auf die Persönlichkeit. Es gehörte lange Zeit zu den Standardmitteln der Bioenergetik. Der Schrei ist wie eine Explosion der Persönlichkeit und bewirkt vorübergehend zweierlei: Er löst die aufgrund chronischer Muskelverspannung entstandene Starre und durchbricht die Ich-Abwehr in der ersten Schicht. Weinen und Schluchzen haben eine ganz ähnliche Wirkung, denn sie lockern und lösen körperliche Verkrampfungen. Die Entladung von Wut kann ebenfalls sehr nützlich sein, vorausgesetzt, die Wut wird unter therapeutischer Kontrolle ausgedrückt. Unter diesem Aspekt betrachtet stellt sie keine negative Reaktion dar.«

Der Reinigungseffekt der durch Schreien entladenen Wut und Trauer ist nur kurzlebig, wenn es nicht gelingt, die Furcht oder den Schrecken wirklich an die Oberfläche zu bringen und auszutragen. Solange ein Mensch davor zurückschreckt, sich seiner Furcht zu stellen und die Gründe für sie zu verstehen, wird er weiterhin schreien, weinen und wütend sein, ohne in der Gesamtpersönlichkeit dadurch merklich beeinflußt zu

werden. Er mag zwar gewisse Hemmungen abtragen, aber die
Richtung seines inneren Wachstums wird sich nicht entscheidend verändern. Im großen und ganzen wird er weiterhin von
Kräften gehemmt, die er weder verstanden noch durchgearbeitet hat. Trotzdem ist es für die Therapie wichtig, daß die
unterdrückten Empfindungen zum Ausdruck gebracht werden. Man muß die Gefühle immer wieder anzapfen, um
Wachstumsenergien zu beschaffen.

Die Bedeutung der Energiebalance

Die Bioenergetik ermöglicht einen neuen Erfahrungsprozeß
und wurde entwickelt, um Wege einer konstruktiveren Auseinandersetzung des einzelnen mit sich selbst zu eröffnen. Der
wichtigste Aspekt dieser Methode ist ihre Betonung der direkten, persönlichen Erfahrung, des selbstinitierten Wandels und
der Selbstvervollkommnung.

Der Organismus kann nur dann als lebendige Einheit funktionieren, wenn ein Gleichgewicht zwischen Energieaufladung
und -entladung besteht. Im Idealfall trägt er Sorge dafür, daß
sein Energiespiegel seinen Bedürfnissen und Möglichkeiten
entspricht. Ein heranwachsendes Kind nimmt mehr Energie
auf, als es abgibt; es benützt die überschüssige Energie zum
Wachsen. Das gleiche gilt für die Rekonvaleszenz und für das
Persönlichkeitswachstum. Jedes Wachstum und jede Genesung bedürfen der Energie. Im übrigen gilt die allgemeine
Regel, daß man nur soviel Energie aufnimmt, wie man durch
Tätigkeit entladen kann.

Für jede Tätigkeit wird Energie benötigt. Das gilt für den
Schlag des Herzens und die peristaltischen Bewegungen des
Verdauungstraktes bis hin zum Gehen, Sprechen, Arbeiten

und zum Geschlechtsverkehr. Ein lebender Organismus ist allerdings keine Maschine. Seine grundlegenden Tätigkeiten werden nicht mechanisch ausgeführt; sie sind vielmehr Äußerungen seines Seins. Der Mensch äußert sich in seinem Handeln und Bewegen, und wenn dieser Selbstausdruck frei ist und der Realität der jeweiligen Situation entspricht, so verschafft ihm die Entladung seiner Energie Lust und Befriedigung. Befriedigung und Lust regen wiederum den Organismus zu verstärkter Stoffwechseltätigkeit an, die sich ihrerseits sofort an einer tieferen und freieren Atmung ablesen läßt. Im Zustand der Lust funktionieren die rhythmischen und unwillkürlichen Lebensprozesse optimal.

Tätigkeiten, die dem Selbstausdruck dienen, erzeugen also ein unmittelbares Gefühl der Lust und Befriedigung. Wenn man das Recht eines Menschen auf Selbstausdruck beschneidet, so beschneidet man seine Chance, Lust zu empfinden und kreativ zu leben. Nicht anders ist es, wenn die Fähigkeit eines Menschen, sein Selbst, seine Ideen und Gefühle auszudrücken, durch innere Kräfte wie Hemmungen oder chronische Muskelverspannung eingeschränkt ist: seine Lustkapazität schrumpft. In einem solchen Fall wird der Betreffende seine Energieaufnahme unbewußt vermindern, damit die Energiebilanz seines Körpers ausgeglichen bleibt.

Man kann den Energiespiegel eines Menschen nicht einfach heben, indem man ihn veranlaßt, sich durch besseres Atmen aufzuladen. Zunächst einmal muß er sich neue Möglichkeiten des Selbstausdrucks erschließen, damit mehr Energie entladen werden kann. Das geschieht nicht selten spontan während des Aufladens selbst.

Die Atmung eines Menschen kann spontan tiefer werden, wenn er eine geeignete Stellung einnimmt. Vielleicht beginnt er dann plötzlich zu weinen, ohne eigentlich genau zu wissen

warum. Die tiefere Atmung hat seine Kehle geöffnet, seinen
Körper aufgeladen und verdrängte Emotionen aktiviert. Das
Resultat: ein Gefühl der Traurigkeit bricht sich Bahn und fließt
buchstäblich aus ihm heraus. Manchmal bricht auch Zorn
durch.

In den meisten Fällen geschieht jedoch nichts, weil der
Betreffende zuviel Angst davor hat, sich zu öffnen und seinen
Regungen freien Lauf zu lassen. Er wird sich aber im allgemeinen seiner Blockierungen bewußt, und er spürt die Muskelverspannungen in Kehle und Brust, von denen er in seinen
Gefühlsäußerungen gehemmt wird. Manchmal muß der Therapeut aber auch die Barriere durch unmittelbare körperliche
Arbeit an den chronischen Muskelverspannungen durchbre-
chen.

Da die Energieaufladung und -entladung einen zusammen-
hängenden Prozeß darstellen, benutzt die Bioenergetik beide,
um den Energiespiegel eines Menschen zu heben, also seinen
Selbstausdruck zu ermöglichen und den freien Gefühlsfluß in
seinem Körper wiederherzustellen. Dabei liegt die Betonung
auf der Atmung, dem Gefühlserlebnis und dem Bewegungsab-
lauf. Gleichzeitig ist der Therapeut jedoch darum bemüht,
einen Zusammenhang zwischen der gegenwärtigen energetischen Konstitution des Behandelten und seinem bisherigen
Leben zu finden. Mit Hilfe dieser »Doppelstrategie« werden
allmählich seine inneren Konflikte freigelegt, die ihn daran
hindern, sein energetisches Potential voll auszuschöpfen.
Sobald einer seiner inneren Konflikte gelöst ist, steigt auch sein
Energiespiegel. Er nimmt mehr Energie auf und gibt im
Rahmen kreativer Tätigkeiten, die er als angenehm und befriedigend empfindet, auch wiederum mehr Energie ab.

Die Bioenergetik kann zwar nicht alle tiefverwurzelten
Konflikte lösen, sämtliche chronischen Verspannungen

abbauen und den freien Gefühlsfluß im menschlichen Körper gänzlich wiederherstellen, aber sie löst zumindest einen Wachstumsprozeß aus, der eine Entfaltung der Persönlichkeitspotentiale begünstigt.

Jede Therapie leidet unter den gegebenen Bedingungen darunter, daß sich unsere Kultur nicht an kreativer Tätigkeit und Lust orientiert. Unsere Lebensweise ist nicht auf den Rhythmus des lebendigen Organismus, sondern auf die Bewegungsgesetze von Maschinen und materieller Produktivität abgestimmt. Man kann sich daher nicht vor der Schlußfolgerung verschließen, daß die Kräfte, die den Selbstausdruck des einzelnen und daher seine energetischen Funktionen hemmen, Produkt und fester Bestandteil dieser Kultur sind. Jeder sensible Mensch weiß, daß man heutzutage sehr viel Energie braucht, um nicht von dem hektischen Tempo des modernen Lebens mit all seinen Zwängen und Spannungen, seiner Brutalität und Ungewißheit überrollt zu werden.

Rolfing oder die Tiefenmassage der Seele

Eine weitere Methode, im Körper verschlossene Gefühle freizubekommen, ist das »Rolfing«. Rolfing ist eine intensive Muskelbehandlung und Massage, die von der Biochemikerin und Physiologin IDA ROLF entwickelt wurde. Viele Jahre lang untersuchte sie Muskelgewebe und Zellstrukturen des menschlichen Körpers und stellte dabei fest, daß physiologische und emotionale Traumata das Muskel- und Bindegewebe zu verhärten scheinen. Dadurch bedingt gibt der Körper seine natürliche Vitalität und seinen natürlichen Zustand auf und verliert an Beweglichkeit und Ausgewogenheit. Die Verhärtung des Körpers verursacht darüber hinaus eine Einschrän-

kung der emotionalen Beweglichkeit, zu der ein solcherart
unbelasteter Organismus normalerweise fähig ist. Die For-
scherin umreißt ihre grundlegenden Erkenntnisse in der folgenden Weise:

»Ein Mensch, der eine Phase der Furcht, des Kummers oder
der Wut durchläuft, drückt das nur allzuoft durch eine Körperhaltung aus, die für seine Umgebung leicht als Ausdruck
seines augenblicklichen emotionalen Zustandes erkennbar ist.
Wenn der Betreffende an diesem Zustand festhält oder immer
wieder in ihn hineingerät, bildet sich das heraus, was wir
normalerweise als Verhaltensmuster bezeichnen. Das muskuläre Zusammenspiel verfestigt sich. Dies bedeutet, daß einige
Muskelpartien sich verkürzen und verdicken, auf andere greift
Bindegewebe über, wiederum andere werden in Verbindung
mit dem dazugehörigen Gewebe unbeweglich.

Wenn dies einmal geschehen ist, so ist die körperliche
Grundlage nicht mehr veränderbar; sie ist unwillkürlich
geworden. Sie kann nun nicht mehr grundlegend durch Über-
legung oder selbst durch geistige Beeinflussung korrigiert
werden. Dieser Ausgangspunkt körperlicher Reaktionen prägt
in der Folge auch emotionale Muster aus. Da ein freies Fließen
der Gefühle durch den Organismus nicht mehr gewährleistet
ist, wird die subjektive Stimmung zunehmend beengter und
hat die Tendenz, in einem engbegrenzten Bereich zu verbleiben. Was ein Mensch unter solchen Bedingungen empfindet,
ist keine Emotion mehr, keine Reaktion auf eine bestimmte
Situation, sondern er lebt, bewegt sich und empfindet nach
einem vorgegebenen Muster.«

IDA ROLF hat als Antwort auf ihre Forschungsergebnisse ein
System von zehn therapeutischen Sitzungen entwickelt, das
darauf hinzielt, den Organismus hinsichtlich einer ganzheitlichen Selbstwahrnehmung zu stärken. In den Sitzungen knetet

und walkt der »Rolfer« den Körper des Patienten in einer Art
Tiefenmassage, um Muskeln und Bindegewebe zu lockern und
zu entspannen.

Ziel der Behandlung ist es, durch die Freisetzung der in den
Körper verdrängten Emotionen ein natürliches Fließen der
Energien zu befördern und auf diese Weise Gesundheit und
Vitalität des Organismus zu stärken und Streß und Spannungen zu lindern. Seelisch-geistiges Wachstum und Offenheit
sind nach Ida Rolfs Ansicht gleichsam automatisch »Neben-
produkte« der Therapie.

Auffallend ist, daß beim Rolfen bestimmter Körperstellen
verschiedener Patienten bei allen ähnliche Erinnerungen und
Gefühle in das Bewußtsein treten. Die Erinnerung, alleine
gelassen und vernachlässigt zu werden, taucht zum Beispiel
häufig auf, wenn die Brust gerolft wird. Die Muskelbehandlung der oberen Rückenpartie löst oft Raserei und Wut aus.
Das Rolfen der Kieferpartie setzt Trauer, das der Hüften
sexuelle Reaktionen frei, die Tiefenmassage der Schulterpartie
ist von Erinnerungen an Sorgen und streßerzeugende Verantwortung begleitet.

Offenbar gleicht unser Körper einer großen Schalttafel:
Wenn bestimmte »Hebel« an den gleichen Körperteilen verschiedener Menschen, gleich welchen Alters oder welchen
Geschlechts, betätigt werden, so kommen immer wieder ähnliche Erinnerungen und Empfindungen ans Tageslicht.

Im Rahmen der Darstellung der verschiedenen psychosomatischen Erkrankungen und ihrer Ursachen zeigte sich schon,
daß ganz bestimmte Konflikte in ihrem Verdrängungsprozeß
immer wieder ganz bestimmte Organe und auch ganz
bestimmte Körperteile zu beeinflussen scheinen. Es ist daher
offenkundig so, daß der menschliche Körper unausgelebte
Emotionen speichert.

Ich habe schon in einem anderen Zusammenhang darauf hingewiesen, daß es unabhängig von unserem Körper keine Emotionen gibt. Aus genau diesem Grund ist auch beispielsweise die Psychoanalyse so relativ erfolglos, weil sie sich eben primär an den Kopf und das »Ego« richtet und den Körper völlig unbeachtet läßt. Die Erfahrung zeigt jedoch, daß es eine erfolgreiche Psychotherapie nur unter Einbeziehung des Körpers geben kann.

Jede Körperregion kann ein Ort sein, an dem der natürliche Fluß der Emotionen eingeschränkt oder blockiert wird. Wie Steine, Pflanzenwuchs und Trümmer den Lauf eines Flusses hemmen, so beeinträchtigen emotionale Blockierungen und unausgedrückte Gefühle das Fließen bestimmter Energien durch den Körper. Alle blockierten Gefühle müssen zwangsläufig eine Phase der Anpassung, Aufladung, Entladung und Entspannung durchlaufen, bevor sich der Energiekreislauf des Organismus und somit das Körpergefühl positiv verändern können.

Nehmen wir an, jemand wird wütend, weil der Chef ihm eine Gehaltserhöhung verweigert hat; da er natürlich den Chef nicht »verprügeln« kann, staut sich die Wut in ihm an. Am besten wäre es wahrscheinlich, er würde daheim in den Keller gehen und leere Flaschen an die Wand werfen, damit das Gefühl zur Entladung kommt. Das ist jedoch im allgemeinen nicht möglich, daher lassen viele Männer ihre Wut an ihrer Frau oder den Kindern ab, was jedoch nur von Schwäche und Willkür zeugt. Nur wenigen Menschen gelingt es, derartigen Emotionen angemessenen Ausdruck zu verleihen und damit ihren Körper wieder in einen Zustand der Ausgeglichenheit zurückzuführen. Wer solche Gefühle nicht entladen kann, tendiert wahrscheinlich dazu, seine Wut im Bauch oder anderswo »abzuladen«.

KEN DYCHTWALD äußert sich in seinem Buch *Körperbe-wußtsein* über seine Erfahrungen mit dem Rolfing wie folgt:
»Ich erinnere mich daran, wie ich nackt und nervös auf meinem Rücken auf einem Massagetisch in Carmel, Kalifornien, lag. Dies war der Tag, an dem ich meine fünfte Rolfingsitzung erleben würde. An den ersten vier Sitzungen hatte ich mich schon beteiligt und sah nun dieser Stunde mit gespannter Erwartung entgegen.

Mein Rolfer war Chat Wilson, ein Mensch, dessen langsames, ungezwungenes Verhalten kaum mit der Kraft und dem Schmerz, den er mit seinen Rolfer-Fingern und -Knöcheln ausübte, übereinstimmte. Diese Rolfingsitzung beschäftigte sich hauptsächlich mit zwei Muskeln. Einer davon ist der große längsgestellte Bauchmuskel (Musculus rectus abdominus), der sich an den Rippen bei ihrem Abzweigungspunkt vom Brustbein (der fünften, sechsten, und siebten Rippe) anschließt, sich weiter über den Magen ausdehnt und schließlich genau an der Mitte des Schambeins über den Genitalien endet. Dies ist der Muskel, auf den Männer schlagen, wenn sie zeigen wollen, wie hart ihre Bauchmuskulatur ist. Der andere Muskel ist der Lendenmuskel (Psoas oder Iliopsoas), ein interessanter Muskel. Er befindet sich tief innerhalb des Körpers, schließt sich an den unteren Teil des Rückgrats an, kreuzt sich über dem Becken und endet innerhalb des obersten Teils des großen Oberschenkelknochens (des kleineren, nach innen liegenden Knochenfortsatzes unterhalb des Gelenkkopfes am Oberschenkelknochen). Er verbindet daher den oberen Körperteil mit dem unteren und das Rückgrat mit dem Bein. Er ist sehr wichtig für alle Bewegungen des Beckens, allgemeines körperliches Gleichgewicht und sexuelle Bewegungen.

Die Sitzung war höchst qualvoll für mich. Je tiefer Chats Hände sich in meinen Bauch eindrückten, desto größer wurde der Widerstand und desto mehr Schmerzen spürte ich. Ich war immer stolz auf meinen festen, kräftigen muskulösen Bauch gewesen. Es war mir nie in den Sinn gekommen, daß mein Magen nicht wegen meiner sportlichen Leistungen steif und fest war, sondern eher weil ich an Gefühlen festhielt, die ich in dieser Region meines Körpers eingeschlossen hatte.

Während ich meine Augen schloß und die Rolfer-Hände diese Muskeln langsam und fest bearbeiteten, fand ich mich in einer spontanen Wahrnehmung geistiger Bilder wieder, die mich mit ihrer Lebendigkeit überwältigten. Eine dieser Vorstellungen stellte meinen Bauch als einen ganz verschlossenen, im Innersten meines Körpers begrabenen Metallsarg dar. Ich stellte mir Chats Hände als Lötlampen vor, die ihren Weg durch die Oberfläche dieses Metallsarges brannten. Während die Lötlampe mich mit ihrer Hitze und ihrem Schmerz noch weiter durchdrang, erreichte ich einen Punkt, an dem ich mich fühlte, als ob ich es nicht länger ertragen könnte und das Bewußtsein verlieren müßte. Doch zuvor stellte ich mir noch eine winzige Naht an diesem begrabenen Metallbehälter vor, die Chats Hände aufzubrechen versuchten.

Nach kurzer Zeit erschien eine kleine Öffnung in dem Sarg, und tausend Farben, Erinnerungen und Bilder begannen sich vor meinen Augen auszubreiten. Gefühle von Zorn, Wut, Unglück, Traurigkeit, Gewaltsamkeit, Schmerz, Einsamkeit und Leid strömten aus meinem Bauch mit der Kraft von Wassermassen, die sich durch einen geborstenen Damm ergießen. Die Vorstellungen waren so lebendig, so wirklich und so zweifellos die meinen, daß ich mich ihnen hingab und zu weinen begann und mich auf dem Rolfingtisch unkontrolliert schüttelte. Chat nahm seine Hände von meinem Bauch und wartete, bis ich einige meiner lang angehaltenen Gefühle und Erinnerungen befreit hatte. Ich erinnere mich, daß meine

Körperbewegungen sich fast orgastisch anfühlten, denn mein ganzer Körper beteiligte sich an ihnen aktiv mit unkontrollierter Bewegung und Vibration. Ich hatte den Punkt der Befangenheit in meinem ungewöhnlichen Verhalten überschritten und erlaubte meinem Körper, eine Reihe von lange angehaltenen, giftigen Gefühlen in gewissem Sinne zu ›erbrechen‹.

Nach einer Weile wurden mein Schütteln und mein emotionales Ausströmen ruhiger, und ich erinnere mich, daß ich mich entspannter fühlte als in all den Jahren davor. Wie ein Baby lag ich ruhig auf dem Tisch, während Chat die nun schmerzlose Behandlung meines Bauches fortführte. Als ich seine Praxis verließ, hatte ich das Gefühl, als ob ein Teil von mir wiedergeboren sei und ich mich von einem Zentner toten emotionalen Gewichts befreit hatte. Dennoch war die Befreiung nicht vollkommen. Mein Metallsarg war anscheinend eine Büchse der Pandora, denn nach der Sitzung verbrachte ich fast sechs Tage mit Weinen, Wüten, Lachen und Entladen einer Vielzahl unausgelebter emotioneller Geschichten meines Lebens. Es war, als ob meine emotionelle Abwehr nicht mehr tätig wäre, denn ich weinte wegen der kleinsten Provokation, wütete wegen geringfügiger Einschüchterungen und bekam beim kleinsten Anlaß einen Lachkrampf. Nach und nach strömten alle diese vorher zurückgehaltenen Gefühle aus meinem Körper und lösten sich aus meinem bisherigen Charakter, während sie gleichzeitig mein sich wieder aufbauendes Muskelgewebe verließen.

Ein weiteres seltsames Ergebnis dieser Rolfingsitzung war, daß ich später in der Nacht, als ich müde und erschöpft in mein Zimmer zurückgekehrt war, begann, mich zu erbrechen. Das mag Ihnen vielleicht nicht seltsam vorkommen, aber es war ungewöhnlich für mich. Ich hatte mich zum letztenmal erbrochen, als ich zehn Jahre alt gewesen war. Ich erbrach fast buchstäblich meine Gedärme in der Nacht. Es war, als ob mein Körper versuchte, alle Gifte, die sich in meinem ›Safe‹ angehäuft hatten, in derselben Art und Weise zu beseitigen, in der mein emotionales System seine verwesenden Erinnerungen und unausgedrückten Gefühle entlud. An diesem Morgen hatte ich meine erste wirkliche Erfahrung von ›Sauberkeit‹.«

Diese von KEN DYCHTWALD geschilderte Eigenerfahrung zeigt sehr deutlich, wie viele unausgelebte Emotionen wir in unserem Körper mit uns herumtragen. Solches brisante Material wird nach dem Rolfingsystem innerhalb von zehn Wochen in je einer wöchentlichen Sitzung durchgearbeitet. Der Patient wird allerdings mit den Gefühlen, die während einer solchen Sitzung aus ihm hervorbrechen, alleine gelassen. Der Rolfingtherapeut kümmert sich also nicht um dessen »Seele«, wie sich der Psychotherapeut in der Regel nicht mit dem Körper abgibt. Aus diesem Grund wird der Körper des Klienten, langfristig gesehen, all die Gefühle, die nicht einer *bewußten* Verarbeitung unterzogen wurden, von neuem in sich verschließen.

Das Rolfing ist gewiß eine gute Methode, um unausgelebte Gefühle freizusetzen. Aber es wäre besser, die einzelnen Sitzungen nicht innerhalb von zehn aufeinanderfolgenden Wochen durchzuführen, damit die nach einer Sitzung jeweils hochkommenden Emotionen in Ruhe therapeutisch aufgearbeitet werden können, um so den Erlebnissen, die hinter diesen Emotionen stehen, auf die Spur zu kommen. Man sollte erst dann zur nächsten Sitzung schreiten, wenn das Material der vorangegangenen Sitzung auch wirklich verarbeitet ist. Gegenteiligenfalls kann von einem zur Reife der Persönlichkeit hinführenden Vorgang nicht die Rede sein. Wenn dies nicht das Ziel aller Bemühungen ist, dann bleibt das Rolfing – wie auch jede andere Körpertherapie – darauf beschränkt, ein

Gefäß zu entleeren, das sich im Laufe der Zeit langsam wieder füllt.

Die personale Leibtherapie

Nach Meinung des Begründers der initiatischen Ganzheitstherapie, KARLFRIED GRAF DÜRCKHEIMS, gibt es keine fruchtbare therapeutische Arbeit ohne Einbeziehung des Leibes. Was immer man auch tut, tut man in dem »Leib, der man ist«.

Die Anhänger seiner Therapie unterscheiden zwischen dem »Leib, der man ist, und dem Körper, den man hat«. Der Leib ist die Matrix, in die wir als Spuren eingraben, wie wir unsere Beziehung zur Umwelt und unseren Mitmenschen leben und, vor allem, wie wir das Gesetz des Menschseins erfüllen. Demnach offenbart sich jede seelische Fehleinstellung auch in einer leiblichen Fehlhaltung. Unser Leib ist das Medium, in dem wir uns erleben und »als Person dar-leiben«.

Vor diesem Hintergrund betrachtet, sollte es das Hauptanliegen eines Therapeuten sein, dem Hilfesuchenden auf dessen Weg zu einem »leibhaften« Dasein, das im Wesen begründet ist, behilflich zu sein. Daher wird die initiatische Ganzheitstherapie auch »personale Leibtherapie« genannt. Ziel dieser Therapie ist nicht sosehr der möglichst reibungslos funktionierende und leistungsfähige Körper, den wir durch Sport und Gymnastik fithalten, den wir zum Arzt bringen, um ihn reparieren zu lassen, indem wir uns Pillen und Tröpfchen verschreiben lassen, den wir bestrahlen lassen oder auf den Operationstisch legen, sondern in erster Linie ein intaktes »Leibgewissen«.

Der erkrankte oder verspannte Mensch soll lernen, seine eingefleischten Fehlhaltungen, die sich eben in psychosomati-

schen Erkrankungen ausdrücken können, wahrzunehmen und
auch in Zusammenhang zu bringen mit seinen Verdrängungen,
Rationalisierungen und Projektionen, das heißt mit all seinen
Problemen des täglichen Lebens. Sogenannte Spürübungen
des Innenleibes sollen die Wahrnehmungsfähigkeit für die
eigenen Verspannungen und Panzerungen entwickeln.
Zugleich damit soll der Mensch lernen, solche blockierenden
Haltungen aufzugeben, um so seine eigene Mitte zu finden.

Das Körperschema dieser therapeutischen Richtung kennt
drei Körperzonen: den unteren oder Erdbereich, den mittleren
oder Herzbereich – wo das Fühlen daheim ist –, und den
oberen, also den Schulter-Nacken-Kopf-Bereich.

Wenn der Bauch- und Beckenraum verspannt oder unbelebt
ist, so hat der betreffende Mensch Angst vor der Erde, das
heißt vor seinen weiblich-mütterlichen Kräften und vor der
Sexualität. Im Zwerchfellbereich (Magen, Leber, Galle und
Herz) werden Gefühle zurückgehalten und somatisiert, die nie
ausgelebt und gezeigt werden durften. Der Begriff »hartnäk-
kig« legt bereits nahe, welche innere Haltung ein verspannter
Nacken zum Ausdruck bringt.

Ich habe schon darauf hingewiesen, daß Körpertherapien,
wie beispielsweise das Rolfing, eine innere Reifung kaum
bewirken können. In dieser Hinsicht unterscheidet sich die
personale Leibtherapie. Sie führt das neue Leibbewußtsein
eines Individuums langsam und schrittweise herbei, das heißt,
die im Rahmen der Therapie auftauchenden Erfahrungen
müssen auch bewußt verarbeitet und einverleibt werden. So
unterscheidet sich dieses von anderen »blockadebrechenden«
Verfahren.

Wenn ein Individuum anfängt, sich infolge bestimmter
Übungen innerlich zu öffnen, so kann das bewußte Hinein-
spüren und Eintreten in einen bestimmten Schmerzraum – das

unter anderen Bedingungen körperliche und seelische Abwehrreaktionen auslösen würde – auch ohne spektakuläre Entladungen eine tiefgreifende innere Wandlung auslösen. Die Fähigkeit, Schmerzen zuzulassen und auch zu äußern, zeigt an, daß der Patient allmählich bereit ist, seinen Schmerz negierende Blockademechanismen aufzugeben und sich neuen Erfahrungen zu öffnen.

Ein guter Therapeut wird einen Patienten nicht immer sofort von dessen Schmerzen »befreien«, da sonst die Gefahr besteht, daß dieser in die schon erwähnte Anspruchshaltung verfällt (»Nun befreie mich schon endlich von meinen Schmerzen!«). Auf diese Weise würde er es ihm ersparen, sich mit seinem Leibgewissen auseinanderzusetzen und den tieferen Sinn des Schmerzes zu erkennen, ihn zu akzeptieren, in ihn »einzutreten« und auf diese Weise ihn in seinem Ursprung zu verstehen, wodurch erst eine innere Wandlung möglich wird.

Die Therapeuten der personalen Leibtherapie sind Menschen mit langjähriger Ausbildung in der Atem- und Leibbehandlung, sie verfügen darüber hinaus in der Regel über ein fundiertes tiefenpsychologisches Wissen und meist auch über die notwendige persönliche Reife, da sie die Wirkung der Therapie am eigenen Leib erfahren haben.

Die personale Leibtherapie verfügt über eine Vielzahl von Möglichkeiten, leib-seelische Fehlhaltungen anzugehen. Wo es darum geht, jemanden seine eigene Erdhaftigkeit finden zu lassen, wird die Behandlung am liegenden Patienten einsetzen, um ihn aus eigenem Erleben heraus spüren zu lassen, inwieweit er Kontakt zum Boden zu gewinnen, sein Gewicht an diesen abzugeben und sich selbst in der Totalität seiner Gestalt wahrzunehmen vermag. Gelingt es ihm, sich vom Boden tragen zu lassen, so erfährt er vielleicht zum erstenmal in seinem Erwachsenenleben, was es heißt zu vertrauen.

Wenn in der Folge der Therapeut leichte Bewegungen am Kopf oder an den Gliedmaßen des Liegenden durchführt, so wird diesem bewußt, in welchem Maße er etwas mit sich geschehen lassen kann, ohne selbst die Führung übernehmen zu wollen. Was sich da an seinem Leib dartut, hat Bezug auch zu seinem alltäglichen Verhalten; denn wer im Beruf oder in der Familie die Herrschaft an sich reißt, ist auch in einer therapeutischen Behandlung nicht fähig, sich wirklich dem Geschehen zu überlassen.

In dem Maße, wie ein Mensch seine – falschverstandene – Selbstkontrolle aufzugeben in der Lage ist, vertieft sich auch seine Atmung. Mit welchen therapeutischen Mitteln sich dieses Ziel erreichen läßt, ist von Mensch zu Mensch verschieden. Der Therapeut muß ein feines Gespür entwickeln, um herauszufinden, wo jemand seine schwachen Stellen hat und wieweit er es schon verkraften kann, wenn solche Schwachstellen direkt angegangen werden.

Es bedarf auf seiten des Therapeuten außerdem des Respekts vor dem Gewordenen, das heißt vor den Fehlhaltungen, die dem betreffenden Menschen bis dahin das Überleben ermöglicht haben. Sie dienten ihm zu vermeintlichem Schutz. Sie haben sich aber im Laufe der Zeit verselbständigt und behindern ihn nun in seinem Selbstausdruck. Solche Fehlhaltungen abzubauen fällt dem Betroffenen um so leichter, je einfühlsamer und verständnisvoller der Therapeut ihn bei der Bewußtmachung seiner »unverdauten« Konflikte unterstützt.

Wenn ein Hilfesuchender beispielsweise mit hochgezogenen Schultern zum Therapeuten kommt, so geht es zunächst einmal gar nicht darum, diesen körperlichen »Defekt« sogleich zu beheben. Auch Verspannungen haben ihre Geschichte und ihren Sinn, und solange der Betreffende selbst sie noch nicht bewußt als Ausdruck einer inneren Fehlhaltung erlebt, ist er nicht fähig, sie aufzugeben. Außerdem muß er zuvor eine Basis in sich erfahren, die ihn trägt, ansonsten kann es für ihn gefährlich werden. Aus diesem Grund lassen sich körperliche und seelische Verspannungen nur dann abbauen, wenn zugleich das innere Wachstum in irgendeiner Hinsicht gefördert wird. Ein solcher Fall legt am ehesten zunächst einmal eine körpertherapeutische Behandlung des Beckenbereichs nahe, um ein »Gefäß« zu schaffen, in das die Verspannungen abgegeben werden können.

Ist ein Mensch seiner ganzen Konstitution nach zu weich, so ist es wichtig, sein Bewußtsein für die Existenz seiner Knochen und seines Skeletts zu wecken. Ein verkrampfter Mensch hingegen bedarf eher der lösenden Hand. Wenn jemand sich in den Schultern festhält, fehlt ihm eigentlich das Vertrauen in den Beckengrund, das bedeutet, daß er ein neues Verhältnis zu seiner Leibmitte gewinnen muß.

Festigkeit und Form bedürfen der Stützung, wenn ein Individuum dazu neigt, sich zu leicht gehenzulassen – was im allgemeinen auf einen mehr trieb- oder erdhaften, den sinnenbetonten und hingabewilligen Menschen zutrifft. Er braucht klare Grenzen, denn er hat meist eine zu »dünne Haut« und läßt die Dinge zu nahe an sich heran. Daher muß er Form gewinnen, um sich besser schützen zu können. Wer hingegen verschlossen ist und sich in einer Art Gehäuse eingemauert hat, das heißt die männliche Seite überbetont, bedarf einer Behandlung, die seinen weiblichen Wesensanteil stärkt, damit er oder sie lernt, sich zu öffnen, Kontakt aufzunehmen, die Sinne einzusetzen und sich hinzugeben. Ein im Becken verschlossener Mensch hat meistens im Bereich der Erotik und Sexualität Schwierigkeiten.

In solchen Fällen ist angeraten, auch den Fühlbereich in der Leibmitte etwas zu öffnen, da sonst die Spannungen mögli-

cherweise noch größer werden. Die Leibmitte muß sozusagen
zu einer Brücke werden, die Becken und Kopf miteinander
verbindet. Diese Verbindung muß aber immer aufs neue
hergestellt werden. Auf diese Weise läßt sich auch die Angst
verringern, die den heutigen Kopfmenschen – Mann wie Frau –
oft befällt, wenn er oder sie sich erstmals im Leib spürt. Denn
das Hinabsteigen in das Stoffliche bedeutet für solche Menschen eine Bedrohung, was seitens des Therapeuten behutsa-
mes Vorgehen erfordert.

Insbesondere manche Intellektuelle haben wegen ihrer einseitig rationalen Erziehung und Orientierung keinen Zugang
mehr zu ihrem erotischen Potential. In solchen Fällen gilt es,
»Stoffliches« und »Geistiges« überhaupt erst wieder miteinander in Verbindung zu bringen und die »Kopflastigkeit« in
Leibbewußtsein umzuwandeln.

Die Psychotherapeutin GISELA SCHOELLER berichtet von
einer Frau, die auf den ersten Blick einen gesunden und frohen
Eindruck machte. Ihre Leibfeindlichkeit äußerte sich in der
folgenden Weise:

»Während der Behandlung zeigte sich, daß sie bei jeder
Berührung zusammenzuckte, weil sie fürchtete, geschlagen zu
werden. Diese Furcht war derart groß, daß sie die Hand der
Therapeutin wegschob. Vorsichtig versuchte diese abzutasten,
ob ein Gespräch darüber möglich war. Sie erfuhr: Die Frau
hatte ihre ganze Existenz hinter einer Mauer aufgebaut, weil sie
sozusagen von jedem Menschen Schläge erwartete. Sie hatte
sich soweit von ihrem Körper getrennt, daß sie kaum spürte,
wenn sie angefaßt wurde. Eine große Aggression war ebenfalls
vorhanden. So wurden zuerst einige sogenannte Schwertübun-
gen zusammen mit psychodramatischen Formen eingeschaltet,
um es ihr zu erleichtern, ihre Aggressionen wahrzunehmen
und zu wagen, sie allmählich auch zu äußern. Das bereitete ihr

große Angst, weil in ihrer Kindheit jede Form von Aggression bestraft worden war, was bei ihr dazu führte, daß sie allmählich jedes Leben abblockte.

Es dauerte viele Monate, bis sie in der Therapie eine Berührung bewußt zulassen und es wagen konnte, auch einen anderen Menschen zu berühren. Als endlich Leben in ihre Glieder zu strömen begann, tat das zunächst sehr weh. Aber ihre Energie war in Fluß geraten. Parallel zur Leibtherapie arbeitete sie am Musikinstrument, im geführten Zeichnen und im therapeutischen Gespräch, um von verschiedenen Seiten her ihrer Tiefenperson nahezukommen.«

Grob gesagt gibt es speziell zwei Fehlverhalten, die immer wieder auffallen. Zum einen die körperlich-seelische Verkrampfung, in der sich Angst und Mißtrauen kundtut, und zum anderen eine Tendenz zur Desintegration oder Auflösung, die in heutiger Zeit weit häufiger anzutreffen ist als etwa früher. Beide »Haltungen« stellen sich als Widerstand einer inneren Wandlung entgegen und verhindern ein Heilwerden, weil sich in ihnen der fehlende Bezug zum inneren Wesen kundtut.

»Der Mensch ist nur dann wirklich heil«, sagt KARLFRIED GRAF DÜRCKHEIM, wenn er auch im Leib dem personalen Grundgesetz entspricht und die leibliche Verfassung Ausdruck einer inneren Verwandlung wird. Die heile Leibgestalt des Menschen als Person ist etwas anderes als der gesunde Körper. Sie äußert sich in einer Gesamtverfassung, deren Grundeigenschaft die Durchlässigkeit meint für das im Wesen anwesende größere Sein.«

Das heißt also, daß weder starre Förmlichkeit noch die diffuse Auflösung der Persönlichkeitskonturen erstrebenswert ist, vielmehr eine geformte Durchlässigkeit oder eine durchlässige Form. Entsprechend ist es für einen verkrampften Men-

schen wichtig, sich gehenlassen zu können, für einen weichen
hingegen, Form zu gewinnen.

Von ihrer ganzheitlichen Sicht ausgehend versucht die personale Leibtherapie, alle Hindernisse abzubauen, welche die
wünschenswerte Verwandlungsbewegung des Menschen
blockieren. Träger solcher Blockaden ist regelmäßig ein starres
Ich. Seine Herrschaft wird dort sichtbar, wo der leiblich-
seelische Schwerpunkt im Körper zu weit nach oben verlagert
ist und eine Verspannung im Schulter-Brust-Bereich, die
gleichzeitig eine Verflachung des Atems mit sich bringt, die
Folge ist. Es gibt beispielsweise Menschen, die sofort eine
Abwehrhaltung einnehmen und die Schultern hochziehen,
wenn etwas sie erschreckt. Andere wiederum drücken mittels
hängender Schultern und eines vorgeneigten Kopfes unfreiwil-
lig ihre Unsicherheit aus. Ein dritter Typus tut durch einen
aufgeblähten Brustkorb und einen betont aufrecht gehaltenen
Kopf mit nach oben gerichtetem Blick kund, daß er in seiner
Bedeutsamkeit respektiert werden möchte. Gegen solche see-
lisch-charakterlich bedingten Verspannungen hilft kein Arz-
neimittel; sie lösen sich nur auf, wenn das entsprechende
Individuum eine neue innere Haltung zu sich gewinnt.

Personale Leibtherapie hat immer auch etwas mit der
Atmung zu tun. »Ein Atem, der in Hingabe und Achtsamkeit
empfangen wird, bewirkt nicht nur, das festgehaltene Kräfte
sich lösen, sondern auch, daß wir uns im Spiegel des Lebens
sehen«, sagt die bereits erwähnte GISELA SCHOELLER.

Im Gegensatz zur seelischen Atemtherapie und einigen ihrer
Varianten geht es in der personalen Leibtherapie nicht primär
darum, den Atem in die »Leibräume« zu lenken, sondern die
Wahrnehmung dort zu sammeln, wodurch diese Räume der
Atmung von alleine erschlossen werden. Obwohl auch in der
personalen Leibtherapie die Atmung eine wichtige Rolle spielt,

nimmt sie dennoch keine dominierende Stellung ein. Sie dient der bewußt eingesetzten »inneren Massage«, die die in den blockierten Räumen gespeicherten Energien bewußtzumachen und zu aktivieren vermag.

Aus dem Vorstehenden wird die Nahtstelle deutlich, an der Leibtherapie und Tiefenpsychologie zusammentreffen, da beide sich zum Ziel gesetzt haben, blockierte und abgeschnittene »Leibräume« zurückzuerobern und auf diese Weise die Tür zu dem verdrängten Material zu öffnen.

Wie schon im Zusammenhang mit der Bioenergetik und dem Rolfing erörtert wurde, zeigt die Erfahrung, daß derartige, oft mit Schmerzen geladene Körperregionen ganz bestimmte Erfahrungen speichern. Sie repräsentieren so etwas wie ein »Leibgedächtnis«, aus dem Bilder und Assoziationen auftauchen, die mit der berührten Partie in einem affektiven Kontakt stehen. Der Dürckheimschüler RÜDIGER MÜLLER erläutert diesen Zusammenhang anhand von zwei Fallbeispielen:

»Die Leibtherapeutin behandelte eine etwa fünfundfünfzigjährige Frau, die unter Herzmuskelstörungen litt, an den dem Herzen zugeordneten Reflexpunkten am Fuß. Plötzlich taucht in der Erinnerung der Frau auf, wie sie mit etwa acht Jahren sich einer Vergewaltigung durch einen Onkel erwehrt. ›Damals setzte fast mein Herz aus‹, sagte sie und bringt dieses längst vergessene Erlebnis mit ihrer Herzstörung in Verbindung.

Eine siebenunddreißigjährige Frau, die ausschließlich negative Kindheitserinnerungen an ihre Mutter hat und – tiefenpsychologisch gesehen – von einem negativen Mutterarchetypus besetzt ist, erinnert sich während einer Behandlung an ihrem Brustbein an eine positive Szene aus ihrer Kindheit: Sie ist etwa acht Jahre, als sie eines Tages eine alte Tante besucht, die in einer ärmlichen Mansarde wohnt. Bei ihr fühlt sie sich zum erstenmal wohl und geborgen. Mit diesem Erlebnis eines positiven Mutterarchetypus, das sie wie ein Märchen erzählt, wird ihr plötzlich bewußt, daß sie sich einen heilen Raum bewahrt hat, an den sie sich trotz all ihrer Traumatisierungen immer wieder anschließen kann.«

An diesen Beispielen wird deutlich, daß der Leib nicht nur negative Erlebnisse speichert, sondern offensichtlich alle unsere Erfahrungen. Es wird aber auch sichtbar, wie im Laufe der Behandlung der einen wie auch der anderen Frau die Bewußtseinsfähigkeit wächst und diese in deren gestörtes Leibfeld eintritt. Tauchen dabei starke Widerstände auf, dann muß mit Hilfe tiefenpsychologischer Gespräche und der Deutung von Träumen an deren Überwindung gemeinsam gearbeitet werden.

Die Erfahrung zeigt immer wieder, daß jedes Geschehen, das dem Menschen »unter die Haut« gegangen ist, ihn seelisch »berührt« hat, seinen Niederschlag wie ein »Brandmal« im Leib hinterläßt. Die entsprechenden »Störfelder« scheinen eine bedeutsame Grundlage für spätere psychosomatische Erkrankungen abzugeben. Emotionale Ausbrüche wie Schreien, Weinen, Lachen oder auch still empfundener Schmerz tragen zur Entlastung der leiblich-seelischen Verspannungen und Blockaden bei.

Um die eigene »Leibmitte« zu entdecken, bedarf es häufig eines schmerzlichen Weges. Dieser Transformationsprozeß rüttelt an den Fundamenten der »alten« Persönlichkeit, bevor der innerlich zerrissene Mensch schließlich zu einem Grundvertrauen findet, das es ihm gestattet, sein Leben aus seiner leib-seelischen Mitte heraus zu gestalten.

Kum-nye, eine ganzheitliche Heilmethode aus Tibet

Der tibetische Buddhismus befaßt sich nicht nur mit abstrakten philosophischen, »ewigen« Fragen, wie man häufig meint, sondern ebensosehr mit den Problemen und Leiden des Körpers. Woher dieses Bedürfnis rührt, ist auch für Menschen des Westens leicht zu verstehen. Schließlich ist inzwischen auch für uns unübersehbar, welchen Schaden wir an Seele und Körper infolge unausgelebter destruktiver Gefühle uns selbst zufügen. Immer wieder zeigt sich, wie sehr seelisches Leid auch unseren Körper in seiner Funktionstüchtigkeit beeinträchtigen kann.

Mittlerweile ist nicht mehr zu leugnen, daß viele von uns unter der Ich-Krankheit, einer falschen Vorstellung von uns selbst, leiden und daß dieses uns zur Gewohnheit gewordene falsche Selbstbild auch im körperlichen Bereich verheerende Folgen zeitigen kann.

Der Pfad der Selbstfindung, also der Ganzwerdung, beinhaltet sowohl physische als auch geistig-seelische Aspekte. Er führt nicht nur zu Einsichten, sondern auch zu körperlicher Entspanntheit und gesteigerter Sensibilität. Entspanntheit und körperliche Gesundheit gelten im tibetischen Buddhismus als Voraussetzungen der Ganzwerdung. Anders ausgedrückt: Ganzsein ist ein entspannter und gesunder Seinszustand. Die Ganzwerdung erweckt uns Menschen erst eigentlich zum Leben, sie läßt uns zu dem zurückfinden, was wir im Grunde sind und sein sollten.

Aus der Sicht des Buddhismus ist der Körper eine Quelle tiefer, genetisch verschlüsselter Weisheit, eine Möglichkeit, sich selbst zu erforschen und zu erfahren. Der Körper ist also etwas sehr Wertvolles, dem man mit höchster Achtung begegnen sollte.

Die Lehre des tibetischen Buddhismus betont die Notwendigkeit der Selbstachtung und des Mitgefühls für die eigene Existenz. Schuldgefühle angesichts der Sündhaftigkeit des Menschen sind dieser Religion, die vor allem auch Lebensphilosophie ist, fremd. Niemand wird gedrängt, sich unter Anstrengungen auf ein geistiges Abenteuer einzulassen. Der Mensch wird einfach eingeladen, sich zunächst einmal zu entspannen, sich ein wenig Ruhe zu gönnen und zu betrachten, wie er mit sich selbst umgeht, also seine Körperempfindungen wahrzunehmen. Der tibetische Buddhismus beschreibt die Stufen der Ganzwerdung nicht als psychedelische Trips, sondern als Zustände des Friedens, der Offenheit und Klarheit. Sie gewähren »Erquickung und die Besänftigung des Geistes«.

Seit ungefähr einem Jahrzehnt leitet der tibetische Lama TARTHANG TULKU das interdisziplinäre Nyingma Institute in Berkeley, Kalifornien. Er lehrt dort Kum-nye, eine ganzheitliche tibetische Heilmethode, die er folgendermaßen definiert:

»Die alte tibetische Heilkunst des Kum-nye ist eine sanfte Methode der Selbstheilung. Sie löst Streß auf, formt negative Verhaltensweisen um, führt zu einem ausgeglicheneren und gesünderen Lebensstil und trägt dazu bei, daß wir das Leben schöner finden und mehr genießen können. In der heutigen Zeit sind Verwirrung und Chaos so sehr zu einem festen Bestandteil unseres täglichen Lebens geworden, daß wir meistens viel zu verkrampft und belastet sind, um unser Leben wirklich genießen zu können. Kum-nye öffnet unsere Sinne und unser Herz, so daß wir uns zutiefst befriedigt und erfüllt fühlen und uns über jeden Aspekt unseres Lebens freuen können. Schon nach kurzer Zeit des Übens erhöht sich die Qualität unserer Erfahrungen, und unser Leben wird sich harmonischer gestalten.«

Solche Worte klingen wie eine der neuen Heilslehren, wie sie uns durch Gurus, Wanderprediger, Scharlatane und andere Geschäftemacher genugsam bekannt sind. TARTHANG TULKU hat in enger Zusammenarbeit mit namhaften Psychotherapeuten und Ärzten eine westlichen Lebensverhältnissen angepaßte Entspannungs- und Heilmethode entwickelt, die sich bewährt hat.

Kum-nye ist eine Selbsthilfemethode, die zu einer Belebung des gesamten Organismus führen soll. Die Methode eröffnet dem an sich arbeitenden Individuum den Zugang zu bisher unerschlossenen Reserven körperlicher und geistiger Kraft. Im Mittelpunkt des Heilsystems steht die Eigenverantwortung. Infolge eines infantilen Selbstbildes sind die meisten von uns körperlich und seelisch verkrampft und unfähig, die Lebensenergien in sich frei fließen zu lassen. Aus diesem Zustand kann uns weder ein Arzt noch ein Psychotherapeut herausholen. Die Verantwortung liegt ausschließlich bei uns selbst.

Kum-nye ist zwar ein systematisch aufgebautes Selbstheilungsverfahren, aber Hilfe können wir von ihm nur erwarten, wenn wir die empfohlenen geistigen und körperlichen Übungen tagtäglich mindestens eine Stunde lang praktizieren. Alle Systeme der Welt nützen uns nichts, wenn wir sie nicht auf unser alltägliches Leben anwenden. Drogen, Alkohol und andere ähnliche Suchtmittel sind an sich völlig ungefährlich und wirkungslos, solange sie sich verschlossen in irgendwelchen Regalen befinden. Dort können sie hundert Jahre und länger sein, ohne irgendeinem Menschen den geringsten Schaden zuzufügen. Erst ihre Berührung mit dem Menschen macht sie gefährlich. Genauso ist es mit bestimmten Methoden, die uns an sich Hilfe bringen könnten; sie mögen noch so gut sein, solange sie allerdings nur auf irgendeinem Stück Papier stehen und nicht praktisch angewandt werden, sind sie bedeutungslos. Erst mit dem Entschluß des einzelnen Menschen, die Übungen durchzuführen, wird ihr Nutzen fühlbar.

Die Hauptelemente des Kum-nye sind richtiges Atmen, Bewegungsübungen und Meditation, das heißt, die Methode umfaßt körperliche und geistig-seelische Übungen. Diese tibetische Heilmethode läßt also Körper, Geist und Seele gesunden und bewirkt somit eine Gesundung und Harmonisierung des *ganzen* Menschen.

Daß wir ohne Atmung nicht leben können, bedarf keiner besonderen Erwähnung; daß die Lebensführung auf die Art der Atmung zurückwirkt, ist vielen westlichen Menschen inzwischen auch bewußt. Das Kum-nye propagiert die sanfte Atmung, die untrennbar verbunden ist mit den feinstofflichen geistigen und seelischen Energien, die sich durch den ganzen Körper bewegen.

TARTHANG TULKU umschreibt Wesen und Funktionsweise dieser Energie folgendermaßen: »Dieses ganze Energiemuster kann als Mandala* betrachtet werden. Es ist wie ein Ursprungs- oder Nullpunkt, von dem aus die Energie in alle Richtungen fließt. Innerhalb dieses Musters befinden sich verschiedene Energiezentren, die als eine Art Endstation für diese Energien dienen, die durch unseren Körper strahlen und fließen. Zu diesen Zentren gehören das Kopfzentrum, das Kehlzentrum und das Herzzentrum. Wenn wir dieses Energiemuster von außen betrachten könnten, dann würde es wie eine Spirale aussehen, an deren Spitze sich das Kopfzentrum befindet. Aus der Vogelperspektive gesehen würde es wie eine Reihe konzentrischer Ringe erscheinen, wobei jeder dieser Ringe eines dieser Energiezentren darstellen würde.«

---

* Sanskritwort: Mystisches Kreis- oder Vieleckbild.

Die Energie des Atems ist vor allem mit dem Kehlzentrum verbunden. Es ist sowohl für die Erzeugung von Energie verantwortlich als auch für die Koordination des Energieflusses innerhalb des gesamten Körpers. Daher ist es im Kum-nye so wichtig, daß der Übende lernt, über das Kehlzentrum, mit der Energie des Atems und den anderen feinstofflichen Energien in Verbindung zu treten und sie in ein Gleichgewicht zu bringen.

Nach alter tibetischer Tradition stellt sich das Kehlzentrum als Blume dar. Sie hat sechzehn Blütenblätter und besteht aus zwei Blütenkelchen, die miteinander verbunden sind. Einer dieser, aus je acht Blütenblättern bestehenden Kelche hat eine direkte Verbindung zum Kopfzentrum, während der andere dem Herzzentrum zugeordnet ist. Wenn nun Energien durch das Kehlzentrum fließen, so gelangen sie notwendig in eines dieser beiden anderen Zentren. Befindet sich das Kehlzentrum in innerer Harmonie, so fließen die Energien gleichmäßig und ohne Spannungen: der Atem ist im Gleichklang. Das Kehlzentrum ist aber häufig gestört, was den Fluß der Energien erschwert.

Die Tibeter haben nun herausgefunden, daß eine bestimmte Art der Atmung die Energiezentren beruhigt. Diese Art zu atmen hat auch auf die anderen Energiezentren (Chakras) im Organismus eine stimulierende und harmonisierende Wirkung und führt zu einem Zustand innerer Ausgeglichenheit. In TARTHANG TULKUS Worten:

»Weil sich der Fluß der Energie durch Körper und Organe so oft in einem Zustand des Ungleichgewichts befindet, haben wir den unmittelbaren Kontakt zu unseren Gefühlen und Empfindungen verloren. Das allein schon bereitet uns oft genug Schwierigkeiten, uns ohne Unterbrechung auf einen Zustand des inneren Gleichgewichts zuzubewegen. Unsere

Gewohnheit, Befriedigung ›dort draußen‹ zu suchen oder von den Mitmenschen zu erwarten, daß sie uns die positiven Gefühle der Freude und des Erfülltseins geben, ist nur schwer zu überwinden. Je mehr wir aber in der äußeren Welt nach Erfüllung suchen, desto mehr verlieren wir den Kontakt zu uns selbst und zu den Empfindungen in unserem Körper. Wir verlieren den Kontakt sowohl zu unserem physischen Körper als auch zu unserem Gefühlskörper. Wenn dieses Verhaltensmuster erst einmal wirksam ist, dann setzt es sich von selbst immer weiter fort. Anstatt Erfahrungen direkt aufzunehmen, unsere Empfindungen gänzlich zu verarbeiten und sie mit den Gefühlen des Herzens in Einklang zu bringen, verfangen wir uns in Denkmustern über unsere Erfahrungen, klassifizieren sie und schließen daraus auf ihre Beschaffenheit. So bestärken wir das Subjekt, das ›Ich‹, das die Erfahrung hat, und die Erfahrung selbst wird zu einem Objekt, das in eine bestimmte Form und Bedeutung gezwungen wird.

In diesem Zustand sind unsere Gefühle in Wirklichkeit nur noch Gefühle aus zweiter Hand, Interpretationen geistiger Bilder, die wir dann für Erfahrungen halten. Wir leben in unseren Köpfen und zehren von den gespeicherten Erinnerungen an frühere Erlebnisse, geistigen Wortgebilden, die keinerlei Beziehungen mehr haben mit unseren wirklichen Gefühlen. Das hat zur Folge, daß wir uns nahezu ständig unzufrieden fühlen. Es ist eine Art subtile Angst, die im Kehlzentrum als eine gewisse Spannung empfunden wird. Sie manifestiert sich als das ›Ich‹, das auf der Suche nach äußeren Erlebnissen ist. Der Energiefluß zum Kopfzentrum nimmt zu, und der Fluß der Energie ins Herzzentrum reißt ab.«

Der Lama berichtet weiter, daß es in einem solchen Zustand eben zu negativen Emotionen wie Wut, Haß oder schweren Depressionen und Mangel an Energie kommt. Ehe das Kehlzentrum nicht ruhig geworden ist und die feinstofflichen Energien nicht gleichmäßig auf Herz und Kopf verteilt sind, können wir nicht richtig mit unseren Sinnen in Berührung kommen oder mit unseren echten Gefühlen in Verbindung treten. Ohne die für ihre Aktivierung notwendige Energie können unsere Sinne nicht richtig arbeiten und befinden sich in einer Art Dämmerzustand.

Das Kum-nye lehrt eine sanfte Methode der Atmung, die es uns gestattet, Unruhe und Unlust hinter uns zu lassen und zu uns selbst zurückzukehren. Dieser Vorgang gleicht dem Aufladen einer Batterie: mit Hilfe einer bewußten Atmung wird die geistige Energie zum Fließen angeregt.

Die schriftliche Überlieferung des Kum-nye ist sowohl in den tibetischen medizinischen Lehrbüchern als auch in den alten Vinaya-Schriften des Buddhismus enthalten. Diese Texte befassen sich damit, wie man leben sollte, um sich in Einklang mit den physikalischen wie auch den universell gültigen Lebensgesetzen zu befinden. Darüber hinaus enthalten sie ausführliche Beschreibungen der verschiedensten Heilmethoden. Das Kum-nye ist daher Teil jener Tradition spiritueller Heiltheorien und -übungen, die die tibetische Medizin mit der Medizin Indiens und Chinas verbindet. Aus dieser Tradition haben sich verschiedene Übungswege entwickelt, unter anderem auch der Yoga und die Akupunktur; sie bildet auch die Grundlage für viele in jüngster Zeit entwickelte Methoden der Behandlung von Körper und Geist. Das Kum-nye, wie es hier erörtert wird, ist eine vollständig neue Version dieser alten Lehren. Es beruht auf den eigenen Erfahrungen Tarthang Tulkus und ist von ihm den Bedürfnissen der heutigen Zeit angepaßt worden.

Ein sehr wichtiger Bestandteil der Übungen ist die Massage, und zwar handelt es sich um Selbstmassage. Massage bedeutet ein gegenseitiges Aufeinanderwirken zweier Kraftzentren. Wenn wir uns nun selbst nach bestimmten Vorgaben massieren, so beeinflussen wir nicht nur eine bestimmte Stelle unseres Körpers. Wir nehmen sozusagen in unserer Ganzheit an der Massage teil. Zwischen unserer Hand und dem Punkt, den wir gerade massieren, entwickelt sich eine Wechselbeziehung. Dadurch beeinflussen wir aber auch die Energien anderer Zentren in unserem Körper.

Die Massage konzentriert sich auf ganz bestimmte Körperpunkte, die Energien freisetzen. Der Druck auf bestimmte Punkte kann Erinnerungen an früher durchlebte Erlebnisse, Gefühle und Empfindungen wachrufen. Das Reiben und Kneten bestimmter Stellen unseres Körpers löst dort »inkarnierte« Blockaden auf. Auch von alten Verletzungen herrührende Muskelverspannungen und durch sie bedingte Energieblockaden lassen sich auf diese Weise beseitigen. Die Massage hat den gleichen Effekt wie die Akupressur, ihre Wirkung läßt sich jedoch durch ergänzende Übungen erheblich erweitern.

Bei den Bewegungsübungen wird zwischen vorbereitenden Übungen und Übungen für Fortgeschrittene unterschieden. Die einen wie auch die anderen lösen einen Heilungsprozeß aus, der sowohl den Geist und das Gefühlsleben als auch unseren physischen Körper stärkt. Diese Übungen sind so beschaffen, daß sie eine ganzheitliche Wirkung haben. Sie wecken insbesondere ein gesteigertes Körperbewußtsein und regen die Sinne an, und dies bei größter geistiger Wachheit. Sie beeinflussen also nicht nur die physischen Abläufe in unserem Körper, sondern auch den Fluß der feinstofflichen Energie. Jede Übung löst nicht nur physische, sondern auch psychische Verspannungen auf und regt den Gefühlsfluß an, was dem inneren Gleichgewicht des gesamten Organismus zugute kommt.

Wenn es uns gelingt, unsere Empfindungen und Gefühle vertieft wahrzunehmen und die Bewußtheit unserer Gefühle mit dem Atem eins werden zu lassen, dann aktivieren wir in uns eine heilsame, belebende Energie. Zwar ist es am Anfang schwierig, zu unseren dem Körper einverleibten Gefühlen vorzudringen, aber wenn wir unsere Empfindungen in ihrer ganzen Tiefe zulassen, dann entdecken wir sie. Steigt dann eine negative Emotion wie etwa Ablehnung oder Angst in uns auf, so haben wir die Möglichkeit, uns solche Gefühle an ihrem »Aufbewahrungsort« anzuschauen, sie einfach geschehen zu lassen und ihnen somit ihre Gewalt über uns zu nehmen.

Die Bewegungsabläufe sind langsam und gleichmäßig. Sie verlangen weder athletische Fähigkeiten noch Kraftaufwand. Die langsamen, sanft fließenden Bewegungen gestatten es dem Übenden, optimal auf seine Empfindungen und auf die Veränderungen seiner Gefühle und auf alle Körpervorgänge zu achten. Die Bewegungen sollten »bewußt« ausgeführt werden, also niemals geistesabwesend, unkontrolliert oder einfach nur mechanisch. Die Bewußtheit steigert die Qualität der Übungen.

Begleitet werden diese Bewegungsübungen von fließendem sanftem Atmen, so daß Atmung und Bewegung zu einer Ganzheit zusammenfließen können. Die Aufmerksamkeit richtet sich nicht nach außen, sondern auf körperlich-seelische Verspannungen, ihre Auflösung und die dabei geweckten Gefühle. Richtig angewandt sind die Übungen von Bewußtheit und Leichtigkeit getragen. Je tiefer der Übende sich in seine Gefühle hineinbegibt, um so entspannter wird er, bis er schließlich den Punkt erreicht, da er eins wird mit seinen Gefühlen.

Jede einzelne Übung steht in einer symbolischen Beziehung zu bestimmten Energien oder Gefühlen. Einige der Übungen

zeitigen eine sofortige Wirkung, wogegen andere auf erst
allmählich sich einstellende Veränderungen abzielen.

Das Hauptziel des Kum-nye besteht darin, die inneren
Energien zum Fließen zu bringen. Fließen diese Energien
einmal unbehindert, so kann der einzelne sie spüren, wo
immer er sie sich nur vorstellen kann. Der Körper wird gesund
und der Geist klar. Wenn der Energiefluß kräftig ist und sich
im Gleichgewicht befindet, dann »verjüngen« sich Körper,
Geist und Seele. Statt negativer Gefühle strahlt ein derart
»geläuterter« Mensch Liebe und Offenheit aus, die von der
Umwelt empfangen und erwidert werden.

Sobald der Energiefluß im Körper gestört oder in die falsche
Richtung gelenkt wird, ist das Individuum auch in seinen
Erfahrungsmöglichkeiten beschnitten. Die meisten von uns
lassen ihre Empfindungen geistig erstarren, indem sie ständig
ihren Gefühlen nachgrübeln, anstatt ihre Empfindungen
direkt zu erfahren und offen für sie zu sein. Es gibt genügend
Menschen, die wie die Bienen fleißig immer wieder die herr-
lichsten Pollen aus Blütenkelchen sammeln, aber niemals die
Süße des Honigs genießen können.

Die beschriebenen Kum-nye-Übungen können uns helfen,
den »Honig« unserer Erfahrungen direkt und nicht aus zweiter
Hand zu genießen. Hilfreich ist die Methode jedoch nur, wenn
wir die empfohlenen Übungen mit Hingabe durchführen und
uns nicht nur ein paar Techniken zunutze machen wollen.
Auch auf die zugrunde liegende Philosophie müssen wir uns
innerlich einlassen: Wir müssen einerseits unsere ichzentrierte
und selbstzerstörerische Lebensweise aufgeben und darüber
hinaus in uns ein Bewußtsein dafür wecken, daß alle Dinge in
allen Welten zueinander in Beziehung stehen; so wird uns ein
allumfassendes Daseins- und Mitgefühl zuteil, das uns mit
allen Menschen verbindet.

Wir werden kaum begreifen, was uns der tibetische Buddhismus zum Thema Gesundheit zu sagen hat, wenn wir die Bedeutung dieser Gesichtspunkte vernachlässigen und das umfassende und tiefe Gesundheitsverständnis dieser östlichen Weisheitslehre nur »technisch« interpretieren. Gesundheit setzt die Aktivierung *aller* menschlichen Energien voraus. Unser Körper kann nun einmal nicht optimal »funktionieren«, wenn wir krank an Geist und Seele sind.

Die Vorstellung, ein Arzt, ein Psychotherapeut oder Heilpraktiker könne einen Kranken gesundmachen, ist eines der in unserer Kultur verbreiteten Trugbilder. Gewiß kann uns die gegenwärtige wissenschaftliche Medizin von vielen Krankheitssymptomen befreien. Damit kommt ihr eine wichtige Rolle in akuten Fällen zu. Aber wir dürfen dem Arzt nicht die Verantwortung allein überlassen. Uns zu heilen sind wir selbst aufgerufen. Wir selbst tragen diese Verantwortung, daß wir ganze, an Körper, Geist und Seele gesunde Menschen werden.

Nachwort

In den vergangenen Jahren ist das Interesse an ganzheitlichen Heilmethoden sprunghaft gestiegen. Wir wissen jetzt, daß unsere Gesundheit nicht nur körperliche Aspekte aufweist, sondern auch maßgeblich von unserem geistig-seelischen Gleichgewicht abhängt. Immer mehr breitet sich die Überzeugung aus, daß Heilmethoden ein optimales Wohlbefinden des ganzen Menschen zum Ziel haben und nicht nur darauf angelegt sein sollten, Symptome auszuschalten; denn körperliche Krankheitssymptome wollen uns ja oft nur mitteilen, wo unsere Seele Mangel leidet. Dies ist eine vielversprechende Entwicklung; doch auch diese Auffassung ist noch begrenzt, weil wir ja damit noch nicht aufgehört haben, ausschließlich in Begriffen des Wohlbefindens einzelner voneinander getrennter Menschen zu denken.

Ungeachtet der erwähnten erfreulichen Entwicklung richten wir auf unserer Suche nach Anregung und Befriedigung unsere Energien nach wie vor nach außen. Wir füllen unseren Geist mit Vorstellungen und Erwartungen, mit dem, was wir uns von der Zukunft alles erhoffen, anstatt das zu genießen, was uns gegenwärtig gegeben ist. Wir leben normalerweise nur flüchtig an der Oberfläche unserer Gefühle. Um also »mehr« zu fühlen, suchen wir Gefühlskitzel, wir wollen rasch und leicht zu Gefühlen kommen; andererseits lassen wir uns gehen, lassen unseren Dampf in negativen Emotionen wie Wut und Verzweiflung ab; Enttäuschungen sind wir kaum gewachsen. Das alles befriedigt uns nicht. Psychische Verspannungen treten auf körperlicher Ebene zutage.

Auf diese Weise werden wir zu Gefangenen erwünschter und unerwünschter Gefühle, das heißt, die einen suchen wir und die anderen versuchen wir zu meiden. Durch diesen aussichtslosen Kampf verlieren wir unser inneres Gleichgewicht, was wiederum das Gleichgewicht unseres Organismus stört. Diese Störung spiegelt sich ihrerseits in negativem Denken, Fühlen und Handeln wider. Das beraubt uns der Fähigkeit, mit unseren Sinnen tiefe Empfindungen wahrzunehmen, was seinerseits wiederum unsere Lebenskraft beeinträchtigt. Um unsere ohnehin geringe Lebenskraft zu »schonen«, sind wir deshalb bemüht, »unsere Energie zu sparen«, indem wir uns lieber auf äußere Energie verlassen statt auf unsere eigene. Das trägt aber nur dazu bei, unsere Kraft und Gesundheit weiterhin zu zerstören. Schließlich versuchen wir, unser Wohlbefinden wiederherzustellen, indem wir unseren Körper hierhin und unseren Kopf dorthin tragen. Wir bemerken jedoch nicht, daß das einzige wahre Heilmittel darin liegt, unsere echten, tiefen Gefühle zuzulassen und Körper, Geist und Seele in Harmonie zu bringen.

In diesem Buch war die Rede von bestimmten Krankheiten und ihren möglichen seelischen Ursachen. Dabei konnte ich jedoch nur anreißen, was in Wirklichkeit viel komplexer und vielfältiger ist. Vergessen wir nicht, daß hinter jeder Erkrankung ein Mensch steht in der grandiosen Einzigartigkeit seines Wesens. So können die hier beschriebenen Krankheitsbilder nur eine »grob gezeichnete Landkarte« sein. Die Feinheiten muß jeder Mensch für sich selbst hineinzeichnen. Wir selbst kennen unsere Lebens- und Krankengeschichte am besten.

In gewisser Hinsicht finden sich in dem vorliegenden Buch auch keine neuen Erkenntnisse; denn was hier vorgestellt wurde, ist alt, uralt. Solange es Menschen gibt, gibt es auch ihre Krankheiten. Solange der Mensch sich mit einer innen und außen feindlichen Welt auseinanderzusetzen hat, wird es auch psychosomatische Erkrankungen geben. Wie wir alle wissen, begann der Mensch schon sehr früh nach Ursachen und Hintergründen seiner Krankheiten zu suchen. Die überlieferten Antworten auf diese uralten Fragen fallen im allgemeinen nicht so »bündig« aus, wie der moderne Medizinbetrieb sie liefert; aber oft sind sie besser, weil sie den ganzen Menschen im Auge haben.

Entspannung kann sowohl den Körper als auch den Geist heilen; denn sie läßt unsere inneren Möglichkeiten zum Leben erwachen und öffnet uns für eine Art von Gefühlen, die weit über die üblichen Alltagsempfindungen des Körpers hinausgehen. Unsere Gefühle und Empfindungen sind sehr vielschichtig. Manche werden unmittelbar vom Körper, andere über unsere Sinne oder direkt vom Bewußtsein wahrgenommen. Im Zustand der Entspannung kommt es zu Wechselbeziehungen zwischen dem Körper, den Sinnen, der Atmung und dem Bewußtsein; Wahrnehmung und Gefühlsempfindungen verbinden sich.

Gestatten wir nun den unseren Gefühlen innewohnenden Energien, sich frei zu entfalten, dann fließen sie zusammen und regen, aufeinander abgestimmt, sich auf ganz natürliche Weise gegenseitig an und entwickeln sich so weiter. Dann verstärken und vertiefen jeder Sinneseindruck, jeder Atemzug und jede Bewegung das Gesamtgefühl frohen Genießens, und jede Erfahrung wird lebendig vom Bewußtsein und vom Körper wahrgenommen. Ein Gefühl tiefer Erfüllung durchpulst den Menschen und fließt durch alle Adern, durch jedes Organ.

Wenn wir in dieser Weise die Unmittelbarkeit unserer Erfahrungen in uns zulassen, dann erkennen wir, daß alles, was in uns aufsteigt, jedes Gefühl und jede Empfindung, tiefe Bedeutung hat. Äußerlich erreichen wir auf diesem Weg scheinbar nichts, aber innerlich erleben wir den Zustand, nach dem unser Herz sich, ohne daß es uns so richtig bewußt ist, zutiefst sehnt, einen Zustand des Friedens und der Erfüllung.

Die eigentliche Ursache all dessen, was unser körperliches und seelisch-geistiges Wohlbefinden beeinträchtigt, ist unser Ich, unser hybrides Ich, das die Geschicke der Welt lenken möchte. Wir haben es aufgebaut, weil wir glaubten, auf diese Weise mit den Schwierigkeiten der Welt besser fertigzuwerden. Irgendwann begreifen wir aber, daß dieser »Kopf«, den wir uns da angezüchtet haben, für unseren Körper, den »Gefühlskörper«, viel zu schwer geworden ist. Er drückt uns, läßt uns in die Knie gehen; gebeugt müssen wir unser Leid ertragen.

Wir leiden an uns selbst, an unserem Ich! Und nur wir selbst können den so belastend gewordenen Ballast abwerfen!

Wenn wir uns der Ich-Illusion entkleidet haben, so wird uns plötzlich klar, daß unsere negativen Emotionen wie Angst, Wut, Haß oder Schuldgefühl nichts anderes sind als veränderbare Formen einer lebendigen Energie, die sich auch in positive Kanäle leiten läßt.

Diese Wandlung vollzieht sich jedoch nicht auf dem Weg der Leugnung der von uns als negativ beurteilten Gefühle und Antriebe (deshalb haben wir sie ja unterdrückt), sondern sie bedürfen, im Gegenteil, unserer Anerkennung. Wandeln können wir uns erst, wenn wir sie in uns entdeckt und sie als vorhanden akzeptiert haben; erst dann können wir sie in der Folge durch Loslassen neutralisieren. Ein guter Gärtner wird seinen Komposthaufen nicht einfach wegwerfen oder verkaufen, um sich statt dessen Kunstdünger für seinen Garten zu holen. Unsere Seele ist aber wie ein Garten, und das Böse in uns, das wir zu Unrecht ablehnen, verdrängen, unterdrücken, ist der natürliche »Dünger« unseres seelischen Wachstums.

Erst wenn wir uns eingestehen, das gerade das, was wir am meisten ablehnen, Teil von uns ist, unseres Wesens, unserer Persönlichkeit, erst dann verlieren die von negativen Gefühlen gebundenen Energien ihre Macht über uns und lassen sich dem Prozeß der inneren Wandlung dienstbar machen.

Die Psychologie unserer Zivilisation und Kultur hat viele psychologische Modelle hervorgebracht, Versuche, den Modus menschlicher Erfahrung systematisch darzustellen, ihr Wesen und ihre Gesetzmäßigkeiten aufzuzeigen. Es gibt heute Verfahren, den »Charakter« und die »Persönlichkeitsstruktur« eines Menschen zu bestimmen. Wir haben Schulen, wie diejenigen Sigmund Freuds oder Carl Gustav Jungs, die sich mit dem Unbewußten befassen, und wir haben Unmengen von Informationen über »abweichendes Verhalten« und über »Geisteskrankheiten«. Vor noch nicht allzu langer Zeit haben die Vertreter der humanistischen und der transpersonalen Psychologie neue Begriffe wie »Selbstverwirklichung«, »Gipfelerlebnis«, »ganzheitliche Gesundheit« und »Erweiterung des Bewußtseins« in unser psychologisches Vokabular eingeführt.

Andere Kulturen haben andere Modelle des Bewußtseins und menschlicher Erfahrung entwickelt, die in das vorliegende Buch nur sehr summarisch eingebracht werden konnten. Auch mag allein schon das Stichwort »Buddhismus« bei dem einen oder anderen Leser inneren Widerstand hervorrufen. Erkennen Sie bitte: Es ist nicht mein Ziel, »in Religion zu machen«. Mein Ziel war und ist es, mit neuen Auffassungen von Gesundheit und Wohlbefinden und dem dienenden Heilmethoden bekanntzumachen. Wenn es um so hohe Werte wie Gesundheit und menschlicher Erfüllung geht, darf, sollte man meinen, wohl jedes Mittel recht sein, das uns ein Stück weiterbringt. Ein indischer Weiser hat einmal gesagt: »Für den

Narren ist die Welt voller Feinde, für den Klugen voller Lehrer und Meister.«

Die vom Buddhismus beeinflußte Seelenforschung fernöstlicher Kulturen beschäftigt sich tatsächlich viel weniger als die westliche Psychologie mit Persönlichkeitsstrukturen und Typologien. Da sie den in ständigem Wandel begriffenen Fluß der Ereignisse betont, liegen ihr schematische Darstellungen der menschlichen Psyche fern. Sie befaßt sich vielmehr mit den empirischen Aspekten des Seelenlebens und beschreibt das menschliche Verhalten eher im Hinblick auf ganz konkrete Situationen als aus der Perspektive einer starren Typologie.

Natürlich übersieht auch die fernöstliche Seelenkunde nicht das Vorhandensein festgefahrener Verhaltensmuster, und sie weiß sehr wohl um die Tendenz des Menschen, sich sein Leben lang zwanghaft immer wieder in für ihn nachteilige Situationen zu begeben. Nicht zufällig vergleichen Buddhisten oft – und das erinnert uns an das Bibelwort – eine Tat mit der Aussaat eines Samens, der in Zukunft natürlicherweise nur ähnliche Taten hervorbringen kann. Wie der Mensch solchen Zwängen entkommen kann, ist ein wichtiges Anliegen ihrer Lehren und Methoden.

KARLFRIED GRAF DÜRCKHEIM, übrigens ein Kenner des Buddhismus, kennzeichnet die Lage wie folgt: »Den einen genügt für ihre Entwicklung lernbares Wissen, Können und Wohlverhalten in der äußeren Welt; die anderen suchen darüber hinaus ihr inneres Reifen zum wahren Selbst, das nicht ein Mehr an weltlichem Wissen, Können und Haben voraussetzt und vermittelt, sondern ein Mehr an Fühlung mit dem überweltlichen Sein. Dies erfordert ein andersartiges Wissen, das aufgrund von Erfahrungen in das Geheimnis des Seins hineinreicht und dem Suchenden den Weg zeigt, dorthin zu gelangen.«

Nur auf diesem Weg kann das »große Leben« im Menschen bewußt Gestalt gewinnen. Voraussetzung dafür ist jedoch ein Bewußtsein, das die Herrschaft des Ich überwunden hat.

Einer fernöstlichen Legende zufolge entschlossen sich die Götter eines Tages, das Universum zu erschaffen. Sie erschufen zuerst die Sterne, die Sonne, den Mond. Dann erschufen sie die Meere, die Berge, die Blumen und die Wolken. Dann erschufen sie das menschliche Wesen. Ganz zum Schluß erschufen sie die Wahrheit. An diesem Punkt entstand jedoch ein Problem: Wo sollten sie die Wahrheit verstecken, damit die Menschen sie nicht sofort entdeckten? Sie wollten das Abenteuer der Entdeckung verlängern.

»Laßt uns die Wahrheit auf den höchsten Berg stellen«, sagte einer der Götter, »dort wird sie sicher nur schwer zu finden sein.« Ein anderer wollte sie auf dem fernsten aller Sterne verstecken. Wieder ein anderer wollte sie auf den Meeresgrund verbannen, und noch ein anderer wollte sie auf der Rückseite des Mondes verstecken. Doch dann sagte der älteste und weiseste von ihnen: »Wir werden die Wahrheit im Herzen der Menschen verbergen. Auf diese Weise werden sie das ganze Universum durchsuchen, ohne gewahr zu werden, daß sie die Wahrheit die ganze Zeit im Herzen tragen.«

Liebe Leserin, lieber Leser,
sollten Sie zu der Thematik dieses Buches weiterführende Fragen haben, so werden Ihnen diese von meinem Institut gerne beantwortet. Nachstehend finden Sie die Anschrift:

Institut für kooperative Psychologie
Henry G. Tietze
Holzwiesenstraße 16 a
D-8000 München 83
Telefon 089/406071 und 089/6377575

Literaturverzeichnis

ALEXANDER, F.: Psychosomatische Medizin. Berlin 1951.

ANDERSON, Walt: Der tibetische Buddhismus. O. W. Barth Verlag, München 1983.

BAKER, E.: Der Mensch in der Falle. München 1980.

BECK, O.: Das Gallenleiden unter psychosomatischem Aspekt. Göttingen 1970.

BETTELHEIM, Bruno: Die symbolischen Wunden. Fischer Verlag, Frankfurt 1982.

BIRBAUMER, Niels: Physiologische Psy   logie Springer Verlag, Berlin 1975.

BRÄUTIGAM, W.: Psychosomatische Medizin. Stuttgart 1975.

CANNON, W. D.: Wut, Hunger, Angst und Schmerz. Urban & Schwarzenberg, München 1975.

CAPRA, F.: Der Kosmische Reigen. Scherz Verlag, Bern/München 1977.

CREMERIUS, Johannes: Zur Theorie und Praxis der Psychosomatischen Medizin. Suhrkamp Verlag, Frankfurt a. M. 1978.

DETHLEFSEN, Thorwald: Krankheit als Weg. Bertelsmann Verlag, München 1983.

DÜRCKHEIM, Graf Karlfried: Hara. Scherz Verlag, Bern/München 1978.

DYCHTWALD, Ken: Körperbewußtsein. Synthesis Verlag, Essen 1981.

FALLER, A.: Der Körper des Menschen. Stuttgart 1980.

FAUST, Volker: Wetterfühligkeit. Mosaik Verlag, München 1977.

FELDENKRAIS, Moshe: Bewußtheit durch Bewegung. Suhrkamp Verlag, Frankfurt a. M. 1968.

GREEN, E. und A.: Biofeedback, eine neue Möglichkeit zu heilen. Hermann Bauer Verlag, Freiburg 1978.

GRODDECK, G.: Psychische Bedingtheit und psychosomatisches Leiden. Limes Verlag, Wiesbaden 1966.

JANOV, Arthur: Der Urschrei. Fischer Verlag, Frankfurt a. M. 1973.

JOHNSON, D.: Rolfing und die menschliche Flexibilität. Synthesis Verlag, Essen 1980.

KELEMANN, St.: Lebe dein Sterben. Hamburg 1978.

LEHNINGER, Albert L.: Bioenergetik. Urban & Schwarzenberg, Stuttgart 1974.

LEWIS, H. und M.: Heilerfolge der psychosomatischen Medizin. Kindler Verlag, München 1975.

LOHMANN, Hans: Krankheit oder Entfremdung. Stuttgart 1978.

LOWEN, Alexander: Bioenergetik – Der Körper als Retter der Seele. Scherz Verlag, Bern/München 1976.

–: Depression. Scherz Verlag, Bern/München 1978.

–: Lust. Kösel Verlag, München 1979.

–: Der Verrat am Körper. Scherz Verlag, Bern/München 1980.

–: Körperausdruck und Persönlichkeit. Kösel Verlag, München 1981.

LYNCH, James J.: Das gebrochene Herz. Rowohlt Verlag, Reinbek 1979.

MASLOW, A.: Die Psychologie des Seins. Kindler Verlag, München 1978.

MONTAGU, Ashley: Körperkontakt. Klett-Cotta, Stuttgart 1974.

MÜLLER, Rüdiger: Wandlung zu Ganzheit. Herder Verlag, Freiburg 1981.

ORNSTEIN, R.: Die Psychologie des Bewußtseins. Frankfurt a.M. 1976.

OVERBECK, G. und A.: Seelischer Konflikt, körperliches Leiden. Rowohlt Verlag, Reinbek 1978.

REICH, Wilhelm: Die sexuelle Revolution. Fischer Verlag, Frankfurt a.M. 1971.

–: Die Entdeckung des Orgons. Fischer Verlag, Frankfurt a.M. 1972.

–: Charakteranalyse. S. Fischer Verlag, Frankfurt a.M. 1973.

SCHARL, Hubert: Organsprache. Thieme Verlag, München 1976.

SCHOELLER, Gisela: Heilung aus dem Ursprung. Kösel Verlag, München 1983.

SCHWÄBISCH, Lutz und SIEMS, Martin: Selbstentfaltung durch Meditation. Rowohlt Verlag, Reinbek 1976.

SHAH, Idries: Die Sufis. Diederichs Verlag, Düsseldorf 1976.

SIMONTON, C.: Die Rolle des Glaubens bei der Entstehung und Behandlung von Krebs. In: Das Buch der ganzheitlichen Gesundheit. Hg. Berkeley Holistic Health Center. Scherz Verlag, Bern/München 1982.

TEEGEN, Frauke: Ganzheitliche Gesundheit. Rowohlt Verlag, Reinbek 1983.

TIETZE, Henry G.: Hypnose, ihre Möglichkeiten und Grenzen. Fackelträger Verlag, Hannover 1978.

–: Kräfte der Hypnose. Heyne Verlag, München 1980.

–: Die punktierte Seele. Moewig Verlag, München 1981.

–: Im Spiegel der Träume. Moewig Verlag, München 1981.

–: Lieben Sie sich selbst. Universitas Verlag, München 1982.

–: Imagination und Symboldeutung. Ariston Verlag, Genf 1983.

–: Botschaften aus dem Mutterleib. Ariston Verlag, Genf 1984.

TULKU, Tarthang: Selbstheilung durch Entspannung. Scherz Verlag, Bern/München 1978.

Namen- und Sachregister

Knaur🄺

Träume
als Wegweiser

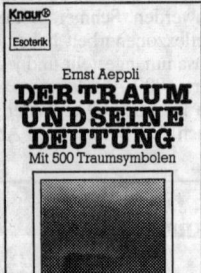
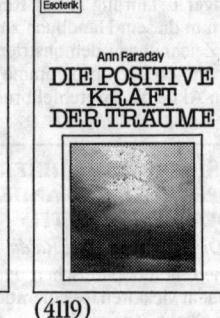
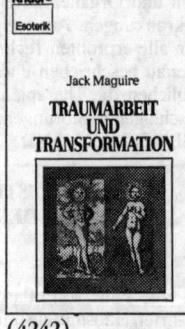
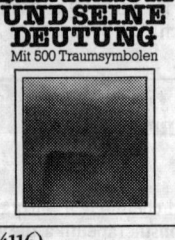
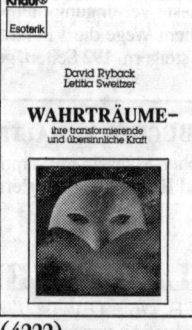
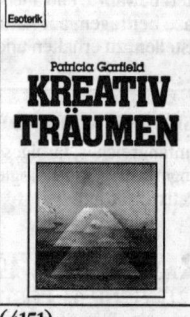

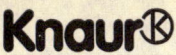
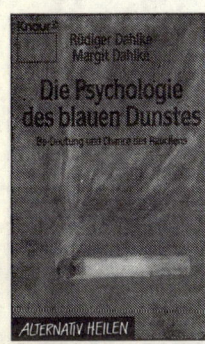
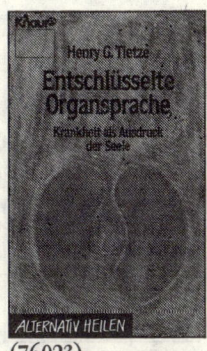
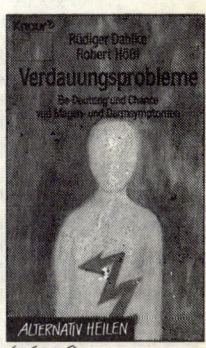
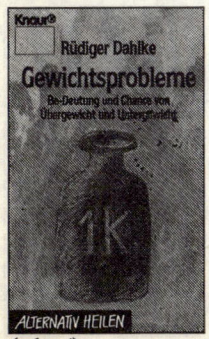
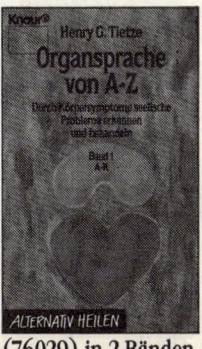
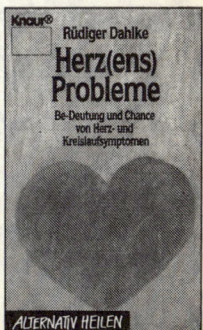

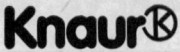
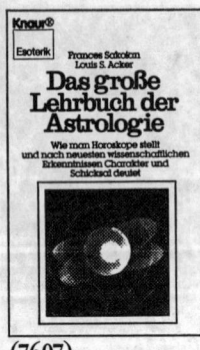
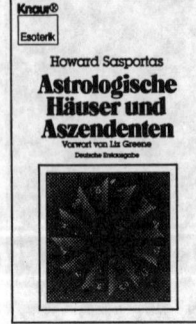
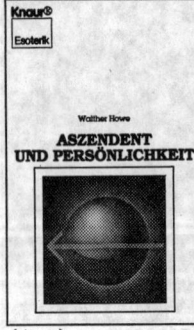
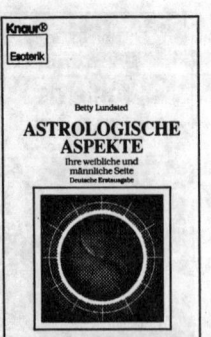
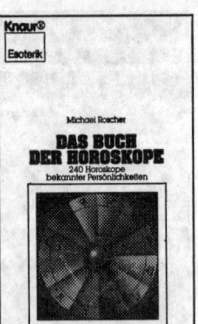
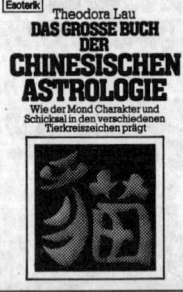